AF240632

NOUVEAUX · PRINCIPES

DE

PHILOSOPHIE MÉDICALE

ESPRIT, FORCE ET MATIÈRE

NOUVEAUX PRINCIPES

DE

PHILOSOPHIE MÉDICALE

SUIVIS D'UNE CRITIQUE SOMMAIRE

DE FORCE ET MATIÈRE, DU Dr BÜCHNER

Adressés à M. le Professeur TROUSSEAU

PAR LE Dr N.-M. CHAUVET

Régénération de la science par le spiritualisme,

Ou perpétuité de l'ignorance par le matérialisme.

TOURS

IMPRIMERIE LADEVÈZE

1866

INTRODUCTION.

Terminé depuis plus de deux ans, le travail que je publie aujourd'hui faisait suite à une série d'études anthropologiques qui paraîtront un peu plus tard.

Si l'on veut bien accorder quelque attention à ce modeste essai, on comprendra la gravité des motifs qui m'ont conduit à chercher en dehors des enseignements classiques les véritables bases de la médecine et à rétablir ses rapports naturels avec la saine philosophie, dont elle n'a que trop contribué à précipiter la décadence.

Personne n'ignore, en effet, que les nombreuses théories médicales qui se sont succédé depuis Hippocrate jusqu'à nous, si elles n'ont fait progresser l'art, ce qui est incontestable, ont du moins exercé, aux diverses époques de l'histoire scientifique, une influence plus ou moins considérable sur la philosophie contemporaine ; et l'on peut même affirmer que cette influence est devenue prépondérante depuis les grandes découvertes anatomiques. Les dissecteurs cherchaient consciencieusement l'âme vivante dans le corps mort ; et, comme, malgré les plus minutieuses recherches, ils ne la rencontraient nulle part ; comme elle fuyait toujours devant la pointe de leur scalpel, ils en conclurent, aux applaudissements du *positivisme philosophique* (dont M. Auguste Comte aurait tort de se croire l'inventeur), qu'elle était un mythe ; conclusion à peu près aussi logique que celle qui consisterait à nier le moteur d'une machine en mouvement, par cela seul qu'il ne se retrouve plus dans cette même machine à l'état de repos... Il n'y avait qu'un but possible au bout de cette voie : LE MATÉRIALISME. Et c'est bien là que tout le monde voulait en venir, médecins et philosophes.

On comprendra mieux encore l'étroite solidarité qui existe entre la médecine et la philosophie, si l'on réfléchit qu'elles s'appuient l'une et l'autre sur une base commune : *l'étude de l'homme.* Seulement, tandis que celle-ci, purement spéculative, considère l'homme en général, et cherche à déterminer ses rapports avec tout ce qui l'entoure, celle-là, essentiellement pratique, ne sort guère des limites de l'homme malade, qu'elle a pour mission spéciale de guérir. — Mais comment traiter d'une manière rationnelle et scientifique l'homme malade, si l'on n'a préalablement étudié la constitution complexe de l'homme sain, point de départ obligé et base fondamentale de toute philosophie ?.. — De là la nécessité d'appliquer à la médecine les principes philosophiques, sous peine de soumettre l'organisme vivant à l'action des lois qui régissent la nature morte : c'est-à-dire de revenir à l'*iatro-physique* et à l'*iatro-chimie,* irrévocablement condamnées par l'expérience et le bon sens.

Nous avons ici une grande énigme à déchiffrer : — D'où vient que, seule jusqu'à présent, la médecine, malgré ses hautes prétentions, se soit montrée réfractaire à la loi du progrès ? — D'où vient que, seule, elle continue à croupir dans une honteuse immobilité, quand tout marche autour d'elle ? — Comment se fait-il enfin que, par la plus bizarre des contradictions, l'*art de guérir* soit

précisément ce qu'il y a de plus *malade* au monde ?
— Est-ce que la santé et la vie compteraient
pour si peu, à l'acquit des destinées humaines
et dans les desseins de la Providence, qu'elles
soient incapables, comme on nous l'assure, de
devenir l'objet, non-seulement d'une science,
mais même d'une *demi-science* (1) ? — Non
certes, car le mal suppose nécessairement le
remède ; et il est peu probable que celui qui a
permis le premier ait refusé à l'homme la possibilité de trouver le second.

Que l'on cherche où l'on voudra la cause de
cette triste exception ; pour moi, je ne la vois
nulle part ailleurs que dans le matérialisme, cette
plaie hideuse de l'époque, qui a tout envahi et
tout infecté. — En douterait-on ? — Alors, que
l'on veuille bien m'expliquer par quelle autre
influence la médecine, incontestablement de toutes
les sciences celle qui a été le plus matérialisée,
est en même temps celle qui a le moins pro-
gressé, ou plutôt la seule qui soit restée stationnaire au milieu du mouvement ascensionnel général
des autres branches des connaissances humaines...

(1) Trousseau. — *Conférences sur l'empirisme.* — 1862.

Quoi qu'il en soit, puisque la médecine savante, la médecine des écoles classiques, tout en nous découvrant la plaie qui la ronge, n'a pas voulu ou su nous en faire connaître, ni la source, ni le remède, il nous faut bien suppléer à ce silence, trop significatif, en essayant d'indiquer l'un et l'autre.

Je viens donc aujourd'hui citer à la barre de la raison cette pauvre fille dégénérée d'Esculape, sciemment ou insciemment coupable des plus graves outrages envers l'auguste souveraine de l'esprit humain.

Je viens rappeler au public, témoin, par trop insouciant, du déplorable antagonisme qui divise les médecins, que sa santé et sa vie sont l'enjeu de leurs éternelles disputes.

Je viens dire à la jeunesse des écoles, qui se presse autour des chaires professorales, d'où ne descend pas toujours la vérité scientifique... Avant de jurer sur la parole de vos maîtres, demandez-leur où est la raison de ce qu'ils vous enseignent, quelle est la *philosophie* de leurs doctrines; car, c'est bien le moins que vous sachiez où l'on vous conduit.

Enfin, je viens, avant tout et surtout, essayer

de rétablir la science sur ses véritables bases, dont la principale est la connaissance, non pas seulement du *cadavre*, mais de l'homme vivant et pensant, *complet*, et de la rattacher ainsi à la philosophie générale, dont on n'eût jamais dû la séparer ? —

Pourquoi la médecine n'est-elle pas une science?—

Comment peut-elle le devenir ?

Telle est donc la double question que nous avons à examiner.

I

La constitution de toute science, de tout art, et même de tout métier exige impérieusement des notions précises, 1° Sur les qualités essentielles qui caractérisent le *sujet* auquel cette science, cet art, ce métier s'appliquent : ainsi, l'astronomie suppose la connaissance des astres, la peinture celle des couleurs, le forgeage celle du fer, etc. ; — 2° Sur les *instruments* destinés à la pratique des dits science, art et métier ; — 3° Sur le mode d'application, l'*usage* de ces instruments. — Ces trois conditions sont absolues ; qu'une seule fasse défaut, et il n'y a plus, ni science, ni art, ni métier, il n'y a plus rien..., qu'une routine aveugle, le chaos. Que serait-ce si elles venaient à manquer toutes à la fois?...

Ceci posé, il s'agit de savoir si ce que l'on enseigne officiellement dans les écoles, sous les noms de *science médicale*, *d'art médical*, mérite réellement ces titres prétentieux, réunit en effet toutes les conditions voulues pour constituer une science, un art.

Qu'est-ce que la médecine? = L'art de guérir, dit-on, ou, pour parler plus exactement, de *traiter* les maladies. = Quel est le *sujet* sur lequel cet art prétendu s'exerce? = L'HOMME. = La médecine a-t-elle appris du moins à connaître l'homme, son sujet spécial, depuis quelques mille ans qu'elle disserte, discute, expérimente sur lui, appelant à son aide et mettant à contribution la nature entière? = Non. = Connaît-elle mieux les *instruments* dont elle se sert pour atteindre son but essentiel, qui est de guérir? = Non encore. = Enfin, sait-elle procéder à l'application de ces instruments, non pas selon cet art routinier si finement et justement persifflé par Molière, mais selon l'art éclairé par la raison? = Pas davantage.

— Or, si la médecine ne connaît, ni son sujet,

ni ses instruments, ni la manière de s'en servir, c'est-à-dire, ni la maladie, ni le remède, ni l'art d'appliquer celui-ci à celle-là, qu'est-elle donc, grand Dieu ?... Une erreur de vingt siècles, et, vu l'extrême importance des intérêts qu'elle atteint, directement ou indirectement, une erreur des plus funestes, ne tendant à rien moins, entre autres déplorables résultats, qu'à la dégradation physique et morale de l'espèce humaine ; un chaos discordant d'hypothèses absurdes qui ravale l'homme fort au-dessous de la plus grossière machine et élève le savetier fort au-dessus du plus habile médecin. C'est ce que je m'engage à démontrer bientôt avec la dernière évidence.

En attendant, on doit déjà comprendre, par le simple exposé qui précède, *pourquoi* la médecine classique, ayant toujours marché au rebours du bon sens, n'a jamais pu sortir de l'ornière de l'*empirisme*. Disons maintenant comment il est possible, en lui imprimant une autre direction, de l'élever au rang de science positive.

II

Pour devenir une science, la médecine doit rigoureusement remplir les trois conditions que nous venons de poser : connaissance de l'homme, des agents médicamenteux, de la règle d'application de ces agents.

Si l'être humain n'était, comme l'enseigne le matérialisme médical, autrement dit l'*organicisme* (qui n'a pas cessé, quoi qu'on dise, de régner dans les écoles), qu'un simple agrégat matériel, le scalpel, l'analyse chimique et le microscope, qui, à ce que l'on prétend du moins, n'ont presque rien laissé à découvrir, dans l'ordre physique, nous auraient depuis longtemps révélé les secrets de sa nature, et la médecine eût marché parallèlement aux sciences physiques et chimiques. Le fait, bien connu, de sa progression en sens contraire suffirait donc déjà, à lui seul, pour prouver que l'homme est quelque chose de plus qu'une machine organisée. — L'étude de l'homme restera stérile tant qu'elle n'embrassera pas à la fois tous les éléments qui composent sa personnalité. Indépendamment de l'organisme matériel, sur lequel ont à peu près exclusivement porté les recherches médicales, il y a dans l'homme d'autres principes qui avaient bien quelque droit à l'attention des anatomistes ; en faire abstraction, c'était sûrement s'exposer à n'obtenir qu'un résultat incomplet.

A cette merveilleuse mécanique humaine, si bien faite, j'en conviens, pour exciter l'admiration des savants, il est pourtant indispensable d'ajouter, si l'on veut qu'elle fonctionne, et une force motrice, et une force directrice, qu'elle ne peut se donner elle-même. — En un mot, le véritable homme, l'homme réel, *complet*, non mutilé et décomposé, non réduit à l'état de cadavre, étant un être doué de vie et d'intelligence, doit être étudié *vivant et pensant*. Mais alors, il faut que la RAISON vienne en aide au scalpel et au creuset... — Quand on en sera là, on comprendra que, les phénomènes vitaux et intellectuels étant régis par des lois vitales et intellectuelles, il est souverainement absurde de vouloir les soumettre aux lois physico-chimiques, et la médecine, assise sur de nouvelles bases, cessera d'être ce qu'elle est réellement : une erreur théorique et un danger pratique.

La connaissance de l'homme, on le comprend, est plus ou moins nécessaire à tout le monde ; mais il n'en est pas de même de celle des *remèdes*, particulièrement obligatoire pour le médecin, comme est obligatoire pour tout ouvrier la connaissance des outils de son métier. Comment se fait-il, cependant, que la médecine soit restée des milliers d'années dans l'ignorance la plus complète des instruments à son usage?... — Cette *anomalie*, au moins singulière, tient à ce qu'il n'est jamais venu dans l'esprit des artistes médecins l'idée très-simple d'*essayer* leurs moyens d'action sur le corps sain, *avant* de les appliquer au corps malade. — De sorte que, faute d'avoir songé à ce mode si naturel d'expérimentation, ou pour l'avoir maladroitement dédaigné, ils sont restés ce que chacun sait : — D'aveugles *empiriques*, frappant à tort et à travers, avec des armes dont ils ignorent la portée, les pauvres victimes exposées à leurs coups.

On verra, en effet, lorsque nous traiterons cet important chapitre, que l'expérimentation préalable des substances médicamenteuses sur l'homme en santé constitue l'unique base de la thérapeutique, ou plutôt qu'il n'y pas de thérapeutique possible en dehors de ce mode d'expérimentation.

La troisième condition requise pour reconstituer la science médicale consiste dans la connaissance des rapports du remède avec la maladie, ayant pour but la détermination du mode d'application du premier à la seconde. — C'est l'interminable querelle des *semblables* et des *contraires* qu'il s'agit de vider, comme on voit. — Une solution à cet égard est d'autant plus urgente, il importe d'autant plus de fixer le choix définitif entre ces deux principes opposés, que, la pratique étant ici la conséquence directe et forcée de la théorie, la fausseté de l'une entraîne nécessairement la fausseté de l'autre ; et ceci mérite réflexion...

Or, l'expérience, seul juge compétent en cette matière, a depuis longtemps décidé la question en faveur de la loi des *semblables*, aujourd'hui implicitement reconnue par l'école classique elle-même, qui ne parviendra pas à dissimuler son larcin, à l'aide d'un faux nom et d'une théorie ridicule ; nous le verrons bien à propos de la fameuse *substitution*.

Un médicament ne saurait guérir l'homme malade qu'à la seule condition de produire sur l'homme sain des symptômes morbides analogues à ceux que présente l'affection dont il s'agit de triompher ; telle est la *règle thérapeutique*, dont nous essayerons de donner plus tard une explication rationnelle, à l'aide des notions que nous aura fournies l'étude analytique de l'homme et du mode d'action qu'exercent sur lui les influences extérieures, soit comme agents morbigènes, soit comme agents curateurs. Nous trouverons aussi dans cette double étude la raison de la théorie tant critiquée des *doses infinitésimales.*

La possibibité d'élever la médecine au rang de science me paraît suffisamment indiquée par les courtes considérations qui précèdent.

Mais il s'agit bien de *possibilité* en présence du *fait accompli* ! — La science médicale, telle qu'a droit de l'exiger la raison éclairée par l'expérience, n'est plus à faire, elle *est faite.* — Un homme de génie, qui fut en même temps un grand philanthrope , en a posé les bases, il y a plus d'un demi-siècle ; et il n'a pas manqué, depuis, d'adeptes zélés et éclairés pour continuer et perfectionner son œuvre, désormais impérissable. Avec un peu moins d'é-goïsme et un peu plus de bonne foi, ses aveugles détracteurs auraient bien pu s'en apercevoir. — Hélas ! pourquoi faut-il que la vérité soit si lente à faire son chemin, quand toutes les voies s'ou-vrent comme par enchantement devant l'erreur ?...

Terminons ces préliminaires par une réflexion dont je crois inutile de faire ressortir l'importance·

Par cela même que l'homme est, avant tout, un être *moral,* il doit être éminemment acces-sible aux influences morales qui , suivant leur nature, peuvent exercer sur lui une action bienfaisante ou nuisible. Dans le dernier cas, ces influences deviennent des causes morbifiques, plus ou moins puissantes, réclamant une médication *spéciale*. — N'est-il pas évident, en effet, que si les passions surexcitées, la colère, l'envie, l'ambition, la haine, l'amour, le chagrin, etc., agissent sur l'homme d'une manière *spécifiquement différente* de celle qui résulte des influences purement physiques. telles que les violences extérieures, les écarts de régime, les poisons, le froid, le chaud, etc., les maladies engendrées par les premières de ces causes devront exiger des modificateurs d'un autre ordre que ceux qui sont applicables aux affections déterminées par les secondes? En un mot, convient-il de soumettre à un traitement identique les maladies par cause morale et les maladies par cause matérielle?

Je sais bien que cette distinction, si naturelle, si simple, si conforme à la raison, est un non-sens pour le médecin matérialiste, qui, ne voyant dans l'homme malade qu'une machine à réparer, croit avoir accompli sa tâche lorsqu'il lui a fait avaler, en vue de tel effet physique ou chimique, la pilule ou la potion préparée *secundum artem ;* mais je sais aussi que, grâce à la réaction salu-

taire qui se prépare , le matérialisme ne désho-
norera pas toujours les écoles médicales. — On
finira par comprendre, j'espère, que le médecin
doit être quelque chose de plus qu'un *mécanicien* ou un chimiste, et celui-ci sera bien forcé
d'ajouter à ses formules *officinales* ou *magistrales*
un scrupule de *moralité.* Alors, il pourra mériter
la belle définition que la Grèce appliquait au
parfait orateur : *Vir probus..... sanandi peritus.*
Serait-ce trop exiger de celui qui, sous la seule
responsabilité de sa conscience, dispose absolument de la vie de ses semblables?...

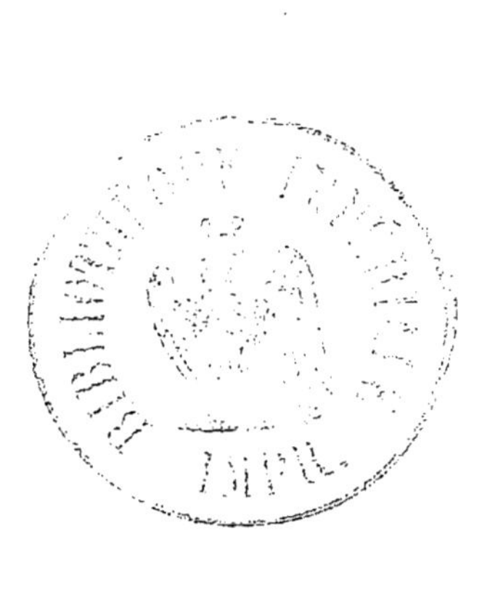

NOUVEAUX PRINCIPES

DE

PHILOSOPHIE MÉDICALE

Mens agitat molem.

CHAPITRE PREMIER

Déclaration de principes.

MONSIEUR LE PROFESSEUR,

Cet essai n'étant qu'une application, particulière à la médecine, de théories philosophiques développées dans un ouvrage encore inédit, dont il a été distrait après coup et auquel il me devient dès-lors impossible de renvoyer le lecteur, je vous demanderai la permission de reproduire ici quelques fragments de mes *Entretiens philosophiques sur l'homme*, destinés à faciliter l'intelligence des graves discussions que nous allons aborder.

Je l'ai déjà dit, je le redis encore et je le répéterai souvent, parce qu'il est des axiomes fondamentaux sur lesquels on ne saurait trop insister : La *connaissance de soi-même* est le point de départ obligé de toutes les autres, c'est-à-dire le *commencement de la sagesse.*

« *Avant* d'appliquer ses facultés aux objets extérieurs,
« le philosophe doit les concentrer sur lui-même et se
« demander tout d'abord : *Que suis-je ?* — Y a-t-il en
« moi plusieurs principes constituants, originairement
« distincts ? — Ou bien mon être tout entier résulte-t-il
« d'un seul et même élément, diversement combiné,
« l'élément *matière ?...*

« Hélas ! nous voici arrêtés, dès le début, par une dif-
« ficulté des plus graves... — L'homme, quelle que soit la
« puissance de sa vue intellectuelle, ne parviendra jamais
« à déchiffrer directement sa propre énigme. L'intuition
« plus ou moins obscure et vague qu'il a de sa nature
« peut bien suffire à sa conviction personnelle, mais non
« à la démonstration philosophique, que lui rendent im-
« possible, pendant la vie, les entraves de son organisme
« physique. Il ressemble un peu, sous ce rapport, à
« l'aveugle-né, qui *devine* instinctivement la lumière,
« sans pouvoir la prouver.

« Pour atteindre son but, pour arriver démonstrative-
« ment à la connaissance de lui-même, l'homme a besoin
« d'un *intermédiaire*, il lui faut un *terme de comparaison*
« *connu*, qui lui serve à la fois de point de départ et de
« point d'appui. — Où le trouvera-t-il ? — Dans ses pro-
« pres créations, qui, ne pouvant avoir d'autres qualités
« que celles qu'il leur a communiquées lui-même, doivent
« nécessairement reproduire son type. Et ceci n'est pas
« nouveau, car on sait depuis longtemps que l'*œuvre*
« *représente l'ouvrier.*

« Or, si nous analysons une machine mobile (*en activité*),
« genre de travail le plus parfait qui soit sorti jusqui'ci

« des mains de l'homme, nous trouverons qu'elle résulte
« de la combinaison de *trois éléments* essentiellement
« distincts : organisme matériel, ou support inerte ; —
« force motrice, ou principe fluidique ; — force directrice,
« ou principe spirituel, ayant chacun un rôle spécial
« dans l'accomplissement de la fonction commune en vue
« de laquelle ils ont été combinés ; et nous en conclurons
« que celui qui l'a ainsi construite a dû lui imprimer,
« comme une sorte de *marque de fabrique*, son propre
« cachet typique, la *faire à son image et à sa ressemblance.*

« Mais l'homme, qui a fait la machine, ne s'est pas
« fait lui-même, apparemment. Il a donc, lui aussi, il
« doit nécessairement avoir son créateur, qu'il ne par-
« viendra non plus à connaître que par voie de comparai-
« son ; et, comme l'analyse comparative à laquelle il
« vient de se livrer lui a clairement démontré la *triple*
« *essence* de sa nature, il pourra très-légitimement con-
« clure de là à la triple personnalité de celui de qui il
« émane.

« Je ne connais pas de manière à la fois plus simple
« et plus sûre d'aller à la recherche de la vérité philoso-
« phique. — Ainsi, après s'être trouvé et reconnu dans
« ses propres œuvres, l'homme trouve et reconnaît Dieu
« en lui. — Il ne s'agit plus alors, pour achever l'édifice,
« que de généraliser le problème ; car, s'il est vrai que
« l'homme se reproduit typiquement dans *toutes* ses
« œuvres, il ne l'est pas moins que Dieu doit également
« se reproduire dans *toutes* les siennes : — *trinité élé-*
« *mentaire dans l'unité individuelle,* tel est donc le type
« caractéristique de l'univers, animé et inanimé, calqué

« sur le prototype divin, d'où il procède. De la diversité
« infinie de combinaison des trois éléments formateurs
« des êtres, esprit, fluide et matière, résulte la variété
« infinie des modes de ceux-ci, qui détermine leurs *diffé-*
« *rences.*

« Il s'agirait maintenant de définir les principes élé-
« mentaires de la création, afin de pouvoir les coordon-
« ner, d'après leur valeur intrinsèque ; car ces principes,
« que les exigences de la démonstration nous forcent
« d'isoler, n'existent et ne peuvent exister qu'à l'état de
« *combinaison ;* de sorte que l'analyse n'est ici qu'une
« abstraction ayant pour unique but de nous conduire à
« la synthèse, qui représente seule la réalité.

« Mais l'intelligence bornée de l'homme, absolument
« incapable de pénétrer l'essence intime des choses, ne
« peut les connaître que par les qualités qu'elles lui
« révèlent. — Quelle est la *nature* de l'esprit, du fluide,
« de la matière ? — Nul ne le sait, ni ne le saura jamais ;
« c'est le secret de Dieu. — Qu'importe, après tout ! ces
« trois principes offrent à l'observation des *propriétés*
« tellement distinctes, tellement caractéristiques, qu'il
« est impossible à la saine raison de les confondre ; et je
« déclare fou au premier chef quiconque s'avise, par
« exemple, de doter la matière de la propriété de penser.
« — On me dira peut-être : « Connaissez-vous assez la
« matière pour affirmer qu'elle est impuissante à pro-
« duire la pensée ? » — Non, je viens d'en faire l'humble
« aveu, je ne connais pas la *nature intime* de la matière ;
« mais la forme sous laquelle je la vois, les qualités
« constantes qu'elle me manifeste sont si opposées à la

« forme et aux qualités de l'esprit, que je suis bien forcé
« de reconnaître, d'après le principe de l'inclusion néces-
« saire de l'effet dans la cause, que l'un ne saurait être
« engendré par l'autre ; et, jusqu'à démonstration con-
« traire, démonstration que j'ai le droit d'exiger, comme
« *premier occupant*, je maintiens leur séparation absolue.
« — Puisqu'il vous plaît, ô impitoyables démolisseurs, de
« détruire des croyances universelles, c'est bien le moins
« que vous nous fournissiez des *preuves acceptables*, au
« lieu de vaines déclamations.

« Des considérations analogues peuvent s'appliquer au
« principe fluidique, source intarissable de ce que l'on
« est convenu d'appeler les *forces de la nature*, principe
« dont l'étude approfondie doit tôt ou tard amener dans
« les sciences, comme dans la philosophie, une révolu-
« tion complète.

« Il n'y a dans la nature que des *combinaisons* d'élé-
« ments, avons-nous dit, et nulle part des éléments isolés.
« Mais si ces éléments formateurs sont également néces-
« saires à la constitution de l'agrégat qui résulte de leur
« association, ils n'y concourent pas tous au même titre,
« ils n'y jouent pas tous un rôle identique. Or, c'est pré-
« cisément de cette inégalité de rôle, basée elle-même
« sur l'importance absolue et relative de chacun des
« facteurs, que naissent leurs rapports réciproques. De là
« aussi dérivent pour nous les idées d'*ordre*, d'*harmonie*,
« de *hiérarchie*, etc., par lesquelles il nous est donné de
« comprendre, dans les limites de notre intelligence, les
« grandes lois de la nature, morale et physique.

1*

« L'*Esprit* qui *dirige* est évidemment supérieur, à tous
« égards, au moteur aveugle qui *subit* sa direction ; de
« même que celui-ci, en tant que doué d'activité, prime
« le support *inerte* auquel il s'applique : la matière, inca-
« pable par elle-même de mouvement. — Toute combi-
« naison, de quelque nature qu'elle soit, dont les prin-
« cipes constituants ne seraient pas coordonnés d'après
« cette base hiérarchique, ne présenterait que *chaos*,
« *désordre, anarchie*.

« Il y a ici une différence très-importante à noter, sui-
« vant que les combinaisons élémentaires se rapportent à
« l'ordre dynamo-physique, ou à l'ordre moral. Tandis
« que, dans le premier cas, le principe supérieur n'est
« qu'accidentellement *appliqué* aux deux autres, dont il
« reste indépendant ; ce principe leur est *substantielle-*
« *ment uni*, dans le second. — L'intelligence qui dirige
« une *locomotive*, par exemple, ne fait point partie inté-
« grante de cette machine, mais celle qui préside à l'or-
« ganisme humain est inhérente à celui-ci, à titre d'élé-
« ment constituant. — C'est-à-dire que, parmi les êtres
« de la création, les uns se *meuvent* et *vivent* de leur
« mouvement et de leur vie *propres*, et les autres *sont mus*
« et *vivifiés* par une influence étrangère.

« Le *Progrès moral*, le seul qui mérite réellement ce
« nom, consiste essentiellement dans la subordination
« croissante des éléments inférieurs de l'homme à son
« principe supérieur, c'est-à-dire de la matière à l'esprit.
« — Il suit de là que le matérialisme, qui supprime ce
« dernier, en ôtant tout contrepoids aux instincts phy-

« siques, tend à la dégradation progressive de l'humanité.
« — Serait-ce là son but ?... (1) »

Je regrette que les limites qui me sont tracées par la
spécialité de mon sujet ne me permettent pas d'insister
davantage sur ces considérations générales. J'aurais
montré comment de la coordination harmonique des
principes constituants de l'homme se déduisent naturellement ses rapports avec ce qui l'entoure : ses semblables,
Dieu, l'univers... — Mais ce serait nous lancer dans les
hautes et obscures régions de la philosophie sociale et
de la philosophie religieuse, tandis que nous n'avons à
considérer ici l'être humain qu'au point de vue médical.

Ce que je tiens surtout à bien établir, au début de ces
études, c'est la nécessité, pour le médecin, de connaître
la constitution normale de l'homme. Je viens d'indiquer
la manière, selon moi, la plus rationnelle, sinon l'unique
d'atteindre ce but. J'ai dit que l'homme, étant absolument
incapable de pénétrer, par intuition directe, dans les
mystérieuses profondeurs de sa nature complexe, n'avait
d'autre moyen d'arriver à la connaissance de lui-même,
que de s'étudier, de *se mirer*, pour ainsi dire, dans ses
propres œuvres. — Un exemple, que j'emprunte encore
à mes *Entretiens*, va démontrer avec la dernière évidence
la vérité de cette proposition.

La question se débat entre un *médecin* et un *mécanicien*.

« LE DOCTEUR. — Vous désirez, mon ami, que je vous
« donne des éclaircissements sur quelques points de

(1) *Triologie universelle.* — *Esprit, fluide et matière.* — *Entretiens
philosophiques sur l'homme, ses rapports et ses destinées.* — Introduction (inédit).

« doctrine anthropologique, vaguement indiqués dans
« mes essais de philosophie appliquée à la médecine.
« Soit : — j'aime ce genre de curiosité, qui est le propre
« des esprits sérieux, et je suis d'autant mieux disposé
« à la satisfaire, en ce qui vous concerne, que je connais
« votre prédilection pour les hautes études philosophi-
« ques, auxquelles vous consacrez toutes vos heures de
« loisir.

« Mais, afin d'établir les graves discussions auxquelles
« nous allons nous livrer sur une base qui défie toute
« contradiction et toute critique, j'ai besoin, tout d'abord,
« d'un terme de comparaison, que vous pouvez, comme
« mécanicien, immédiatement me fournir. — Veuillez
« donc bien, à l'aide d'un simple croquis, m'indiquer les
« principales pièces qui composent une LOCOMOTIVE ; puis
« me dire, et c'est là le point essentiel, *pourquoi et com-*
« *ment cette machine se meut*, traînant après elle, avec
« une vitesse de 40 ou 50 kilomètres à l'heure, une
« longue file de wagons lourdement chargés ; *pourquoi*
« *et comment* elle accélère et ralentit sa marche, s'arrête
« et repart ensuite, *réglant* sa progression d'après les
« exigences du service auquel elle est destinée.

« LE MÉCANICIEN. — Très-volontiers, Docteur : — Voici
« une chaudière remplie d'eau ; à l'arrière de ce récipient
« un foyer, et à l'avant une cheminée, pour la combus-
« tion de la houille ; — Voici des cylindres destinés à
« recevoir la vapeur, dans ces cylindres des pistons, mus
« par cette même vapeur ; — Voici un arbre à manivelle
« qui tourne par l'impulsion des pistons et repose, avec
« tout l'ensemble du mécanisme, sur un grand châssis

« porté lui-même sur plusieurs paires de roues, à l'une
« desquelles il sert d'essieu, et imprime ainsi un mouve-
« ment de rotation qui entraîne tout le système.

« LE DOCTEUR. — Fort bien ; je conçois parfaitement,
« d'après cette simple explication, le *mécanisme* de votre
« locomotive, où tout est combiné de manière à faciliter
« le jeu de la vapeur et la transmission du mouvement ;
« mais ceci ne m'indique point la *source*, le *principe*, la
« *cause efficiente* de ce mouvement : d'où vient-il ?

« LE MÉCANICIEN. — Je m'attendais à cette question. Le
« mouvement de la locomotive a sa source dans son
« foyer ; là, par l'effet de la combustion, il se produit de
« la chaleur ; cette chaleur, appliquée à la chaudière,
« élève la température de l'eau qu'elle contient et la
« transforme en vapeur, laquelle vapeur, forcée, faute
« d'autre issue, de pénétrer dans les cylindres, met en
« jeu les pistons qu'ils renferment ; et de cette première
« impulsion, successivement reçue et transmise aux
« autres pièces de l'appareil, résulte le mouvement
« d'ensemble de tout le système, ainsi que je le disais
« tout à l'heure.

« LE DOCTEUR. — C'est cela. Le véritable *moteur-prin-*
« *cipe* de la machine est ici le *calorique*, dont la vapeur
« n'est que le *véhicule, l'instrument*. Je me permettrai
« seulement de relever une expression impropre dont
« vous vous êtes servi, en disant que la combustion PRO-
« DUIT la chaleur. — Ceci est inexact, la chaleur, fluide
« dynamique *fixe* et *essentiel*, l'une des forces primor-
« diales de la nature, sinon peut-être la manifestation
« particulière d'une grande force unique, motrice géné-

« rale de l'univers, n'est, ni ne saurait être le *produit* de
« la combustion, pas plus que de toute autre combi-
« naison chimique. Antérieure et supérieure à la matière
« qu'elle anime, elle en est, quant à son existence, com-
« plètement distincte et indépendante. — La combustion
« ne CRÉE donc pas la chaleur, elle ne fait que la *déve-*
« *lopper*, la *dégager*, la *manifester*, la *mettre à nu*, la
« rendre *apparente*, de latente qu'elle était. Autrement,
« il faudrait dire qu'un phénomène peut engendrer sa
« cause efficiente, une modification son modificateur.
« Moyennant cette rectification, dont vous comprendrez
« plus tard l'importance, votre explication est satisfai-
« sante, mais incomplète encore.

« Quelles que soient sa ténuité, sa subtilité, le calorique
« n'en est pas moins un *corps*, sinon purement, grossiè-
« rement matériel, à la manière des corps massifs,
« palpables et pondérables, du moins semi-matériel, ou
« *fluidique* et, comme tel, absolument incapable de
« spontanéité, de liberté, de volonté ; c'est une force
« *aveugle*, en un mot, et vous conviendrez que le sort
« des voyageurs serait fort chanceux si la machine
« qui les entraîne était sous l'influence exclusive de ce
« redoutable agent. Il nous manque donc encore quelque
« chose pour nous rendre un compte suffisant de la
« *régularité* de marche d'une locomotive en activité de
« service.

« LE MÉCANICIEN. — Il nous manque, en effet, deux
« *pièces* importantes : un *chauffeur* et un *mécanicien*,
« sans lesquels tout irait à l'aventure et pourrait même
« ne pas aller du tout ; l'intervention du premier étant

« nécessaire pour entretenir la combustion et graduer la
« quantité de chaleur voulue, celle du second pour di-
« riger et régler la marche de la locomotive, d'après
« cette graduation, mais tous deux agissant d'accord et
« combinant leurs efforts individuels de manière à les
« ramener à l'*unité d'action.*

« LE DOCTEUR. — A la bonne heure ! Voilà enfin notre
« machine au grand complet, avec ses trois éléments
« constitutifs essentiels : appareil organique, force mo-
« trice, intelligence directrice. — Quoique parfaitement
« distincts de nature et d'origine, ces trois éléments se
« fondent, se résolvent néanmoins en un seul tout, se
« personnifient, pour ainsi dire, en une individualité *sui*
« *generis* qui se nomme *locomotive.* Otez à ce tout, ainsi
« individualisé, une seule de ses parties constituantes, et,
« par le seul fait de cette soustraction, elle a cessé
« d'exister, elle est *morte,* vous l'avez *tuée.* Alors, ce
« n'est plus une locomotive que vous aurez, mais le
« *cadavre* d'une locomotive ; une masse inerte, forcément
« condamnée au repos et exclusivement soumise désor-
« mais à l'action dissolvante des influences physiques et
« chimiques ; un organisme dont toutes les parties sont
« disposées pour le mouvement, et qui ne se meut pas,
« parce qu'il n'a pas *en soi, intrinsèquement*, la *propriété*
« *motrice,* fort étrangère à sa nature.

« LE MÉCANICIEN. — Je ne vois rien à objecter à ce rai-
« sonnement. Il est de la dernière évidence qu'une loco-
« motive *en fonction* ne se conçoit pas sans une force
« motrice et une force directrice, et que la priver de ces
« forces, c'est en quelque sorte lui ôter la vie, en faire

« un *cadavre*, ainsi que vous le dites fort bien. Il est
« très-clair aussi que ces mêmes forces ne sont point une
« *propriété* essentielle de la locomotive, inhérente à sa
« nature physique, qu'elle ne peut par conséquent les
« tirer de son propre fonds, et qu'il faut, de toute néces-
« sité, qu'elles lui soient *communiquées*, qu'elles lui
« viennent du dehors. — Pour comprendre cela, il suffit
« d'un peu de bon sens.

« Le Docteur. — Le bon sens !... Ah ! que d'erreurs
« funestes seraient évitées ou redressées, si l'homme avait
« la sagesse de le prendre toujours pour guide dans ses
« appréciations !...

« A l'aide du simple *bon sens*, du seul *bon sens*, nous
« allons aujourd'hui aborder et, je l'espère du moins,
« résoudre, avec une précision presque mathématique,
« l'un des plus grands problèmes que puisse se poser
« l'esprit humain. Nous allons appliquer à l'étude de
« l'homme la méthode analytico-synthétique qui nous
« a si bien servi à expliquer la *locomotive*, en tenant
« compte, bien entendu, de l'infinie distance qui sépare
« le chef-d'œuvre de la création de la machine la plus
« parfaite.

« Nous retrouverons ici les trois principes constitutifs
« de la locomotive : Organisme matériel, force motrice,
« force directrice ; mais avec quelles différences de com-
« plication, de perfection, de supériorité, et quant à l'en-
« semble, et quant aux détails, en faveur de la noble
« *trinité humaine !* différences qu'il suffit d'indiquer, et
« qu'expliquent suffisamment le but et les destinées res-
« pectives des deux termes de comparaison.

« En me décrivant votre locomotive, vous m'avez fait
« *voir, palper* chacune de ses parties constituantes ; et la
« démonstration vous était d'autant plus facile que, cette
« machine étant votre œuvre, vous saviez au juste où re-
« trouver ce que vous y aviez mis. — De plus, l'*unité de*
« *but* de la locomotive, construite pour un mode particu-
« lier, précis et bien déterminé de progression, excluait
« la complication de son mécanisme.

« Pour des motifs exactement contraires, il me devient
« infiniment plus difficile, à moi, de vous expliquer la
« machine vivante, sentante et pensante qui s'appelle :
« HOMME. Je puis bien rendre appréciable à vos sens la
« plus grossière de ses parties constituantes, celle qui
« n'est, à proprement parler, que l'instrument de mani-
« festation des deux autres, son organisme physique,
« son *cadavre* ; mais il n'en est pas de même de ceux-ci,
« que ne peuvent absolument atteindre, ni le scalpel, ni
« le microscope, ni les réactifs chimiques, ni aucun des
« procédés connus dans les sciences.

« Cependant, sous peine de placer l'être vivant et pen-
« sant au-dessous d'une machine, nous sommes forcés
« d'admettre dans l'homme l'existence indépendante de
« ces deux principes, analogues de la force motrice et de
« la force directrice de la locomotive ; et, puisque le
« scalpel et l'analyse sont impuissants à nous en fournir
« la démonstration, il faut bien que nous la cherchions
« ailleurs.

« Avant de procéder à cette recherche, il est néces-
« saire d'établir, comme principe absolu de *dialectique*,
« la DIVISION DES PREUVES, principe tout aussi indispensable

« à la solution des problèmes philosophiques, que celui
« de la *division des pouvoirs* à la discussion des ques-
« tions politiques.

« L'homme, être complexe, composé d'éléments hété-
« rogènes, *réunis*, et non confondus, en une seule person-
« nalité par des liens mystérieux, connus de celui là seul
« qui les a formés, présente aussi des phénomènes
« d'ordre essentiellement différent, selon qu'ils appar-
« tiennent à l'un ou à l'autre de ces éléments. Le phéno-
« mène de la *locomotion*, par exemple, n'est évidemment
« pas du même ordre que celui de la *mémoire* ou du *juge-
« ment ;* et il serait tout aussi ridicule de chercher à
« expliquer la mémoire ou le jugement par les principes
« de la mécanique, que la locomotion par ceux de la
« psychologie. — Donc, à chaque ordre de phénomènes,
« un ordre correspondant de preuves. — Hors de là,
« point de démonstration possible, point de logique,
« point de philosophie, le *non-sens* au lieu du bon
« sens.

« J'accepte volontiers l'anatomie et la physiologie pu-
« rement organique, comme moyen d'arriver à la con-
« naissance, aussi exacte que possible, du corps humain
« et de l'*usage instrumental* des divers organes qui
« composent son mécanisme ; mais je les repousse abso-
« lument, comme usurpatrices d'un domaine étranger, si
« elles prétendent s'appliquer aux forces motrices de ce
« mécanisme, et surtout au principe intellectuel qui le
« régit et le domine. Ceci appartient de droit et exclusi-
« vement à la psychologie, dont le scalpel est la RAISON.
« Comprenez-vous bien cette distinction ?

« Le Mécanicien. — Vous m'avez prévenu que la vraie
« philosophie ne se distingue pas du *bon sens ;* ce que
« je viens d'entendre ne saurait me permettre d'en douter
« un seul instant. Tout cela me paraît si clair, si simple,
« si élémentaire, que je n'entrevois pas même la possi-
« bilité d'une contradiction, de la part des savants surtout.

« Le Docteur. — *De la part des savants,* dites-vous ?
« Erreur, erreur, mon ami ! — Vous comptez sans la
« *folie scientifique,* cette fille dévergondée du scepticisme
« rationaliste, qui, depuis près d'un siècle, étale cyni-
« quement ses turpitudes devant les jeunes générations.
« — Ayant de graves comptes à régler avec la raison, la
« science des Locke, des Condillac, des Cabanis, etc.,
« a carrément nié ses droits pour se dispenser de lui
« payer ses dettes. Elle avait ou croyait avoir tant d'in-
« térêt à se *matérialiser,* la malheureuse ! qu'elle a tenté
« l'œuvre herculéenne de faire accepter le matérialisme
« comme un *progrès* au siècle des lumières... Et ce tour
« de force a réussi !... Et voici plus de 60 ans qu'elle
« enseigne officiellement, *ex cathedra,* cette vénérable
« science, aux applaudissements d'une jeunesse irré-
« fléchie et aux frais de gouvernements inintelligents,
« que l'être humain est l'équivalent d'un tas de boue en
« fermentation...

« En effet, si vous adressez à la médecine cette simple
« question : Qu'est-ce que l'*homme,* sujet-objet de vos
« études et travaux spéciaux, depuis quelques mille ans ?
« elle vous répondra dogmatiquement par la voix de
« toutes ses facultés, de toutes ses académies, de toute sa
« presse, de tous ses hauts barons : *L'homme est un or-*

« *ganisme fonctionnant en vertu et par le seul fait de son*
« *organisation.* — Vous ne comprenez pas très-bien le
« sens profond de cette définition. et vous priez
« humblement la science orthodoxe de daigner vous dire
« au juste dans quels rapports de réciprocité sont ici les
« organes et leurs fonctions ; et la science, fort étonnée
« d'une pareille question, vous déclare, avec ce superbe
« dédain qu'elle affecte à l'égard de quiconque n'est pas
« à la hauteur de ses sublimes conceptions, que ces rap-
« ports ne sont autres que ceux d'un effet avec sa cause
« efficiente : l'organe fonctionne parce qu'il possède en
« soi la propriété de fonctionner, propriété essentielle,
« inhérente à sa nature physique, dont elle n'est qu'une
« manifestation particulière et absolument indépendante
« de toute autre influence. La fonction, en un mot, n'est
« qu'une manière d'être, une modalité, une qualité de
« l'organe qui la produit, *virtute propria*, et dont elle ne
« se distingue réellement pas. — Pourquoi l'opium fait-il
« dormir ? — Parce qu'il a la vertu *dormitive*. — Pour-
« quoi l'homme, en tant qu'organisme physique, vit-il et
« pense-t-il ? — Parce qu'il possède, comme tel, la pro-
« priété de vivre et de penser... — Voilà tout le mystère
« selon la science.

   « Ceci simplifie singulièrement les choses, comme on
« voit... — Grâce au génie inventif de l'*organicisme*, qui
« a *fondé* la *théorie féconde* du fonctionnement essentiel
« de la machine humaine, nous n'avons plus besoin
« de nous escrimer à dénouer le nœud vital, un mo-
« derne Alexandre est venu, qui l'a sabré d'un seul coup.
   « Et que l'on vienne maintenant nous dire que la science

« d'Esculape ne progresse pas !... — D'après cela, mon
« ami, vous pouvez, en toute sécurité, retrancher de
« votre locomotive, et la force motrice, et la force régu-
« latrice, supprimer la chaleur, envoyer promener le
« chauffeur, et chercher vous-même un autre métier. Les
« locomotives marcheront désormais *toutes seules*, en
« vertu de leur propriété ambulatoire, la science l'a dit...

« J'ai assez vertement tancé quelque part (1), un des
« derniers doyens de la faculté de Paris, professeur de
« *physiologie, inspecteur général des études médicales*, etc.,
« pour avoir défini l'homme : un *mammifère monodelphe*
« *et bimane*, c'est-à-dire un animal à deux mains, dont la
« femelle est pourvue de deux mamelles, ce qui nous
« place, vous et moi, au-dessous du singe, qui a quatre
« mains, lui, tandis que nous n'en avons que deux...
« J'avais tort, et je reconnais humblement aujourd'hui
« que cet illustre savant nous faisait vraiment là encore
« beaucoup trop d'honneur ; car enfin, un *mammifère*,
« même quand il n'est que *bimane*, n'en est pas moins un
« *animal*, et, comme tel, infiniment supérieur à une ma-
« chine quelconque.

« Il est vrai que le savant physiologiste, en commen-
« tant sa belle définition, a grand soin de nous prévenir
« que le dit *mammifère*, dont il avait fait toute sa vie le
« sujet de ses études spéciales, ne se compose que d'*or-
« ganes et de fonctions*, celles-ci engendrées par ceux-là ;
« et cette circonstance me paraît de nature à restreindre
« tant soit peu la valeur de la réparation que je venais

(1) *L'avenir de l'homœopathie , lettres à M. le docteur Bretonneau ;* —
8e lettre , p. 186 et suiv.— Paris, 1859-60.

2

« faire à sa mémoire scientifique. L'infatigable chercheur
« a eu beau fouiller dans tous les coins et recoins des
« entrailles humaines, il lui a été impossible d'y rencon-
« trer autre chose que : *des organes ayant la propriété de*
« *fonctionner par eux-mêmes...*

« Si tout cela n'était que ridicule, absurde, insensé, il
« n'y aurait guères plus à s'en préoccuper que de la fan-
« taisie de ceux qui prétendent que les habitants de la
« lune ont une queue et ceux de Jupiter des ailes. Mais ne
« perdons point de vue qu'il s'agit ici d'une science philo-
« sophico-pratique, où l'erreur est de nature à entraîner
« les plus graves conséquences ; et vous allez en juger.

« Admettons pour un instant que l'homme ne soit en
« réalité, comme l'enseigne la science, qu'un système
« organique, purement, exclusivement matériel, il en
« résultera logiquement : 1° sous le rapport de l'art, que
« la machine humaine, lorsqu'elle vient à se détraquer,
« ne saurait être remise en état qu'à l'aide d'outils et
« instruments physiques ou chimiques, opérant sur elle à
« peu près comme le marteau du forgeron sur un mor-
« ceau de fer tordu, ou le réactif du chimiste sur un
« liquide altéré (et voilà pourquoi sans doute les méde-
« cins organiciens ménagent si peu notre peau...) ; —
« 2° sous le rapport moral, et ceci est beaucoup plus
« grave, que toutes les nobles et hautes prérogatives qui
« dérivent de l'intelligence, et dont l'homme s'enorgueillit
« à si juste titre, se réduisant à de pures combinaisons
« chimiques, élaborées dans un organe spécialement
« affecté à ce genre de *fonction*, ce que l'on nomme
« *libre arbitre* n'est qu'un vain mot, et partant qu'il n'y

« a plus ni droits, ni devoirs, ni vertu ni vice, ni juste ni
« injuste, ni bien ni mal, ni vrai ni faux... — D'où il suit
« que la justice, la religion, l'ordre social, la famille, la
« propriété, etc., qui se fondent sur ces notions (suppo-
« sées illusoires), n'ont pas de base, se réduisent à
« RIEN... —

« Rien ! rien !... Mais il nous faut pourtant quelque
« chose, à nous, simples mortels, à nous peuple illétré,
« plèbe ignorante, *vile multitude*, qui n'avons pas le
« soleil de la science pour nous guider dans les pénibles
« sentiers de la vie... — Qu'allez-vous donc nous donner,
« ô impitoyables briseurs de lanternes, à la place de
« l'antique flambeau que vous avez éteint, et à la lueur
« duquel ont marché nos pères, depuis l'origine des
« temps ?... — Répondez !... — Si le scélérat qui tue n'est
« pas plus coupable que la locomotive qui déraille, de
« quel droit le punissez-vous ?... Est-ce que vous vous
« seriez quelquefois avisés de *punir* une locomotive sortie
« de sa voie ?

« Tels sont, mon ami, et j'en passe, pour abréger, les
« principales conséquences du dogmatisme philosophico-
« médical du xix° siècle intitulé : Organicisme. Les fous qui
« enseignent à la jeunesse ces monstrueuses stupidités,
« et l'État qui les paye pour les lui enseigner, n'ont
« sans doute jamais prévu ce qu'il adviendrait d'une
« société qui prendrait au sérieux de pareilles doctrines...
« — C'est tout ce que je puis dire à la décharge de leur
« conscience, laissant à Dieu le soin de venger, selon sa
« justice, le crime inouï de la négation de l'homme par
« l'homme.

« Le Mécanicien. — Si je vous ai bien compris, Doc-

« teur, l'organicisme fait dépendre tous les actes humains
« de l'organe cérébral, à l'exclusion absolue du libre
« arbitre, qui se trouve ainsi suppr_mé. De sorte que
« chacun va *forcément*, non pas où il *veut*, mais où son
« cerveau le *pousse*. N'est-ce point là-dessus que se fonde
« la *Phrénologie*, l'une des armes les plus redoutables du
« matérialisme, nous disait-on au collége ?

« LE DOCTEUR. — Non, la *Phrénologie*, ou étude de la
« configuration du cerveau, par rapport aux facultés
« mentales, n'est pas née de l'organicisme, mais elle a été
« *organicisée* par lui, si je puis ainsi dire, elle a été salie,
« souillée, comme tout ce qu'a pu atteindre le souffle
« empoisonné de ce terrible miasme intellectuel, par le
« matérialisme organicien. — Il y a deux manières bien
« différentes d'envisager la Phrénologie, suivant que l'on
« se place au point de vue matérialiste ou au point de
« vue spiritualiste : tandis que, pour les sectateurs du
« *mécanico-chimisme* humain, les facultés intellectuelles
« sont le produit pur et simple du cerveau qui les *crée*,
« les *sécrète*, pour ainsi dire, comme une glande sécrète
« l'humeur qu'il est dans sa nature de sécréter, les par-
« tisans du spiritualisme, les vrais philosophes, parmi
« lesquels il ne faut point oublier l'ingénieux inventeur
« du système, le célèbre Gall, reconnaissent l'existence
« *indépendante, substantielle* de ces mêmes facultés, et
« n'accordent à l'organe cérébral que le rôle secondaire,
« quoique indispensable, d'*instrument de manifestation*.
« Ce que nous avons dit jusqu'ici de la triple nature de
« l'homme peut déjà vous permettre de juger de quel
« côté se trouve la vérité.

« Faut-il nier le talent d'un artiste parce que de mau-
« vais instruments ne lui auront pas permis d'exécuter
« un travail parfait ? — Mettez un *balai*, au lieu d'un
« pinceau, dans la main de David, et vous verrez s'il vous
« donnera un chef-d'œuvre. — C'est pourtant sur cette
« niaise confusion de la cause efficiente avec *l'instru-*
« *ment* que se fonde le fameux sophisme de la négation
« de l'âme humaine, par le seul fait de la variabilité de
« ses manifestations, en raison des divers états que peut
« présenter l'organe de la pensée !... Le fou pense de
« travers, l'idiot pense à peine, parce que le cerveau de
« l'un est accidentellement altéré et celui de l'autre natu-
« rellement mal conformé ; *donc* le fou et l'idiot n'ont pas
« d'âme... Voilà à quoi se réduit toute l'argumentation
« du matérialisme organicien. Jugez de sa valeur par la
« solidité de sa base....

« LE MÉCANICIEN. — Je vous remercie, Docteur, de ces
« explications dont j'avais besoin pour éclairer mon opi-
« nion sur la *Phrénologie*, que je me figurais avoir été
« inventée par le matérialisme médical, dans le but de
« détruire scientifiquement le *préjugé de l'âme.*

« LE DOCTEUR. — Le matérialisme *n'invente* rien, mon
« ami ; il ne sait que *détruire.* Il a défiguré, *gâté* la
« Phrénologie comme tout ce qui a le malheur d'être
« exposé à son contact impur, voilà tout. — Outre la né-
« gation de l'intelligence substantielle, nous devons à
« l'esprit d'analyse qui distingue le phrénologisme orga-
« nicien cette infinie variété de divisions et subdivisions
« des protubérances cérébrales, qui ont fait de la boîte crâ-
« nienne une espèce de carte géographique des plus

« compliquées , où je défie bien le plus habile de ne pas
« se perdre. — Vraie, ou plutôt *vraisemblable*, dans son
« ensemble et ses principales divisions, la phrénologie
« devient pratiquement impossible, dans ses menus dé-
« tails. Allez donc retrouver sur une imperceptible *bosse* la
« cinquantième nuance d'une passion ou d'une aptitude !...

« Mais, ce n'est là, ni la seule, ni la plus sérieuse
« difficulté : il peut arriver (et cela arrive quelquefois,
« en effet) qu'à une protubérance extérieure corres-
« ponde exactement une autre protubérance intérieure
« semblable, vis-à-vis de laquelle le cerveau présente une
« dépression, au lieu d'une saillie ; et voilà une circon-
« stance de nature à mettre la sagacité du phrénologue en
« défaut. — Je ne parle point de la *qualité intrinsèque*
« de la substance cérébrale, dont l'influence ici ne sau-
« rait être mise en doute, et que la cranioscopie est
« impuissante à déterminer. — En somme, l'impossibi-
« lité absolue d'établir avec précision, par la seule in-
« spection du crâne, les rapports des facultés de l'âme
« avec leur organe d'expression, rendra toujours incer-
« taines les inductions tirées de la phrénologie (1). »

J'aurais à me faire pardonner la longueur de ces citations, si je ne vous avais prévenu tout d'abord, Monsieur
le Professeur, de l'extrême importance que j'attache à
l'étude de la nature complexe de l'homme, étude que je
persiste à considérer comme le premier fondement de
toutes les sciences, et en particulier de la médecine. Au-
dessus de l'anatomie et de la physiologie organique, au-

____

(1) *Triologie*, etc., 1er *Entretien*.

dessus de la chimie et de la physique pures, à l'aide desquelles on prétendait tout expliquer, la vie et la mort,
l'esprit et la matière, Dieu et l'univers, tandis qu'on ne
faisait que tout brouiller et tout détruire, il y a la
Dynamologie et la *Psychologie*, dont le rôle immense,
au point de vue scientifique, à peine soupçonné jusqu'ici,
est de tout éclairer et de tout réédifier. Ceci s'applique
surtout à la médecine, ainsi que je vais essayer de le
démontrer.

Faute d'avoir reconnu et nettement distingué la triple
essence constitutive de l'homme, les médecins de tous les
temps, à bien peu d'exceptions près, sont tombés dans les
plus étranges aberrations ; l'histoire de l'art est là pour
l'attester.

Pour n'avoir étudié de l'être humain que son organisme
physique, c'est-à-dire son principe inférieur, son *cadavre*, d'où elle a dû dès lors exclusivement tirer les phénomènes vitaux et intellectuels, la médecine a fatalement
abouti au scepticisme, théorique et pratique, et de là au
MATÉRIALISME, résultante de toutes ses erreurs.

Il faut pourtant que nous sortions de cette impasse,
Monsieur, sous peine de renoncement absolu au progrès
de notre art. — Comment ? — Je l'ai assez dit : par la
connaissance préalable : 1º De l'homme complet ; 2º Des
agents destinés à combattre ses maladies ; 3º Du mode
d'application de ces agents. Que savez-vous de tout
cela, vous, *prince de la science* ? — Vous nous le déclarez
vous-même : pas grand'chose... Et comment s'appellent ceux qui ne sachant à peu près rien, ni de la nature
de l'homme, ni de la vertu des moyens propres à le

guérir, ni de la manière d'employer ces moyens, se comportent néanmoins dans la pratique comme si tout cela leur était parfaitement connu ? — EMPIRIQUES...

Les *titres* n'y font rien, non plus que l'esprit et même le talent ; car il s'agit beaucoup moins ici de bien dire que de bien faire, de *bons mots* que de bons remèdes. — De sorte que, entre l'empirique légal, officier ou soldat de la grande armée régulière des guérisseurs patentés, et l'empirique illégal, passible des peines correctionnelles, il n'y a vraiment que l'épaisseur d'une feuille de parchemin. — Je vais plus loin, et il faut bien avoir le courage de le dire, puisque c'est vrai, l'empirique sans diplôme guérit fort souvent là où l'empirique avec diplôme fait justement le contraire ; témoin, entre autres faits à l'appui, l'*ophthalmie de Béranger* (1): — Aussi, Monsieur le professeur, vous aurez beau faire briller aux yeux du public les fleurs de votre rhétorique et lui chanter de votre plus mélodieuse voix le refrain du bon chansonnier :

Ah ! que les gens d'esprit sont bêtes !

le public applaudira à votre éloquence, vous répétera que vous parlez bien et chantez encore mieux, mais... en se réservant *in petto*, aussitôt que l'occasion s'en présentera, de recourir à l'empirique sans diplôme, plutôt qu'à l'empirique diplômé, et même au savant professeur... — Que voulez-vous? les gens d'esprit sont assez *bêtes*, parait-

---

(1) *Conférences sur l'empirisme, etc.*, par M. le professeur Trousseau , 1862 — pages 35 et 36.

il, pour croire, contrairement à l'avis du docteur Diafoirus, qu'il est plus profitable, sinon plus honorable, de guérir en dépit des règles, que de ne pas guérir selon les règles de l'art ; et nous ne parviendrons, ni vous, ni moi, à les faire changer d'avis. — Mais voyez donc combien était bête ce brave Béranger d'aller demander à un pauvre empirique non-patenté la guérison d'un mal dont la haute science s'était déclarée impuissante à le débarrasser ! — Ah ! je comprends votre sainte indignation en présence d'une énormité pareille !... — On gémirait à moins de la *bêtise humaine.*

Parlons sérieusement, car il s'agit de choses sérieuses.

La médecine est incontestablement une affaire *d'intérêt public,* dont les médecins, en se l'appropriant comme leur *chose,* ont fait une misérable affaire de *boutique.* Elle a été détournée de son vrai but, parce que l'on a complètement méconnu son principal objet ; il est temps que la science vienne réparer les bévues de l'ignorance et mettre un terme aux déplorables abus qu'elle entraîne. Lorsque l'art de guérir sera solidement fixé sur ses bases, ceux qui l'exercent, de la manière que chacun sait, finiront peut-être par comprendre qu'il appartient avant tout aux malades, c'est-à-dire à tout le monde, et ils cesseront de se disputer, au grand scandale du métier, un bien qui ne fut jamais leur propriété.

CHAPITRE II

Le sujet de la médecine.

Nosce te ipsum.

I

Organisée ou non, la *matière* ne change pas de nature, reste toujours ce qu'elle est par essence : *passive, inerte*. Lors donc qu'on la voit manifester des qualités contraires à cette nature, c'est-à-dire *actives*, il faut bien en conclure qu'elle les a puisées ailleurs que dans son propre sein. — Si l'on me dit que les organes fonctionnent, vivent, parce-qu'ils ont la *propriété* de *fonctionner*, de *vivre* (*sic*), on me donne une proposition équivalente à celle-ci : L'ORGA-NISME VIT, PARCE QU'IL VIT... L'enfant qui balbutie à peine pourrait m'en dire autant... Hé ! non, mille fois non, l'organisme humain ne fonctionne pas, ne vit pas, parce qu'il possède en soi la propriété de fonctionner, de vivre, mais parce qu'il est pénétré, jusque dans ses molécules élémentaires, d'une *force étrangère* qui lui imprime le mouvement vital, force sans laquelle il resterait éternellement soumis aux lois qui régissent les corps physiques. L'organisme *seul* c'est le *cadavre*, rien de plus.

Mais, si l'organisme vit, non point *parce qu'il vit*, ce qui élèverait la boue humaine à la hauteur de celui-là seul qui est sa propre raison d'être et de vie, DIEU, mais parce *qu'on le fait vivre*, il est parfaitement clair que le principe de la vie commune dérive de l'élément qui la *donne*, et non de celui qui la *reçoit*, de l'élément *actif*, et non de l'élément *passif*, et que c'est dans le premier de ces éléments que l'analyse doit le chercher tout d'abord, sauf à la synthèse de le retrouver ensuite dans le second, à titre *d'emprunt*.

Je sais bien que le composé, résultant de la combinaison de plusieurs éléments distincts, acquiert par le fait même de cette combinaison, des propriétés spéciales qui ne sont plus celles de chacune de ses parties constituantes isolées. Aussi, je ne prétends pas nier d'une manière absolue ce que l'on nomme les *propriétés vitales organiques* ; mais, ces propriétés, précisément parce qu'elles sont d'ordre *vital*, doivent toujours, en dernière analyse, être ramenées à leur vraie source, à leur principe générateur, c'est-à-dire à l'élément fluidique, seul actif par essence.

II

Il y a dans les sciences, dans celle de l'homme, sain ou malade, en particulier, une immense lacune, qui engendre et explique toutes leurs incertitudes ; nous ne la comblerons que par l'étude approfondie du grand principe d'où dérivent les forces qui donnent le mouvement et la vie à l'univers.

Ce principe, que j'ai nommé fluidique, remplit l'espace, enveloppe et pénètre tous les corps, dont il détermine, par ses innombrables combinaisons, les diverses propriétés. Quelle est sa nature ? — Est-il d'essence purement matérielle, et ne diffère-t-il de la matière compacte, massive, telle qu'elle se présente à nos sens, que par son extrême ténuité, son *éthérisation*, si je puis ainsi dire ? — Je le pense…, bien que je n'aie qu'une connaissance très-imparfaite de la matière, et que ma faible raisonne puisse, dans son étroite sphère, embrasser l'infinie variété de transformations qu'est susceptible de subir ce mobile élément des êtres.

Mais qu'importe, après tout ? — Quelle que soit la nature intime du principe fluidique, générateur du mouvement universel, ce principe se présente à l'observation avec des caractères distinctifs tellement tranchés, avec des propriétés, un rôle et un but si différents de ceux que nous attribuons à l'esprit et à la matière massive, qu'il est impossible de le confondre avec ces deux éléments, auxquels il sert de trait-d'union.

Ai-je besoin de prevenir que la décomposition analytique que m'imposent les exigences de la démonstration n'est qu'une pure *abstraction ?* En réalité, aucun des trois principes constitutifs des êtres n'existe, ne saurait exister à l'état d'isolement absolu et indépendamment des autres. — L'esprit seul n'est *rien*, le fluide seul n'est *rien*, la matière seule n'est *rien* : l'esprit, le fluide et la matière *ensemble sont tout*, et tout résulte de la combinaison, en modes infinis, de ces trois essences formatrices.

Action incessante de l'intelligence universelle (1) sur la matière universelle, par l'intermédiaire du fluide universel, sous la direction éternelle du suprême ordonna-

____

(1) Je dirai plus tard ce que j'entends par l'*intelligence universelle.*

teur des mondes, telle est, en deux mots, la grande loi générale de la nature, que nous ne devons jamais perdre de vue, un seul instant, sous peine de faire fausse route.

III

Ceci posé, abordons carrément la question médicale par par son côté philosophique, le seul dont la science dédaigne de s'occuper. — Voyons, Monsieur le professeur, pas de faux-fuyants, ni de fausse honte ! — Admettez-vous, oui ou non, que l'intelligence personnelle, le *moi* humain, qui pense et s'affirme, soit quelque chose de distinct de la matière, telle que nous la connaissons ? — Tout organicien que vous êtes, vous n'oseriez, j'en suis sûr, me répondre par la négative... Vous ne me contrediriez pas davantage si j'ajoutais que non-seulement l'esprit se distingue de la matière, mais qu'il y a entre ces deux principes une opposition radicale et absolue, opposition telle qu'elle exclut la possibilité de toute combinaison *directe*. Comment, en effet, combiner ce qui est essentiellement simple, un et indivisible, avec ce qui est essentiellement composé, multiple et divisible ? — Deux objets *différents* pourront bien tendre à se rapprocher, à s'unir l'un à l'autre, parce que la simple différence n'exclut pas toute ressemblance ; mais il ne saurait en être de même de deux objets *totalement opposés*, parce qu'ici, faute de points de contact, la répulsion mutuelle est complète.

Si donc nous rencontrons quelque part l'esprit et la matière intimement unis dans un seul et même être, comme cela a lieu, par exemple, dans votre illustre personne, Monsieur le professeur, force nous sera bien de conclure que cette union s'opère à l'aide d'un troisième principe, ayant de l'affinité pour chacun des deux autres, principe mixte, par conséquent, participant à la fois de l'essence spirituelle et de l'essence matérielle. Or, c'est cet élément intermédiaire, dont le rôle immense est encore à peine soupçonné, qui cimente l'union mystérieuse de l'âme et du corps et constitue, à proprement parler, le NŒUD VITAL. — C'est cet agent, susceptible de combinaisons sans nombre, suivant les corps auxquels il s'applique, qui constitue la vie organique, règle le fonctionnement particulier de chaque organe ou système d'organes et détermine, dès lors, la santé et la maladie. — Enfin, c'est ce fluide, dérivé de la grande source fluidique et connu sous les noms divers de *principe vital*, de *force vitale*, d'*électricité animale*, de *fluide nerveux*, qui reçoit directement l'action des moyens curateurs, ainsi que j'espère le démontrer bientôt.

IV

La molécule matérielle élémentaire n'a pas de forme déterminée par elle-même, et comme elle est en même temps *inerte*, ce n'est qu'à l'aide d'une force attractive étrangère qu'elle peut sortir de son état de repos naturel pour se réunir à d'autres molécules similaires et constituer des corps composés. — Les *différences* de ceux-ci dépendent donc uniquement du *mode d'agrégation de leurs molécules constituantes, sous l'influence d'un mode d'action fluidique spécial*, et non point de telle ou telle *forme* de la molécule primitive, ainsi que l'ont supposé certains philosophes pour le besoin de leurs utopies. Ceci, du reste, ne ferait que reculer la difficulté, puisque, quelle que soit la forme de la molécule matérielle, celle-ci n'en est pas moins *passive*, et partant, incapable par elle-même de toute combinaison. — En un mot, il faut nécessairement une *force* ou des *forces*, pour combiner les éléments matériels et former des corps ; et quand nous disons qu'une substance *agit* sur une autre, nous devons sous-entendre que c'est par son fluide dynamique qui va se mettre en rapport avec le fluide de celle qui reçoit l'action : c'est-à-dire que tous les phénomènes de la nature se résolvent en *actions* et *réactions fluidiques* ayant la matière pour support.

V

Indépendamment du fluide *universel*, essentiel, fixe et irréductible que je viens d'indiquer, et qui est susceptible d'une foule de modifications, correspondant à ses usages, variés à l'infini, il y a dans la nature d'autres fluides, accidentellement formés, que l'on peut considérer comme les instruments d'action ou les *véhicules* du premier. Ces fluides *auxiliaires*, connus sous le nom générique de GAZ, n'étant autre chose que de la matière, solide ou liquide, plus ou moins *divisée*, n'ont qu'une existence éphémère et sont ramenés tôt ou tard à leur forme primitive. Mais leur concours est indispensable à l'accomplissement de la plupart des phénomènes dynamiques.

Ainsi, par exemple, le *calorique* serait impuissant, à lui seul, pour faire marcher une *locomotive ;* il lui faut l'adjonction d'une autre force plus matérielle, la *vapeur d'eau,* qui s'applique directement à cette lourde masse ; et si cette masse était apte à recevoir la vie, comme l'organisme humain, elle aurait besoin de bien d'autres forces secondaires, afin d'imprimer à chacune de ses parties le mouvement vital particulier que réclament ses fonctions. — En résumé, de même que le fluide calorique ne met en jeu les rouages d'une machine qu'à l'aide de la vapeur, de même le fluide animalisé n'agit sur l'organisme matériel que par l'intermédiaire d'agents *fluidifiés.* Je n'admets pas que les fluides essentiels puissent agir sur les corps comme forces motrices *immédiates ;* pour mouvoir *directement* la matière il faut des moteurs matériels.

Ces forces combinées peuvent suffire pour expliquer jusqu'à un certain point, la vie purement animale, mais elles ne sauraient nous donner la clef de la *vie intellectuelle,* dont il faut bien tenir compte aussi.

VI

L'homme, pendant la vie, est pourvu d'un *double organisme,* l'un fluidique, complètement ignoré de la science, qui constitue l'enveloppe immédiate de l'âme, dont elle est à jamais inséparable ; l'autre matériel et périssable , sur leque lon s'est tant exercé, sans que les immenses travaux dont il a été l'objet aient pu tirer la médecine du chaos où elle semble se complaire, comme dans son élément naturel. J'aime peu à vagabonder dans la région des chimères; ce que j'avance, j'ai assez l'habitude de le prouver.

Esclave ou libre de la servitude corporelle, l'intelligence a besoin d'un instrument *actif* pour se replier sur elle-même, *réfléchir,* formuler mentalement sa pensée, et en même temps s'exprimer au dehors; or, cet instrument de manifestation intellectuelle ne peut être, ni le corps matériel, naturellement inerte et passif, ni le fluide vital, dont l'action s'épuise tout entière dans le fonctionnement organique.

Il y a lieu, en effet, de distinguer ce que nous nommons, nous, vitalistes, ou plutôt *spiritualistes, fluide* ou *principe vital,* et qui n'est que le fluide électrique ordinaire *animalisé*, de l'organisme fluidique spécialement affecté au principe spirituel. — Sans doute ces deux fluides, comme tous les fluides essentiels, dérivent de la même source, mais cela ne suffit pas pour les confondre. Est-ce que l'organisme animal est la même chose qu'un caillou, parce qu'ils sont constitués l'un et l'autre par un élément de nature identique, la matière?

Il y a une *parole intérieure* qui précède la parole extérieure, et dont celle-ci n'est que l'expression matérielle; or, à cette parole, à ce *verbe* intérieur, sans lequel l'intelligence ne pourrait, ni se connaître, ni s'affirmer, il faut nécessairement un *organe intérieur*, qui n'est point à coup sûr l'enveloppe grossière qu'atteint le scalpel. — L'organisme fluidique de l'âme humaine survit et doit survivre à la dissolution de son organisme physique, parce que, je le répète, quel que soit son mode d'existence, l'esprit personnifié a toujours besoin d'un instrument de manifestation quelconque, pour l'exercice de ses facultés.

En somme, la constitution humaine résulte :

1° D'un principe spirituel, indépendant, ou âme immortelle ;

2° D'un corps fluidique, permanent ;

3° D'un organisme matériel, dissoluble, animé pendant la vie par un fluide spécial.

L'union temporaire du premier de ces éléments constitutifs avec le troisième s'opère par la combinaison de leurs fluides respectifs (fluide *périsprital* et fluide vital) ; d'où résulte un fluide *mixte*, qui, en même temps qu'il pénètre tout le corps, *rayonne* autour de lui, parfois à de grandes distances et à travers tous les obstacles, ainsi que le démontrent les phénomènes magnétiques, somnambuliques et autres, que le matérialisme, de toutes les couleurs, repousse avec un dédain superbe, sous prétexte de *merveilleux* ou de *jonglerie*, parce qu'ils viennent battre en brèche ses théories insensées ; de même que la médecine orthodoxe rejette systématiquement les faits homœopathiques, sous prétexte de *charlatanisme*, parce qu'ils sapent par la base son frêle échafaudage pseudo-scientifique. Affaire de calcul, de part et d'autre, comme on voit...

Ces courtes explications, sur lesquelles nous aurons plus d'une occasion de revenir, étaient nécessaires pour nous faciliter la solution du double problème de la génération des maladies et du mode d'action des médicaments, solution qui nous servira, je l'espère du moins, à établir les véritables bases, si peu connues encore, de la science médicale.

Pour l'organicisme, qui, dans un but de simplification

que j'abandonne à sa conscience, a cru devoir éliminer, comme des *fictions ontologiques (sic)*, indignes de figurer dans le sanctuaire de la science, les deux principes supérieurs de l'homme, et ne tenir compte que de son élément matériel, tout se réduit, qu'il s'agisse du mode de production de la maladie ou de son mode de guérison, à des phénomènes de l'ordre physico-chimique ; mais, aux yeux de la saine raison, qui ne sépare point ce que Dieu a réuni, qui envisage l'être humain dans son ensemble, tel qu'il est, et la matière combinée avec ses forces, les choses se passent tout autrement.

VII

Commençons par bien définir les termes, seul moyen d'éviter tout malentendu.

On nous parle sans cesse, en langage professionnel, et *d'action morbifique*, et *d'action curative ;* il serait temps de s'entendre sur l'exacte valeur de ce mot : ACTION. — Rappelons-nous bien, tout d'abord, que la matière, en tant que matière, ne saurait ni *agir*, ni *réagir* ; or, le corps humain n'est pas autre chose, si je ne me trompe, que de la matière organisée, parfaitement incapable, dès lors, soit d'action, soit de réaction. Frappez un cadavre à coups de bâton, jusqu'à briser ses os, les effets de la violence s'épuiseront avec l'action de l'instrument qui les aura produits. — Répétez la même opération sur un corps *vivant*, c'est-à-dire animé d'une *force active*, et aussitôt apparaîtront des phénomènes de réaction, plus ou moins intenses, qui vous indiqueront, si vous savez les interpréter, la marche à suivre pour *aider* la nature à réparer le mal. Notez que je dis *aider* la nature, et non pas la *contrarier*, ce qui doublerait son labeur, ainsi que les risques.

La production de tout phénomène morbide exige donc impérieusement le concours de *deux forces antagonistes*, l'une agissant, l'autre réagissant, l'une attaquant, l'autre résistant.

Qu'on le sache bien, à part quelques lésions traumatiques, qui rentrent (pour une partie seulement) dans le domaine chirurgical, — toutes les maladies de l'homme sont le résultat d'influences dynamiques, et doivent, dès lors, être combattues dynamiquement. L'organisme privé de vie peut impunément subir les plus graves altérations, il ne saurait être *malade*. Pour être malade, il faut avoir en soi une force vive, capable de sentir les blessures faites par l'ennemi et de les cicatriser, lorsqu'elles ne dépassent point sa portée.

VIII

Il s'agirait actuellement de constater les *rapports* qui doivent nécessairement exister entre l'action morbifique et la réaction vitale, puis d'en déduire, comme conséquence pratique, les indications curatives, double but difficile à atteindre !... — Il est certain que les causes primitives des maladies ne se révèlent à nous que par leurs *résultats*, et je ne vois pas trop la possibilité de les atteindre autrement, c'est-à-dire d'une manière *directe*. Qu'est-ce que le miasme cholérique, *sans le choléra*, par exemple ?... C'est donc dans ces résultats, ou *signes mor-*

bides, que nous devons chercher la solution du problème ; et, en suivant cette voie, nous procéderons rationnellement, puisque nous remonterons de l'effet à la cause.

Il faut supposer l'organisme vivant pourvu d'une sorte d'instinct de conservation, qui le pousse à opposer à l'agression ennemie une résistance adéquate ; de sorte que chaque influence morbifique particulière provoquera de sa part une réaction spéciale correspondante, qui en deviendra le signe indicateur et caractéristique. — En un mot, c'est le *mode de réaction vitale* qui seul constitue et détermine l'*espèce morbide*, et, partant, c'est d'après ce mode seul que le praticien doit se guider.

IX

Et la *lésion pathologique*, me direz-vous, qui a doté la science de tant de magnifiques travaux, et sur laquelle nous vivons à peu près exclusivement, depuis plus d'un siècle, vous ne la comptez donc pour rien ?

Pardon, Monsieur, je la compte, au contraire, pour beaucoup, sinon pour *tout*... — Est-ce qu'elle n'est pas le couronnement de l'œuvre, le *finis coronat opus*, le *consummatum est* du travail morbide ?... La question serait de savoir si la lésion organique constitue réellement la maladie, ou bien si elle n'en serait par hasard qu'un simple *résultat*... — Voyons, voici une tumeur présumée de nature squirrheuse ; l'indication est d'en opérer la *fusion*, à l'aide d'une certaine classe d'agents dotés de la vertu *fondante*. Si les fondants ne fondent point, on passe le cas au voisin le chirurgien, qui en fait prompte justice. — Mais voici qu'au bout de quelques mois, une autre tumeur semblable se développe, ici ou là, en même temps que la constitution générale du sujet se détériore, et finalement, malgré les fondants et le bistouri, le malade succombe dans le marasme de la cachexie cancéreuse.

De toute évidence, si la tumeur en question avait constitué la maladie dont elle porte le *nom*, la première enlevée, la seconde aurait définitivemens disparu, *sublata causa, tollitur effectus.* — Pourquoi en a-t-il été autrement ? parce qu'on n'a éliminé que le PRODUIT d'une cause restée intacte.

Ce que je viens de dire d'une tumeur squirrheuse, on peut l'appliquer à toutes les tumeurs possibles, à toutes les affections psoriques, à toutes les lésions organiques, internes ou externes, en un mot, à toutes les altérations pathologiques, persistantes ou fugaces, par lesquelles l'organisme malade a coutume de manifester ses souffrances, *ab uno disce omnes.*

Non, non ! Tout cela, reproduit dans un beau livre, orné de gravures, ou rassemblé dans un musée, peut bien récréer les *curieux* de la nature anormale et les amateurs de collections, mais ne saurait avoir, à tous les points de vue, qu'une importance secondaire. *L'anatomie pathologique* a beaucoup trop régné dans les écoles modernes, pour le malheur de l'art et de l'humanité ; il est temps de la reléguer à l'infime rang qui lui appartient. Il est temps de revenir à cette très-simple règle du gros bon sens, qui veut que l'on commence par le commencement et non par la fin, par la cause et non par l'effet, par la *perturbation vitale* et non par la lésion qu'elle engendre : *principiis obsta...*

Mais qu'est-ce donc que ce *fluide vital*, auquel vous faites jouer un si grand rôle, me dira-t-on ? En quoi consiste-t-il ? — Le voici, tel du moins que je le conçois : S'il est vrai, comme j'en suis parfaitement convaincu, que le fluide spécial qui préside à la vie organique ne soit qu'un *dérivatif*, appliqué au règne animal, du fluide électrique, dont notre globe est le *réservoir commun*, il y a lieu d'admettre que ce fluide est également *double*, comme le fluide terrestre, c'est-à-dire *positif et négatif*, et que de l'équilibration ou de la non-équilibration de ses deux éléments constitutifs dépendent la santé et la maladie. L'organe de développement de ce fluide composé, qui anime jusqu'à la dernière molécule de notre substance, paraît être le *cerveau*, dont l'analogie avec une *pile électrique* est des plus frappantes ; et le centre nerveux épigastrique pourrait bien avoir la même destination, pour un autre usage. Les troncs nerveux qui partent de ces foyers et leurs innombrables divisions rempliraient l'office de *conducteurs*.

Quoi qu'il en soit, il n'est pas permis de douter que la vie et tous ses phénomènes ne soient le résultat direct de la combinaison du fluide vital avec les éléments organiques. Dès lors, que les fonctions animales s'exécutent régulièrement ou irrégulièrement, normalement ou anormalement, c'est toujours le même principe qui est en action ; c'est toujours le régulateur vital qui dirige bien ou mal, dans un sens ou dans un autre, le fonctionnement organique, et c'est toujours par conséquent aussi à ce principe, à ce régulateur, qu'il faut s'adresser tout d'abord, lorsqu'il s'agit de ramener à l'état normal l'organisme malade.

Je ne prévois pas d'objection sérieuse à cette théorie dynamico-vitale, que je vais bientôt développer et compléter, du reste, à propos du dynamisme médicamenteux.
— Pensez-vous, Monsieur le Professeur, qu'il serait plus *rationnel*, ou plus scientifique, de supposer, comme vous l'enseignez, vous et les vôtres, que les accidents morbides qui viennent si souvent troubler l'ordre et l'harmonie des fonctions de notre frêle mécanisme organique sont des effets purement physiques ou chimiques .. ?

Mon Dieu ! j'ai peut-être tort de vous adresser, actuellement, cette question ; j'aurais dû, au préalable, vous demander *ce que vous êtes...* — Car enfin, c'est bien le moins que l'on sache à qui l'on a affaire. — Êtes-vous matérialiste ? — Vous ne vous êtes jamais expliqué très-clairement là-dessus... — Êtes-vous empirique ? — *Distinguo.* — Êtes-vous éclectique ? — Vous en avez tout l'air, mais enfin vous pourriez bien n'être même pas cela... — Seriez-vous par hasard *vitaliste* ? — Quel injurieux soupçon ! Cependant j'affirme que vous êtes quelque chose, qui fait envie à plus d'un... — Quoi donc ? — Un *homme d'esprit*, de beaucoup d'esprit. — Mais, est-ce assez pour un professeur et un académicien de l'ordre scientifique ?...

Vive M. Piorry ! à la bonne heure ! voilà du moins un prince de la science à allures décidées, qui pose et soutient carrément sa thèse anti-vitaliste, non-seulement en prose, mais en *vers...* (et quels vers !...), précaution utile pour éterniser sa gloire. — M. Piorry avait d'abord inventé le *plessimètre*, qui, à lui seul et sans même tenir compte de cette ingénieuse *nomenclature* mécanico-organique que chacun sait, pouvait déjà lui assurer l'immortalité terrestre. Or, voici qu'un beau jour, à la grande stupéfaction du monde savant, l'illustre professeur académicien, dont nul ne soupçonnait *l'affinité* pour les enivrantes eaux de l'Hippocrène, s'avise d'enfourcher Pégase, qui l'emporte à travers l'espace, avec son PSYCHATÔME, jusqu'au sommet de l'Hélicon, où sa muse ravie lui pose sur la tête la couronne de l'immortalité céleste, réservée aux interprètes inspirés des dieux ! ! ! (1)

Qu'avez-vous à riposter à cela, Monsieur le Professeur ?... à qui restera la victoire du *chimiâtre-poète*, ou du bel esprit sceptique et railleur ? Je l'ignore, et tiens même assez peu à le savoir. Quand les géants se lancent des montagnes par la tête, les pygmées n'ont qu'à se cacher sous terre ; c'est ce que je fais en toute hâte.

Mais cette sage précaution ne me tire point encore d'embarras... — Bah ! dans l'impossibilité absolue de vous prendre par ce que vous êtes, attendu que je n'en sais vraiment rien, je vais essayer de vous saisir, si faire se peut, par ce que vous n'êtes pas. — Peut-être, Dieu et vous-même aidant, serai-je plus heureux, dans cette nouvelle tentative... — Car, en définitive, vous devez avoir

(1) *Discours sur l'organicisme, le vitalisme et le psychisme... sur le matérialisme et le spiritualisme, sur l'âme ou psychatome et sur l'avenir de l'humanité,* par M. P. A. Piorry, professeur de clinique à la faculté de Paris. — Paris, chez J. B. Bailliere et fils. — 1860.

votre point vulnérable ; le fils de Thétis avait bien le sien.

Vous n'êtes pas vitaliste, inutile de le répéter, c'est-à-dire que, pour vous, l'organisme humain représente une machine fonctionnant par elle-même, et indépendamment de tout principe dynamique distinct. C'est la *locomotive* marchant toute seule, en vertu de sa propriété ambulatoire. . — C'est même beaucoup moins que cela, car la locomotive ne fait que se mouvoir, elle *ne vit pas ;* et vous conviendrez que, s'il est assez *fort* déjà de se mouvoir sans principe moteur, il est bien plus *fort* encore de vivre, par-dessus le marché, sans principe vital... — Qu'en dites-vous, Monsieur le Professeur ?... — N'est-ce pas que de pareilles suppositions sont le superlatif de l'absurde ?... — Que voulez-vous que j'y fasse ? Est-ce ma faute si je suis forcé d'en venir là, pour vous inculquer cette vérité élémentaire, que tout effet vital procède nécessairement d'une cause vitale ?...

En résumé, la maladie consiste essentiellement dans la *déviation* de la force vitale, sous l'influence d'une force perturbatrice. Sa formation exige le concours de trois facteurs : 1° force offensive (action morbifique) ; 2° force défensive (réaction vitale) ; 3° support ou sujet (organisme physique), les deux premiers actifs, le troisième passif. — La réaction étant nécessairement *consécutive* à l'action, dans l'ordre pathogénésique, celle-ci doit être considérée comme le principe générateur de la maladie ; mais cette cause première étant le plus souvent insaisissable, la réaction vitale reste le seul moyen capable de nous conduire sûrement, par les désordres fonctionnels qu'elle provoque, à la connaissance de l'état morbide. — En d'autres termes, la maladie ne peut se révéler à l'observation que par ses *symptômes*, qui deviennent, dès lors, sinon l'unique, du moins la principale source des indications thérapeutiques. — Nous reviendrons là-dessus.

Pour le moment, nous avons à rechercher les *rapports* du remède avec la maladie, ou la manière dont celle-ci est influencée par celui-là.

XI.

La maladie n'étant que le résultat de l'*insuffisance* de la réaction vitale contre l'action morbifique, la guérison doit dépendre de la neutralisation, spontanée ou artificielle, de cette dernière. — On nomme *thérapeutique* l'art d'aider la nature à triompher des maux qui l'assiégent, et *médicaments*, les substances propres à remplir ce but.

Tout médicament a une action propre, spéciale, qui n'est celle d'aucun autre. C'est même sur cette *différence* d'action, Monsieur le Professeur, que vous avez basé la classification de votre *riche* matière médicale. Toutefois, ici encore, faute d'avoir remonté à la véritable source de l'action médicamenteuse, vos labeurs sont restés stériles, et je puis vous prédire qu'avant trente ans, ils ne seront guères cités que pour mémoire, à côté du *bezoard oriental*, et autres vieilleries, qui excitent aujourd'hui votre hilarité.

Veuillez bien réfléchir, Monsieur, que le médicament, en tant que substance *matérielle*, est essentiellement *inerte*. Si donc cette substance exerce une *action* quelcon-

que sur l'économie vivante, c'est que, nécessairement,
elle en a emprunté ailleurs le principe, dont elle n'est
que le véhicule passif. Ai-je besoin de vous indiquer la
source où a été fait cet emprunt ? — Auriez-vous oublié
que le globe terrestre est le *réservoir commun* du fluide
électrique, où chaque substance puise la force spéciale
qui correspond à son mode d'agrégation moléculaire, et
que tous les corps de la nature sont électrisés d'une
manière ou d'une autre, *positivement ou négativement ?*

Qu'il y ait ou non dans l'univers d'autres forces que
l'électricité, cela ne saurait infirmer en rien ma théorie.
Accordez-moi *l'inertie essentielle* de la matière, et je vous
permettrai de multiplier à volonté les forces qui l'animent.

XII

La force fluidique inhérente à un corps ne s'épuise pas
tout entière dans le travail d'agrégation de ses molécules;
mais elle *rayonne* à sa surface, plus ou moins, suivant sa
forme, sa densité et une foule d'autres circonstances,
souvent bien difficiles à déterminer. Il suit de là que la
division des corps, en étendant leur surface et mobilisant
leurs molécules, augmente en proportion leur rayonnement fluidique et partant leur puissance ; et cela sans
qu'il en résulte la moindre altération de leurs propriétés
spéciales, irrévocablement fixées par leur mode d'agrégation atomique.

La molécule matérielle ne jouant qu'un rôle *passif*
dans la production des phénomènes de la nature, le médicament ne saurait agir sur l'organisme qu'en vertu de

son élément fluidique, qui va se mettre en rapport avec le fluide animal désagrégé ; et de cette combinaison, ou *neutralisation*, résulte, s'il y a spécificité entre l'agent médicamenteux et le mal, le rétablissement de l'harmonie fonctionnelle troublée. Alors, la cause immédiate, efficiente de la maladie étant détruite, il ne reste plus que ses effets, qui disparaîtront, eux aussi, à leur tour, plus ou moins rapidement ou lentement, selon le mode, l'intensité et la durée de la perturbation dynamique qui les a produits.

XIII

Comprenez-vous maintenant, Monsieur le Professeur, le mystère des *atténuations homœopathiques* ? Ne vous semble-t-il pas qu'il existe une légère différence entre ces atténuations ou DIVISIONS, fussent-elles poussées jusqu'à la 1,500ᵉ, qui vous arrache cette dédaigneuse exclamation : « Voilà jusqu'où peut aller la folie homœopathique ! » et la *pilule de papier mâché du Lama*, ou le *pèlerinage aux trois poils de la barbe de Mahomet* (1) ? — On peut trouver cela fort joli, fort spirituel, fort académique ; mais, à coup sûr, ce n'est pas pas très-profond.

Dans la pilule du Lama, et surtout dans le pèlerinage aux trois poils de la barbe du prophète, il n'y a pas, que je sache, un seul petit atome de matière médicamenteuse ; croyez-vous qu'il en soit exactement de même du *globule homœopathique*, votre deuxième terme de comparaison ?

(1) *Conférences sur l'empirisme*, p. 53.

Faut-il vous répéter que la division d'une substance, à quelque degré qu'elle soit poussée, est aussi incapable, par elle-même, de changer ses propriétés spéciales que de l'annihiler ? Sans doute, me direz-vous, cela peut être vrai en théorie, mais non pas en pratique, où l'action d'une substance médicamenteuse va en s'affaiblissant, proportionnellement à l'état de division de celle-ci, au point de devenir tout à fait nulle, à un certain degré ; et c'est bien le cas des doses infinitésimales. — Pauvre objection, Monsieur le Professeur ! vous oubliez toujours que ce n'est pas dans la matière que réside la vertu médicatrice, mais dans la force fluidique particulière qu'elle contient, force que la division a précisément pour but de développer de plus en plus.

Il ne tiendrait qu'à moi de faire ici, à l'appui de ma thèse, un brillant étalage d'*érudition,* puisé à ces mille sources que vous connaissez si bien ; cela pourrait être d'un joli effet pour certains lecteurs. Mais, j'ai toujours pensé qu'il y avait plus de vaillance réelle, sinon plus de gloire apparente, à combattre avec ses propres armes, qu'avec un bagage d'emprunt. Je ne citerai donc qu'un seul fait confirmatif de l'action, parfois aussi énergique que prompte, des infiniment petits sur nos organes ; et ce fait, c'est vous-même, Monsieur, qui allez me le fournir.

J'ai lu quelque part dans un de vos ouvrages, je ne me rappelle plus lequel (il y a si longtemps que j'ai perdu l'habitude de les consulter), la petite histoire d'un pharmacien de Tours, qui était subitement pris d'un accès d'asthme, toutes les fois que l'on débouchait dans son officine, le flacon de l'ipécacuanha en poudre ; un autre pharmacien de Marseille, non moins sensible aux émanations de la même substance, ne manquait jamais d'éprouver de violents vomissements, dans des circonstances analogues.

Les annales de la science sont pleines de *singularités* de ce genre ; vous le savez mieux que moi, puisque vous êtes infiniment plus érudit. — Quel fruit avez-vous su en tirer ? — Aucun, si ce n'est d'avoir fourni un aliment de plus aux amateurs du genre *curieux*. Cependant, tout phénomène a sa raison d'être, ainsi que sa signification, et il serait bon, je crois, avant de l'enregistrer dans les recueils scientifiques, de lui demander d'où il vient, et surtout où il va. — Voulez-vous me permettre de vous dire mon avis sur la manière de procéder en pareil cas ?

XIV·

Voici deux o ciers, comme dirait Montaigne, habitués à vivre dans une atmosphère saturée d'émanations médicamenteuses de toute espèce, chez qui le simple débouchement d'un flacon de poudre d'ipécacuanha produit instantanément les plus violents symptômes. — Ce qui me frappe tout d'abord ici, c'est l'*extréme petite quantité* de matière mise en action, quantité tellement petite, que je défie le mathématicien le plus habile de la calculer, et le chimiste le plus expert de l'analyser. — Notez bien que si, au lieu d'un pharmacien, il y en avait eu cent, mille, doués de la même susceptibilité, et que le flacon eût été débouché cent fois, mille fois, devant eux, le même jour, le phénomène se serait reproduit dix mille fois, cent mille fois, etc... — Et si l'expérience avait été répétée tous les jours, pendant 10, 20, 30, 50 ans, un siècle..., il est probable qu'elle aurait eu, chaque fois, des résultats identiques, en supposant que la substance n'eût subi, pendant ce laps de temps, aucune altération. Le *poids* de la substance aurait-il diminué sensiblement, après tant d'essais répétés ? Je ne sais trop...

1re Conclusion. — Certains corps (pour ne pas dire *tous* les corps), atténués, divisés au point d'échapper à toute analyse, peuvent influencer plus ou moins énergiquement l'organisme.

Cherchant ensuite à établir les rapports de *causalité*, je constate l'impossibilité absolue d'expliquer le phénomène par les lois physiques et chimiques connues. — Or, attendu que tout effet a sa cause spéciale, je suis forcé de rapporter celui-ci à des lois d'un autre ordre.

2e Conclusion. — L'action des infinitésimaux sur les êtres vivants est une action DYNAMIQUE.

Chose remarquable ! les accidents déterminés par l'ipécacuanha chez les deux pharmaciens, l'un et l'autre bien portants, sont précisément du nombre de ceux que cette substance guérit, lorsqu'ils dépendent d'un état pathologique. — Hippocrate le savait bien, du moins quant au vomissement : *Vomitus vomitu curatur...*

3e Conclusion. — Une substance médicamenteuse, expérimentalement reconnue capable de produire certains états morbides chez l'homme sain, doit être présumée apte à guérir ces mêmes états chez l'homme malade.

Enfin, j'observe que les deux cas dont il s'agit sont à peu près les seuls de ce genre dont l'histoire des *curiosités* médicales fasse mention.

4e CONCLUSION. — L'action des médicaments sur l'homme n'est point absolue, mais relative à la réceptivité du sujet.

CONCLUSION DES CONCLUSIONS PRÉCÉDENTES. — Un seul fait bien étudié et bien compris vaut mieux qu'un million de faits mal observés et mal interprétés.

Croyez-vous, par exemple, Monsieur le Professeur, que si, au lieu d'entasser pêle-mêle, sans ordre et sans méthode, dans d'indigestes et volumineux recueils, cette masse énorme d'*observations*, plus ou moins stériles, dont la science a la bonhomie de s'enorgueillir, on les eût individuellement soumises à l'épreuve d'un sérieux examen philosophique, croyez-vous, en un mot, que si, au lieu de se borner à *compter* les faits, on se fût attaché à les *peser*, la pauvre médecine en serait venue au point de dégradation, je dirais presque de *nullité*, où nous avons la honte de la voir tombée de nos jours ?... — Veuillez y réfléchir...

XV

J'ai dit que le fluide dynamique inhérent à un corps se divise, pour ainsi dire, en deux parties, agissant en sens opposé, l'une *concentrique* et latente, employée à maintenir rapprochées ses molécules constituantes, l'autre *excentrique* et libre, rayonnant à sa surface et autour de lui. Or, il est aisé de comprendre que ce rayonnement sera d'autant plus facile, actif et puissant, que la cohérence moléculaire du corps d'où il émane sera plus faible, et *vice versa*. Quelle différence, en effet, sous ce rapport, entre un morceau de *camphre*, par exemple, et un caillou de même dimension ! Tandis que, dans le premier, la force de cohésion agit si faiblement, qu'il suffit d'un temps très-court pour voir l'agrégat qu'elle forme se dissoudre et disparaître spontanément, cette force est tellement puissante et persistante, dans le second, qu'il faudrait bien des siècles pour arriver au même résultat.

Mais, ce que le temps et les influences atmosphériques sont impuissants à accomplir, l'*art* est capable de le faire ; et il le fait, puisqu'il est parvenu, par la division mécanique, soit directe, soit effectuée à l'aide d'un corps diviseur neutre, à dégager de certaines substances réputées inertes (parce qu'on les croyait insolubles, c'est-à-dire *indivisibles*) des forces spécifiques très-énergiques.

Veut-on savoir comment l'art procède à cette opération ? — Le voici : Je prends un *grain de sable*, que je commence par soumettre à la trituration directe, poussée aussi loin que peuvent me le permettre les instruments dont je dispose, dans ce but ; j'obtiens de la sorte le premier degré de division moléculaire ; puis, je mêle une partie de la substance ainsi divisée avec neuf parties de poudre neutre, telle que le sucre de lait, par exemple, et je fais subir à ce mélange une nouvelle trituration, qui me donne le deuxième degré de division ; — le troisième degré résulte de la trituration d'une partie du deuxième, autres avec neuf parties de poudre neutre, et ainsi de suite. — Je pourrais aller fort loin, en suivant toujours la même voie, mais comme j'ai acquis la preuve expérimentale que mon petit caillou devient soluble après trois ou quatre opérations de ce genre, je préfère changer, et de diviseur, en remplaçant la poudre neutre par un liquide neutre (l'*alcool*, par exemple), et de procédé, en substituant la *succussion* à la trituration.

Qu'est devenu notre corpuscule, pendant ces opérations successives ? — Est-ce qu'il aurait été *anéanti*, par hasard ? — Au contraire ! il a pris un accroissement d'existence, puisqu'il est devenu *actif*, de passif qu'il était. Et voici comment a eu lieu cette merveilleuse transformation.

A l'état massif, notre petit *silex* était à peu près *inerte*, parce que son fluide spécifique, concentré presque en totalité dans le travail d'agrégation de ses molécules constituantes, ne pouvait rayonner au dehors que d'une manière insensible ; mais la division artificielle, ayant précisément pour effet de détruire cette agrégation moléculaire ou *cohésion*, a dû dégager et rendre libre le fluide auparavant employé à maintenir réunies les particules du corps soumis à l'opération et, par suite, augmenter sa puissance de rayonnement, en raison de la *quantité* de fluide mis à nu, quantité proportionnelle elle-même au *nombre* de molécules désagrégées. D'où cette conséquence logique qu'une substance est *d'autant plus active qu'elle est plus divisée.* — Et telle est la raison très-simple, comme vous voyez, Monsieur le Professeur, du mystère des *atténuations homœopathiques*, qui font rire tant de *faux savants*, de votre connaissance...

XVI

La division des corps n'a pas seulement pour résultat de séparer et mobiliser leurs molécules, mais elle les *écarte* (1) les unes des autres, et, par suite, elle augmente leur *étendue en surface*, ou leur *volume*, en raison de la multiplication des particules désagrégées. Or, comme cette multiplication n'a pas de limites, il est permis d'affirmer qu'un *grain de sable*, divisé jusqu'à un certain degré, pourrait couvrir la moitié du globe. Et si vous daignez réfléchir que les corps *n'agissent* que par leurs surfaces rayonnantes, vous comprendrez peut-être quelle énorme puissance peut acquérir un atome de matière étendu au point de représenter la moitié de la surface de notre planète. (*Vous pouvez faire ce calcul là chez vous*).

XVII

Il ne faudrait pas induire de cet aperçu analytique que le principe fluidique, à l'influence duquel je rapporte originairement toutes les métamorphoses qu'est susceptible de subir la matière, peut exercer une action isolée ou indépendante. Non, certes ! — Ce principe, que le seul besoin de ma démonstration me force d'abstraire, n'existe en réalité dans la nature qu'à l'état de *combinaison* : IL N'Y A PAS DE FORCE SANS MATIÈRE.

(1) Dans ce cas, la force inhérente aux corps soumis à la division, sans changer de nature, change de *direction*, d'attractive elle devient *expansive*.

Lorsque je dis que le fluide *rayonne* autour d'un corps, cela signifie tout simplement qu'il se forme à la surface de ce corps une sorte *d'atmosphère* invisible, résultant de la combinaison de son élément fluidique avec une portion fluidifiée, *gazéifiée* de sa propre substance. C'est ce que l'on a nommé, sans s'en rendre compte : ÉMANA-TION, EFFLUVE ; c'est le principe AROMAL de Fourier, qui n'est pas un rêve...

Tous les corps de la nature, sans exception, ont leurs émanations propres, parce que chacun d'eux est sous l'influence d'un agent fluidique spécial, correspondant à son mode d'agrégation moléculaire, qui a besoin de puiser dans le sein de l'agrégat qu'il anime les matériaux nécessaires à l'exercice de son activité, laquelle procède simultanément dans deux directions opposées : du dehors au dedans (force attractive, concentrique, centripète), pour rapprocher les molécules de cet agrégat ; du dedans au dehors (force expansive, excentrique, centrifuge), afin de manifester extérieurement ses propriétés. — Si, le plus souvent, ces émanations ne nous affectent pas d'une manière appréciable, échappent même à toute analyse, cela tient uniquement à l'insuffisance de nos organes et de nos instruments.

Cependant, certains animaux ont le sens de l'odorat assez développé pour percevoir et distinguer à coup sûr les émanations les plus subtiles : Le chien, par exemple, qui a perdu son maître, sait fort bien le retrouver en flai-rant les émanations de ses pas ; et il n'a pas d'autre guide que son flair exquis pour dépister le lièvre caché à une grande distance.

Mais, si la plupart des effluves qui nous entourent échappent, par leur ténuité ou par leur nature, à nos moyens de perception, ils n'en exercent pas moins une influence considérable et souvent terrible sur notre organisme, témoins les *miasmes* pestilentiel, choléri- que, etc.

XVIII

L'émanation, telle que nous venons de la définir, diffère-t elle essentiellement de l'ÉLECTRICITÉ?... Je ne le pense pas. — Je crois, au contraire, qu'il y a entre ces deux fluides identité d'origine et de nature. — S'il en est ainsi, si le fluide qui émane d'un corps ne se distingue foncièrement pas du fluide électrique rayonnant à la sur- face de ce même corps, il faut en conclure que chaque corps n'agit sur les autres corps qu'en vertu de son mode particulier d'*électrisation*. — Et ceci, en précisant davan- tage la manière dont les substances médicamenteuses agissent sur l'organisme vivant, pourra peut-être nous faciliter la solution de l'interminable querelle des *sem- blables* et des *contraires*.

Revenons donc encore sur la constitution de cette force universelle, l'électricité, qui, sous diverses formes et divers noms, préside à tous les phénomènes de la nature, brute ou vivante, et que la médecine a niaisement dédai- gnée jusqu'ici. Rappelons que le fluide électrique se compose de deux éléments distincts, dits, l'un *positif*, l'autre *négatif*; — que les éléments de nom contraire sont sympathiques, s'attirent mutuellement et tendent à se rapprocher, à se combiner, tandis que les éléments de même nom sont antipathiques, se repoussent et tendent à s'écarter, à s'éloigner l'un de l'autre.

Tous les corps sont électrisés d'une manière quelconque, positivement ou négativement, mais tous ne transmettent pas leur fluide libre avec la même facilité ; c'est pourquoi les uns sont appelés *bons* et les autres *mauvais conducteurs* du fluide électrique.

Bien que l'électricité terrestre soit également repandue dans les trois grandes parties, atmosphérique, corticale et ignée du globe, on lui assigne pour *réservoir commun* la *terre* proprement dite ; mais, pour que ce *réservoir* soit toujours plein (et il doit l'être), il faut nécessairement que la source qui l'alimente ne tarisse jamais. Où siège cette source vitale ? — Probablement au centre même de la planète, dans sa partie ignée, que l'on peut considérer comme le foyer de développement, sans cesse en activité, de ses forces.

Essentiellement le même partout, le fluide électrique présente, quant à sa *forme*, d'innombrables différences, en raison de la diversité infinie des êtres ou des corps qui subissent son influence. Appliqué au règne animal, il s'appelle fluide *magnétique, vital* ou *nerveux*. Le fluide électrique *animalisé* partage évidemment toutes les propriétés essentielles de l'électricité ordinaire.

Outre la grande source fluidique commune aux trois règnes de la nature, tous les êtres qui vivent d'une vie propre et indépendante sont pourvus d'un appareil organique spécial, pour le développement du fluide modifié qui leur convient, fluide dont l'organisme auquel il s'applique devient le *centre* ou *réservoir commun*. De sorte

que le corps humain présenterait, sous ce rapport, une
remarquable analogie avec le globe terrestre, remplirait
à l'égard du fluide développé par sa *pile cérébrale* le rôle
que joue celui-ci à l'égard de l'électricité qui émane de
son foyer central.

Lorsque les deux éléments de l'électricité physique sont
combinés ensemble, il y a *équilibre* de forces, et les phénomènes qui dépendent de ces forces s'accomplissent
normalement, paisiblement, sans trouble et sans secousse,
et rien alors ne révèle à l'observateur inattentif l'action
du fluide dont ils dérivent. — Pour que la présence de
cet agent devienne apparente, sensible, il faut qu'il y ait
perturbation dans les phénomènes qu'il dirige, c'est-à-
dire *disjonction, séparation* de ses éléments par une influence contraire, capable de produire ce résultat.

Mais la nature a *horreur*, sinon du *vide*, qui n'existe
pas, du moins du désordre et de la désharmonie, qui ne
sont que trop réels, et elle tend invinciblement, en vertu
de ses lois directrices, à rétablir l'équilibre accidentellement rompu, c'est-à-dire à réunir les éléments séparés de
son fluide dynamique. La *violence* avec laquelle s'opère
cette réunion des éléments fluidiques désagrégés paraît
dépendre, entre autres causes : 1° De la *distance* respec-
tive des corps qui les retiennent ; 2° De la *quantité* de
fluide libre accumulé à la surface de ceux-ci ; — 3° De
leur degré de *conductibilité* ; — 4° De leur *forme*, plus ou
moins aiguë ou obtuse, inégale ou unie, etc. ; — 5° De
leur *densité* ; — 6° De leur *masse*, etc.

A mesure que deux nuages chargés d'électricité contraire et marchant l'un vers l'autre se rapprochent, la

tension de leurs fluides augmente de plus en plus, et, à un moment donné, leur réunion s'opère avec fracas, dégagement de lumière et de chaleur, bientôt suivi d'abaissement considérable de température, par suite de la rapide évaporation d'une grande quantité de vapeur d'eau condensée. De là le tonnerre, les éclairs, la grêle, l'orage, la tempête et autres terribles phénomènes attribués par nos pères à la colère des dieux.

Si les nuages surchargés d'électricité libre passent très-près de la terre, leurs fluides pourront se précipiter sur les points saillants de sa surface, capables de les attirer, avec ou sans dommage pour eux et les corps qui les entourent, dans le *réservoir commun ;* on dit alors que la *foudre est tombée.* Le *paratonnerre,* fondé sur ces notions, a pour but de préserver de la foudre les édifices qu'il protége, en soutirant l'électricité des nuages et en la dirigeant dans la terre humide ou dans l'eau.

Eh bien ! les troubles engendrés dans le corps humain par les agents morbifiques ne sont qu'un écho affaibli de ces grandes perturbations atmosphériques, qui n'ont réellement d'extraordinaire que leurs gigantesques proportions. — Ici, comme là, le *désordre* résulte de la séparation anormale de deux fluides, dont l'*ordre* exige la combinaison. — Ici, comme là, la nature réparatrice tend incessamment, par toutes les voies qui lui sont ouvertes, à rétablir l'équilibre rompu, à réunir ce qu'une influence contraire a séparé. — Ici, comme là, enfin, l'art doit intervenir toutes les fois que la nature paraît impuissante à triompher, par ses seuls efforts, de l'ennemi qui l'attaque, ou à n'atteindre ce but qu'au prix des plus graves dangers. Le point important est de déterminer le *mode* de cette intervention.

XIX

Lorsque la science, lasse enfin de stériliser ses efforts sur la matière, qui ne peut lui rendre que de la matière, en sera venue à comprendre la nécessité de chercher ailleurs que dans son sein les sources de la vie, elle sortira décidément de l'étroite ornière de l'empirisme, pour entrer dans la large et lumineuse voie du progrès philosophico-scientifique, qui doit régénérer la médecine. Cette voie, que je ne puis qu'indiquer ici, et hors de laquelle il n'y a qu'erreur et illusion, c'est, je le répète encore, l'étude approfondie de l'organisme humain, au point de vue de ses *forces vitales* et de ses rapports dynamiques avec ce qui l'environne.

Quand vous m'aurez donné, par exemple, jusque dans ses plus minutieux détails, la description anatomique du cerveau et de ses dépendances, je n'en serai guère plus avancé, si la démonstration se borne là. Mais, si vous ajoutez que cet organe, dont je persiste à signaler l'analogie avec une *pile électrique*, est le foyer de développement de l'électricité animale, que d'innombrables fils conducteurs, de plus en plus déliés, ont mission de diriger dans le tissu des organes, oh ! alors, je commence à comprendre la *vie*, du moins la vie animale ou de relation, et jusqu'à un certain point la vie organique ou *fonctionnelle* ; car, pour la vie végétative ou de nutrition, elle me paraît spécialement émaner d'une autre source, que je place dans le système nerveux ganglionnaire.

Ce n'est pas arbitrairement que j'admets *trois modes de vie* distincts dans l'homme, au lieu de deux, contre l'avis des physiologistes, qui ont confondu bien à tort, selon moi, la vie de *nutrition* et la vie de *fonction*. La première, commune à l'universalité des êtres organisés, s'épuise tout entière dans le travail intime de renouvellement de la substance organique, dont elle détermine la forme et la durée ; — la seconde, plus expansive, préside aux fonctions de chaque organe ou système d'organes, d'après sa destination. En un mot, l'une *fabrique*, *répare* et *conserve l'instrument* ; l'autre *s'en sert* pour l'usage auquel il est destiné. — Un exemple fera mieux comprendre ceci : le *cœur* est soumis, comme tous les autres organes, à un double mouvement continu de composition et de décomposition moléculaire ; c'est sa vie de nutrition, ou végétative, qu'il partage avec tous les êtres organisés, animaux et végétaux. Mais, indépendamment de cette vie commune, le cœur a une vie propre qui le distingue et le caractérise, à titre d'agent central de la circulation ; c'est sa vie organique ou fonctionnelle. Et si l'action du cœur était soumise à l'empire de la volonté, comme celle des organes de la locomotion, par exemple, il aurait une troisième vie : la vie volontaire ou de relation.

L'homme concentre donc dans son être restreint, dans sa modeste personnalité, la vie quintessenciée de tout le règne organique, dont sa vie propre, sa vie intellectuelle et morale, est le sublime couronnement. — L'homme est la miniature de l'immense tableau de la création....

XX

Arrivons enfin, après tant de préliminaires, à la détermination du *mode d'action* des médicaments.

Il ne faut pas perdre de vue que la *réaction vitale*, quelle qu'elle soit, tend toujours au même but : la recombinaison des fluides séparés. De sorte que, cette recombinaison étant l'unique condition du rétablissement des fonctions organiques, l'art, quand il intervient, doit agir, lui aussi, *dans le sens de la réaction vitale.*

Lorsqu'un point de l'organisme a cessé de vivre selon le rhythme normal, le double courant fluidique qui le parcourait librement et régulièrement, à l'état sain, éprouve là une interruption plus ou moins brusque et complète, et le fluide désagrégé s'accumule en face de l'obstacle qu'il tend vainement à franchir. — De là le désordre fonctionnel et vital de l'organe atteint, qui peut, en raison de la solidarité qui relie harmoniquement les diverses parties de l'organisme, retentir dans tout l'ensemble de celui-ci.

Qu'y a-t-il à faire, afin de rétablir l'ordre ? une seule chose : — refouler l'un ou l'autre des deux éléments fluidiques désagrégés dans le centre commun de l'électricité animale, afin de provoquer leur recombinaison. Or, d'après les rapports de réciprocité des deux fluides positif et negatif, ce résultat ne peut être obtenu que par l'intermédiaire d'un agent doué d'une force fluidique ANALOGUE à celle qui s'est désaccordée. Et telle est la raison scientifique, inexpliquée jusqu'ici, de la grande *loi de similitude,* base fondamentale de la doctrine de Hahnemann.

Mais comment réaliser cette loi, la faire passer de la théorie dans la pratique ?... Cette question, d'une importance extrême, nous conduit à l'examen de la deuxième partie du problème complexe que nous avons posé d'abord : la connaissance préalable des moyens destinés à rétablir l'équilibre rompu des forces vitales.

CHAPITRE III

L'instrument.

XXI.

Nous venons de le voir, pour guérir, la force médicatrice doit être *semblable* à la force vitale désaccordée, puisque la répulsion, le refoulement de celle-ci vers sa source, dans le *réservoir commun*, est une condition absolue de guérison. Il s'agit donc de trouver, pour chaque mode de déviation vitale, pour chaque cas morbide particulier, un agent curateur analogue, qui en sera le *spécifique*. Et cet agent doit être *connu avant* d'être appliqué, sinon il deviendra, pour celui qui l'emploie, un instrument de hasard manié par un aveugle. — Eh bien ! Monsieur le Professeur, si je vous affirmais que, parmi la masse énorme, la quantité incalculable de drogues de toutes sortes qui ont été prodiguées, sans raison comme sans mesure, depuis Hippocrate jusqu'à vous inclusivement, il n'en est *pas une, une seule*, entendez-vous ! dont la centième partie des propriétés soit exactement connue, oseriez-vous me contredire ? J'ai lieu d'en douter..., car, mieux que personne, vous devez savoir à quoi vous en tenir sur la valeur réelle de la marchandise qui encombre votre bazar thérapeutique. — Est-ce que vous auriez à déplorer les graves inconvénients de cette décevante instabilité, qui fait que ce qui était réputé bon hier est reconnu mauvais aujourd'hui, si chaque article de votre boutique portait sa véritable étiquette, basée sur la connaissance positive de toutes ses qualités ?... — En fait, depuis deux mille ans et plus qu'elle est à la recherche d'une thérapeutique, l'école classique n'a pu parvenir encore à la trouver. Or, que fait-on, que peut-on faire sans thérapeutique (*rationnelle*, bien entendu), c'est-à-dire sans moyens curatifs certains et éprouvés? — de l'*Empirisme*, toujours de l'empirisme, rien que de l'empirisme... Il n'y a vraiment pas là de quoi tant se vanter.

Ajoutons, pour mémoire, que dans la complète ignorance dont je crois l'avoir irréfutablement convaincu, d'ailleurs, et de la constitution de l'homme, et de la génération de ses maladies, et du mode d'action des médicaments sur ses organes, l'empirisme officiel est de beaucoup le pire de tous les empirismes, tant à cause de ses *hardiesses* inouïes que par son *irresponsabilité*.

XXII

Mais veuillez donc me dire, Monsieur, comment il a pu vous venir dans l'esprit d'établir une CLASSIFICATION MÉTHODIQUE des médicaments avec des matériaux à tel point mobiles qu'ils fuient sous votre main, à mesure que vous

tentez de les saisir ? — Autant vaudrait essayer de poser
une étiquette sur chaque vague qui vient se briser contre
le rivage... — Je conçois très-bien la *classification* en
histoire naturelle et généralement dans toutes les sciences
constituées par des éléments *fixes* et très-exactement
définis ; mais je ne comprends pas, je ne puis pas comprendre une *classification thérapeutique*, non plus qu'une
classification pathologique, attendu qu'ici tout est parfaitement inconnu, maladies et remèdes. — Et s'il n'y a de
classification possible, ni en thérapeutique, ni en pathologie, par la raison que les éléments de ces deux branches
essentielles de l'art de guérir sont aussi changeants que
les flots et les destins, faut-il s'étonner que tous les essais
de systématisation tentés jusqu'ici, dans le but d'élever à
la science un monument *durable*, aient été frappés de
stérilité ?

Remarquez bien que les théories purement *spéculatives*
ne sont pas de mise ici. La médecine est un art essentiellement pratique, fondé sur l'expérience, et, partant,
exclusif de tout système préconçu. Commençons donc
par expérimenter. nous théoriserons ensuite, s'il y a
lieu.

XXIII

Il y a plusieurs manières d'expérimenter les médicaments, et comme elles sont loin d'avoir toutes la même
valeur, il sera bon d'indiquer tout d'abord les *conditions*
requises pour l'obtention des meilleurs résultats; or, ces
conditions, les voici :

Il faut : 1° Que le sujet de l'expérimentation appartienne à l'espèce au profit de laquelle on expérimente, ou s'en rapproche le plus possible ;

2° Que ce sujet soit placé dans des conditions telles que rien ne puisse nuire, soit à la production, soit à la perception claire et distincte des effets médicamenteux.

3° Que la substance expérimentée soit pure de tout mélange hétérogène ;

4° Que les doses administrées ne dépassent pas certaines limites, au delà desquelles se produirait infailliblement une réaction perturbatrice, plus ou moins violente, qui ne saurait permettre de distinguer nettement les effets médicamenteux des effets réactionnels.

Ceci posé, nous allons soumettre à un court examen comparatif les diverses méthodes d'expérimentation employées jusqu'ici.

On a expérimenté les médicaments, 1° sur l'homme malade, 2° sur les animaux, 3° sur l'homme sain.

XXIV.

1. Expérimentation sur l'homme malade. C'est de beaucoup la plus ancienne, et à peu près la seule qui ait guidé jusqu'à présent la médecine dans la voie lumineuse que chacun sait... — Quel dommage que le temps et l'éclat des grands noms ne suffisent pas pour conférer le don d'*infaillibilité*. Le dogme si moral et si bienfaisant de l'*experimentum in anima vili*, ainsi que la pratique si savante et si heureuse *ab usu in morbis*, pourraient braver les siècles et défier la critique. — Que voulez-vous! Suis-

je cause, moi, que toutes les infaillibilités chancellent sur leurs vieilles bases, à l'époque de révolution philosophique où nous voilà parvenus ?...

Le premier inconvénient qui me frappe dans le genre d'expérimentation dont il s'agit, c'est la confusion forcée du moyen avec le but. Comment distinguer ici, en effet, l'*essai* de l'*usage*, l'épreuve expérimentale de la pratique habituelle?... Que sait de plus le vieux praticien du xixe siècle sur les propriétés de l'*opium*, que celui qui l'essaya pour la première fois ? — Est-ce que l'un hésitera plus que l'autre à doter la fameuse drogue de la double vertu sédative et somnifère, et à l'employer dans tous les cas, indistinctement, où il s'agira, soit de calmer, soit de faire dormir? — Cependant, s'il faut en croire un grand maître, l'opium est loin de calmer *toujours :* « *Opium, me hercle, non sedat!* » s'écriait Sydenham, qui a oublié, de nous dire, sans doute parce qu'il n'en savait rien, dans quelles *circonstances* l'opium calme, et dans quelles circonstances il ne calme pas. Et comme nous n'en savons guère plus long là-dessus que nos devanciers, il en résulte que l'opium n'a jamais cessé d'être en expérimentation.

Mais, si nous ne faisons et ne pouvons faire autre chose qu'expérimenter des remèdes sur des malades, car ce que je dis du grand *endormeur* s'applique à la matière médicale tout entière, il est évident que nous n'arriverons jamais au *but* naturel de l'expérimentation, qui est l'*expérience acquise*. Bornez-vous donc à *essayer* une foule d'habits sans en adopter aucun, et vous verrez si vous parviendrez quelque jour à être vêtu!...

Il est vraiment singulier que les hauts barons de la science n'aient pas songé un seul instant à faire sur ce point capital la plus simple des réflexions, à savoir : que l'expérimentation n'étant qu'un *moyen*, elle suppose nécessairement une *fin*. — Pourquoi expérimente-t-on, essaye-t-on une chose ? — Est-ce pour le plaisir de l'expérimenter seulement ? Autant vaudrait dire que l'on marche uniquement pour marcher, au risque certain de rester en route. — On expérimente un objet, une substance, afin d'arriver, *par cette voie*, à la connaissance de ses qualités ou propriétés, *relativement à l'usage* que l'on se propose d'en faire. D'après cela, l'expérimentation médicamenteuse ne saurait avoir d'autre but, d'autre *fin* que de découvrir les propriétés *curatives* des substances auxquelles elle s'applique, et dont la somme constitue leur valeur thérapeutique.

Je sais bien que les *chimiatres* et autres fins spéculateurs *ejusdem farinæ* ont une autre manière de procéder. Pour ces ingénieux savants, l'usage thérapeutique d'un médicament se déduit, *a priori*, de sa composition chimique, et l'analyse peut, à la rigueur, dispenser de toute autre épreuve : — l'alcali a la propriété de neutraliser l'acide, en se combinant chimiquement avec lui ; donc, toutes les fois que la *cornue animale*, dite estomac, contiendra des humeurs acides, il suffira, pour l'en débarrasser, d'y introduire un sel alcalin. — Ainsi argumente la *chimiatrie*... — Et la *cause dynamique* de cette acidification, Madame ?...

D'où vient cette radicale impuissance de la médecine classique, condamnée à tourner éternellement dans le même cercle, sans pouvoir trouver une issue? — Où est, en un mot, la *raison* de l'irrémédiable stérilité de sa méthode expérimentale? — Je vais essayer de vous l'indiquer, Monsieur, et ce ne sera pas ma faute si vous manquez de l'apercevoir.

Lorsque, dans un cas de maladie bien déterminé, vous administrez un médicament bien connu (selon vous du moins), soit l'*opium*, pour ne pas changer d'exemple, contre une *douleur aiguë*, pouvez-vous répondre de l'effet que vous comptez obtenir? — Non assurément. — Pourquoi? — Parce que le phénomène *douleur* est *multiple*, tandis que la propriété sédative de votre remède est *une*. Or, l'unité ne pouvant correspondre qu'à l'unité, vous devez comprendre comment elle a beaucoup de chances de s'égarer parmi la multiplicité. — Afin d'agir ici à *coup sûr*, il vous faudrait connaître d'avance précisément ce que vous ignorez, ce que le vice radical de votre méthode vous empêchera toujours d'apprendre, à savoir : que l'opium, apte à guérir l'*espèce particulière* de douleur correspondante à sa vertu sédative, reste et doit rester impuissant contre toutes les autres. — Quelle conclusion tirer de là? — que les propriétés des médicaments sont essentiellement RELATIVES, et non point absolues, comme vous l'enseignez et comme l'indiquent vos classifications arbitraires; qu'il faut dès lors *spécialiser, individualiser* là où vous vous obstinez à *généraliser*.

Quand vous m'aurez *précisé* les cas auxquels se rapporte la vertu sédative de l'opium et nettement distingué ces cas de ceux auxquels elle ne se rapporte point, j'accorderai volontiers que vous êtes en mesure d'agir avec con-

naissance de cause; sinon, non. — Malheureusement,
faute de pouvoir établir d'avance la distinction que j'indique, chaque cas morbide qui se présente à votre observation est, pratiquement, pour vous un cas NOUVEAU.

Voici un malade atteint de *névralgie faciale;* vous lui
administrez l'opium ou la morphine, et les douleurs se
calment. Suit-il de là que l'opium a la propriété de guérir
toutes les névralgies faciales? nullement, car voici un
autre malade affecté de ce genre de névropathie, chez
qui le même moyen exaspère le mal, au lieu de le calmer;
un troisième en éprouvera, pour tout effet, de violents
vomissements, un quatrième de la diarrhée, un cinquième
de la constipation, un sixième de la surexcitation nerveuse et de l'insomnie, etc., etc.

A quoi tient cette variété de résultat, dans des circonstances en apparence identiques? — A la différence d'action du médicament? Mais l'action d'un médicament ne
peut pas plus varier que sa composition... — La cause du
phénomène réside tout entière dans la *réaction vitale*, qui
est, elle, essentiellement variable, à tel point qu'il serait
bien difficile, sinon tout-à-fait impossible, de rencontrer
deux individus placés dans des conditions assez analogues
pour réagir semblablement contre la même influence, soit
morbifique, soit médicamenteuse.

La conséquence générale de tout ceci, au point de vue
de l'art, est vraiment déplorable : l'action médicamenteuse ne pouvant être déterminée que par la réaction
vitale, dont rien n'égale la capricieuse variabilité, la thérapeutique officielle, qui repose exclusivement sur l'expérience *clinique*, a pour unique base.... l'*instabilité* même :

jugez de la solidité de l'édifice ! — Et voilà pourquoi la pauvre médecine est ce qu'elle est, et ce qu'elle serait toujours, si le flambeau de la raison ne devait, tôt ou tard, luire dans les ténèbres où elle est plongée.

Il faudrait bien se garder de prendre à la lettre l'expression dont je me suis servi quelquefois pour désigner la manière classique d'aller à la recherche d'une thérapeutique, avec les mêmes chances de succès que pouvait avoir ce brave *Jérôme Paturot*, courant après la meilleure des républiques. — On ne peut consciencieusement pas décorer CELA du nom de méthode ; car toute méthode suppose un principe régulateur qui en dirige l'application ; or, CELA n'a d'autre règle, d'autre loi directrice que le *hasard*, et je vais le démontrer.

Hippocrate avait cru remarquer que les maladies guérissent, tantôt par des remèdes contraires, tantôt par des remèdes semblables, mais sans pouvoir s'expliquer le *pourquoi* de ce résultat contradictoire.

Aussi peu éclairé sur ce point, mais beaucoup plus *hardi* que le père de la médecine, le fougueux Galien, patriarche de la drogue, crut devoir trancher arbitrairement la question en faveur de la loi des contraires, dès lors admise et généralement reconnue, sauf quelques protestations isolées, comme l'unique loi médicale, dans toutes les écoles classiques du monde. Enfin, quelques *princes* modernes de la secte éclectique, forts de certaines *réminiscences*, soigneusement dissimulées, ont osé réhabiliter, sous le nom de *substitution*, la vieille loi des semblables, bannie du sanctuaire de la science, depuis plus de vingt siècles.

Je me réserve de discuter ailleurs la valeur absolue et *comparative* de la substitution, ainsi que son *origine*. Ici, je dois me borner à signaler le fait, que messieurs les substituants, en maintenant la loi ancienne à côté de la nouvelle, comme si les deux rivales pouvaient vivre en bonne harmonie, et en ne nous indiquant pas plus que le vieillard de Coss, le moyen de distinguer les cas où il convient de préférer l'une à l'autre, nous laissent un peu plus embarrassés qu'auparavant. Et en effet, il sera toujours plus facile de se diriger d'après une seule règle, fût-elle aussi fausse que l'est la loi des contraires, que de marcher à tâtons entre deux guides inconnus, qui vous poussent au hasard, en sens opposé.

Ajoutons, pour clore ce chapitre, aux vices fondamentaux que je viens de faire ressortir, le double inconvénient qui résulte, contre le mode d'expérimentation adopté par l'école orthodoxe : 1° De cet absurde mélange de drogues, amalgamées en vue de telles ou telles combinaisons chimiques, absolument comme si l'organisme humain était un récipient inerte ; — 2° De l'exagération des doses d'essai, toujours beaucoup trop fortes pour permettre de démêler, au milieu du trouble fonctionnel qu'elles provoquent, ce qui vient du médicament d'avec ce qui vient de la maladie.

XXV

II. — Expérimentation sur les animaux. — Je n'ai que fort peu de chose à dire au sujet de ce genre d'expérimentation, qui rentre dans l'un ou l'autre de ceux dont il complète la série, selon qu'il concerne l'animal sain ou l'animal malade. Je ferai seulement observer, d'abord, que l'expérience aura ici d'autant plus de valeur, qu'elle s'appliquera à un sujet plus rapproché de l'homme ; ensuite, que l'animal ne pouvant exprimer ses sensations que par des signes souvent fort difficiles à interpréter, il faut presque toujours en venir à l'intoxication, pour obtenir des effets appréciables. — Est-ce à dire que les expériences sur les animaux soient dépourvues d'utilité ? Non, certes, et j'espère bien prouver en temps utile que, malgré l'abus ridicule et quelque peu cruel que l'on en fait, elles sont appelées à rendre à la thérapeutique d'inappréciables services.

XXVI

III. — Expérimentation sur l'homme sain. — A la bonne heure ! Voici du moins une *méthode* digne de ce nom, ou plutôt la seule que puisse accepter un esprit tant soit peu raisonnable. — C'est dire qu'elle ne sort pas de l'Académie, qui n'a cessé au contraire de la repousser avec dédain, comme une honteuse hérésie. — Heureusement, les foudres de l'ultramontanisme médical, comme celles de tous les absolutismes, vont perdant chaque jour de leur puissance.

C'est à Samuel Hahnemann que revient la gloire d'avoir, sinon aperçu le premier, du moins érigé en méthode scientifique, l'expérimentation des médicaments sur l'homme sain, appelée par lui, *expérimentation pure*. Et il a bien légitimement mérité par là le titre de FONDA-

TEUR DE LA THÉRAPEUTIQUE, que lui décernera la postérité reconnaissante.

Indiquons d'abord le *procédé*, qui est des plus simples, comme la vérité qu'il exprime.

Je prends un médicament, le premier venu, la *belladone*, si vous voulez, bien connue de vous, Monsieur le Professeur, et surtout de votre illustre maître, qui en a tant abusé, faute de l'avoir suffisamment et convenablement étudiée. — Puis, sain de corps et d'esprit, je me place dans les conditions les plus propres à empêcher qu'aucune influence étrangère ne vienne nuire à l'entière et complète manifestation de ses effets pathogénésiques sur mon organisme. — Ainsi préparé et instruit, d'ailleurs, par l'exemple de mon maître, je me garderai bien de prendre ce médicament à des doses capables de produire sur moi une action trop violente, d'abord parce que la perturbation qui en résulterait ne pourrait manquer d'obscurcir plus ou moins la perception des symptômes médicamenteux ; ensuite, parce que, si je consens, pour le bien de mes semblables, à me faire le sujet d'expérimentation d'une substance toxique, je ne veux pas, je ne dois pas même, sous aucun prétexte, m'exposer à devenir victime d'un empoisonnement scientifique. — J'enregistre avec le plus grand soin, à mesure qu'ils apparaissent, les divers effets insolites produits sur chacun de mes organes, ainsi que sur mon moral. — Je varie mes expériences, en me plaçant dans des conditions diverses, et je prends note des modifications que peuvent apporter ces changements. — J'arrive ainsi à obtenir un tableau symptomatologique exact, une pathogénésie aussi complète que possible de la belladone, *par rapport à moi*. Mais ceci ne suffit point : comme je n'ai pas la prétention de mesurer tout le monde à mon aune, et que le médicament qui agit sur moi d'une façon pourrait fort bien agir d'une façon différente sur d'autres, je fais répéter l'expérience, sous les mêmes conditions, par plusieurs sujets d'âge, de sexe, de constitution, etc., différents, en ayant soin de noter exactement les particularités propres à chaque expérimentateur, de manière à avoir un certain nombre de *types* auxquels je puisse rapporter *à peu près* toutes les individualités.

Par ce travail complexe, consciencieusement exécuté, j'aurai appris à connaître les propriétés médicamenteuses de la belladone, non plus seulement par rapport à moi, mais par rapport à la généralité des individus.

Si maintenant je répète la même expérience, avec le même soin et les mêmes précautions, sur quelques centaines de substances, prises dans les différents règnes, cette œuvre colossale accomplie, je pourrai, sans forfanterie, revendiquer l'honneur d'avoir *fondé* une thérapeutique sur des bases fixes et durables, qui sera, dans cent ans, dans mille ans, ce qu'elle est aujourd'hui ; à moins que l'espèce humaine, d'ici là, ne vienne à changer de nature, ou que les productions du globe ne soient transformées. Alors seulement, je serai devenu médecin, de *routinier* que j'étais, et j'aurai acquis le droit de traiter d'*empiriques* tous ceux qui persisteront à marcher en dehors de la voie nouvelle, fussent-ils professeurs et académiciens.

Je me trompe ! je pourrais moi-même être taxé d'empirisme, si mes efforts se bornaient là... — C'est beaucoup, sans doute, d'avoir sous la main un riche arsenal d'instruments éprouvés, pouvant répondre à tous les besoins ; mais ce n'est point assez : il faut encore *savoir s'en servir* ; il faut savoir procéder à l'application de ces instruments, d'après un principe fixe, une règle sûre, déduits à leur tour de l'expérience, fondement de toute certitude. Et ce principe doit être UN, attendu que la nature, où il prend sa source, n'a pas deux manières opposées de procéder à la guérison des maladies. — Ceci nous amène à l'examen de la troisième et dernière condition requise pour faire de la médecine une science : La connaissance du MODE D'EMPLOI des agents médicamenteux.

CHAPITRE IV

La règle d'application.

XXVII

Il n'est pas indifférent d'adopter l'une ou l'autre des deux lois thérapeutiques qui, depuis Hippocrate, se disputent l'empire de la médecine ; vouloir les concilier, comme l'ont essayé de nos jours, d'une manière plus que maladroite, les honnêtes inventeurs de la *substitution*, c'est tout simplement tenter l'impossible. — Nous avons donc à opter entre le principe des semblables et celui des contraires ; car si l'un est vrai, l'autre sera nécessairement faux. C'est à l'*expérience* d'éclairer notre choix. — Or, l'expérience a si bien démontré la vérité de la loi des semblables, que vous-même, Monsieur le Professeur, vous disciple de Galien, n'avez pu vous défendre de lui rendre un éclatant hommage en l'amalgamant (*secundun artem*), sous le nom de *substitution*, avec celle du patriarche de votre école. — Il y a plus : votre savant collègue, M. le professeur Bouchardat, nous assure (1) que la phalange des *substitutifs* va sans cesse grossissant aux dépens des autres, de façon à lui laisser entrevoir l'époque peu éloignée où tous les soldats des vieux régiments galéniques viendront, par désertions successives, définitivement *se ranger* (*sic*) sous les drapeaux de la Bellone substitutive. A merveille ! — Il ne s'agit plus que de savoir si la *substitution* représente bien fidèlement la loi des semblables...

Et d'abord, qu'est-ce que la *substitution ?* — L'art de remplacer, dites-vous, un mal par un autre, de même nature, de mettre à la place d'une affection naturelle, toujours plus ou moins lente à guérir, une affection artificielle analogue, qui l'emporte rapidement en disparaissant avec elle. Fort bien, mais par quel *mécanisme* s'opère, sous votre baguette magique, cet escamotage d'un nouveau genre ?... — Vous n'êtes pas *vitaliste*, c'est convenu ; dès lors, l'opération dont il s'agit ne saurait être pour vous qu'un travail de l'ordre purement physico-chimique, analogue à celui que vous attribuez à vos *lithontriptiques*, par exemple, ou bien à vos *fondants* Etant donnée une maladie, c'est-à-dire, selon votre manière de voir, une *lésion pathologique*, trouver une substance ou un mélange de substances, physiquement ou chimiquement propre à

(1) *Formulaire magistral*, 8e édition — p. 383-4.

la déloger et à prendre momentanément sa place, voilà donc tout le problème ; et je vous défie bien de le poser autrement. — Reste la *solution*, qui ne me semble pas aussi facile...

En effet, abstraction faite du *principe vital*, dont vous ne voulez pas entendre parler, que vous reste-t-il, à vous, homme ? — Un organisme matériel et, je suppose..., une âme immatérielle, un *psychatome*, directement accolés l'un à l'autre, sans lien conjugal distinct, sans une force fluidique spéciale. — Or, la matière ne peut être modifiée que matériellement, et quant à l'âme, dont je veux bien croire que vous admettez l'existence, puisque vous daignez en parler quelquefois, je ne vois pas trop quel rôle elle pourrait jouer ici. Ce n'est pas l'âme, j'imagine, qui mange, qui boit, qui digère, qui sécrète, qui absorbe, qui résorbe, qui exécute, comme cause efficiente et agent immédiat, le travail intime de la nutrition ; ce n'est pas l'âme spirituelle et intelligente, en un mot, qui, à titre de ménagère, administre les affaires de la maison, jusque dans leurs menus détails. Nous voilà donc forcément ramenés à l'*iatro-physique* et à l'*iatro-chimie*, sous les noms nouveaux de *substitution*, de *contro stimulisme*, etc. ; et l'on peut dire, en définitive, que rien n'est changé dans la boutique, il n'y a qu'*une étiquette de plus*.

Ce n'est pas tout ; pour substituer rationnellement une chose à une autre, il est indispensable de connaître d'avance la valeur de ces deux choses. Or, que savez-vous des deux facteurs de votre opération ? — Rien... ; le mal comme le remède sont pour vous lettre morte, je vous l'ai assez prouvé. — L'ignorance, courant à tâtons,

les yeux bandés et sans guide, à la poursuite de l'inconnu, au milieu d'un désert inexploré : voilà votre *substitution*... — Et vous prétendez nous donner cela comme
l'équivalent de la loi de similitude ou homœopathique,
telle que Hahnemann l'a formulée et si solidement établie
sur la triple base de l'expérimentation pure, de l'individualisation des cas morbides et du dynamisme médicamenteux ! ! ! — C'est vraiment un peu trop présumer,
ou de votre adresse, ou de notre débonnaireté. — N'importe ! si la substitution n'est qu'une grossière et assez
peu délicate contrefaçon de l'homœopathie, elle prouve
du moins que les substituants reconnaissent en principe la
loi des semblables ; et dès lors, il n'y a plus à disputer si,
comme l'ont soutenu Galien et son immense séquelle,
l'action curative des médicaments est *contraire* à la maladie, ou bien si, comme l'avaient entrevu déjà quelques
esprits supérieurs, Paracelse et Stahl, entre autres, et
comme l'a expérimentalement démontré Hahnemann,
cette action lui est *semblable*. — Je ne parle point d'Hippocrate qui, ayant reconnu les deux lois contradictoires,
sans songer qu'elles sont exclusives l'une de l'autre, ne
peut servir ici d'autorité à personne.

Mais, la loi de similitude reconnue par vous, sous un
nom ou sous un autre, comme l'unique règle thérapeutique, que comptez-vous faire de tous vos *agogues* et *anti*
qui doivent se trouver maintenant un peu étonnés de
figurer, dans la boutique, à côté des *substitutifs ?*... —
Savants ou non, tâchons du moins d'être conséquents
avec nous-mêmes, par respect pour la logique.

Il est vrai que ce travail d'élimination ferait prompte

et bonne justice de toutes vos belles *classifications*, l'une des gloires de la science ; car du jour, prévu par M. Bouchardat, où la *classe* des *substitutifs* « appelée à dominer la thérapeutique des affections chroniques (1) » (Est-ce que, par hasard, entre les affections chroniques et les affections aiguës, il y aurait autre chose que le *temps?*... Est-ce que la *durée* d'une maladie serait capable, à elle seule, de *changer sa nature?*...), aura absorbé toutes les autres, adieu les classifications ! — Mais, en attendant que cet heureux jour se lève, combien de victimes subiront encore les conséquences des vieilles erreurs !!!

XXVIII

Si je ne m'abuse, je crois avoir péremptoirement démontré qu'en dehors de l'expérimentation *pure*, il n'y a pas de thérapeutique possible, insistons encore sur ce point, qui est fondamental.

La thérapeutique est l'art d'appliquer aux maladies les moyens reconnus propres à les guérir ; c'est la partie *pratique* de la médecine, en même temps que son but essentiel ; et nous connaissons maintenant la vraie cause de la déplorable stérilité de cette branche si importante des connaissances humaines : l'absence totale de principes.

Faute de principes, on a confondu ce qui devait rester distinct : l'esprit avec la matière, la force avec son support. — Faute de principes, la médecine n'a cessé, de-

____

(1) Ouv. cité, id., ibid.

puis deux ou trois mille ans, d'errer de système en système, jusqu'à ce que, de guerre lasse, elle se soit réfugiée dans le vaste sein de l'*éclectisme,* qui est la négation de toute science. — Faute de principes, enfin, vous n'avez pas encore trouvé une thérapeutique, Messieurs les savants, et l'on peut même vous prédire que vous n'en trouverez jamais en suivant la voie que vous avez adoptée.

Ah! je sais bien que vous avez réussi, tant bien que mal, à nous faire accepter pour des principes *l'échelle mobile* de vos théories imaginaires ; mais je sais aussi qu'il n'y a pas de *prescription* pour l'erreur, en matière scientifique.

Lorsqu'on pénètre dans la tour de Babel médicale, on comprend sans peine pourquoi ses éternels constructeurs tiennent tant à lui donner pour bases fondamentales les sciences dites *accessoires :* anatomie, normale et pathologique, physiologie, physique, chimie, histoire naturelle. C'est que, ces sciences reposant sur des principes certains, on ne serait pas trop fâché de donner le change en les *confondant* avec cette pauvre thérapeutique, qui s'écroule faute d'appui. La ruse est bonne, mais elle ne saurait passer.

Entre la thérapeutique et les sciences d'où elle tire ses moyens d'action, il y a toute la distance qui sépare l'art du peintre de la connaissance scientifique des couleurs ; or, il est à parier que Michel-Ange et Raphaël en savaient bien moins long, sous ce dernier rapport, que le dernier barbouilleur de l'époque, et pourtant !...

Ne semble-t-il pas résulter de là une sorte d'antagonisme entre l'art et la science, au lieu de cette étroite solidarité que l'on cherche à faire ressortir ? On a justement remarqué que les médecins les plus *savants* n'étaient, en général, pas ceux dont la pratique donnait les meilleurs résultats. Pourquoi cela ? Précisément parce qu'ils sont plus portés que les autres à subordonner l'art aux spéculations scientifiques. — Le savant dit : Telle substance est tirée de tel règne, appartient à telle classe, à tel genre ; elle a telle forme, telle couleur, telle odeur, telle saveur, telle densité, telle pesanteur spécifique ; elle est composée de tels éléments, combinés de telle manière et suivant telles proportions ; elle se comporte de telle et telle manière avec tels et tels réactifs, etc., etc. ; DONC elle DOIT guérir telle maladie... Et en vertu de quoi, Monsieur, lui imposez-vous ce difficile *devoir* ? En vertu de ses propriétés physiques et chimiques ? Mais ces propriétés, toutes *matérielles*, n'ont aucune espèce de rapports avec le désordre *vital* qu'il s'agit de combattre. Lorsque vous neutralisez, dans l'estomac, un acide par un alcali, vous faites de la *chimie*, c'est vrai ; mais vous agissez sur un produit *mort*, sur un corps inerte, dont votre opération n'atteint pas la *source*. — Voici un individu qui urine des *pierres*, non sans quelque difficulté ; que va faire le savant contre un pareil état ?... — Rechercher la *cause vitale* du phénomène, afin de la détruire, si faire se peut, par des moyens de même ordre ? — Pas si bête ! le savant ne donne point dans ces niaiseries-là... Non ! Le savant ne voit ici que des pierres à pulvériser, et la besogne lui semble d'autant plus facile qu'il a sous la main tout un attirail d'instruments *broyeurs*, inscrits dans son arsenal

sous le nom de *lithontriptiques*... — Vous ne voudrez
donc jamais comprendre, illustres princes, la plus simple
de toutes les vérités, à savoir : que l'effet n'est pas tout
à fait la même chose que la cause ?... — Au reste, en
supposant, ce qui est loin d'être vrai (1), que le lithon-
triptique s'acquitte toujours exactement de la tâche qui
lui est imposée, la *carrière* sur laquelle il s'exerce étant
inépuisable, son labeur sera aussi ingrat que celui de
Sisyphe ou des Danaïdes.

On comprend que les *hydragogues* sont, par rapport à
l'hydropisie, les *cholagogues* par rapport à l'ictère, les
emménagogues par rapport à l'aménorrhée, les *aphrodi-
siaques* par rapport à l'impuissance, les *évacuants* de bas
en haut et de haut en bas par rapport à l'embarras gastro-
intestinal, les *laxatifs* par rapport à la constipation, les
astringents par rapport à la diarrhée, les *déplétifs* par
rapport à la pléthore, ce que sont les *lithontriptiques* par
rapport aux calculs. — Partout, toujours des *produits* à
éliminer, à dissoudre, à combiner, à *chimifier !* Partout,
toujours des *effets* poursuivis, sans souci de leurs
causes !...

XXIX

La science organicienne est vraiment pleine de mystères... Etant admise la théorie de l'action physico-
chimique des médicaments sur les produits morbides,
telle qu'elle résulte de la nomenclature dont nous venons
de voir un échantillon, la logique exigeait que la *classi-*

-----

(1) Bouchardat, ouv. cit. p. 255.

fication pathologique fût établie sur les mêmes bases. Eh bien ! voyez l'inconséquence ; tous les nosographes commencent par diviser les maladies en deux grandes classes, suivant qu'elles pèchent par *excès* ou par *défaut* de FORCES : maladies *hypersthéniques* et *hyposthéniques* (de σθένος, force)... Mais quelle *force* peut-il y avoir dans la matière organisée ? Essayez donc de faire marcher un cadavre d'où s'est échappé le fluide vital... — Ah ! Messieurs les savants, il est plus difficile qu'on ne pense d'exprimer une erreur... — Vous vous escrimez, depuis soixante ans, à chasser du sanctuaire scientifique l'idée surannée du *principe vital,* qui avait guidé, tant bien que mal, vos devanciers, et vous ne pouvez vous défendre de le rappeler par vos paroles !... et malgré vous, votre langage trahit votre impuissance ! — Et l'ADYNAMIE ?...

Ceci n'empêche point que la division des maladies en *hyper* et *hyposthéniques* ne soit à la fois incomplète et erronée ; incomplète, parce que la *sthénie* ou force vitale peut se dérégler autrement que par excès ou par défaut: erronée, parce que l'objet auquel elle se rapporte n'est pas le sien.

Je m'aperçois, Monsieur le Professeur, que nous ne sommes plus tout à fait sur le terrain de la thérapeutique et de la matière médicale, où j'avais compté pouvoir exclusivement me maintenir jusqu'à la conclusion finale de ce chapitre. Mais le remède tient à la maladie par des liens si étroits, qu'il n'est guère possible de disserter sur l'un sans que l'autre intervienne aussitôt, comme corrélatif obligé. Comment parler des *antiphlogistiques,* par exemple, sans faire mention de l'*inflammation,* dont ils dépendent à ce point que ceux-là n'auraient pas de raison d'être en dehors de celle-ci ?

XXX

Puisque la thérapeutique emboîte exactement le pas de la pathologie, la classification de la première devra être calquée sur la nomenclature de la seconde, de façon que les deux édifices se prêtent un mutuel appui. Si donc les thérapeutistes modernes en ont été réduits, ainsi que nous venons de le voir, à baser leur échafaudage pseudo-scientifique sur l'*action* éminemment problématique et chanceuse des médicaments, c'est que leurs cousins les pathologistes n'avaient rien trouvé de mieux, pour fonder le leur, que la *nature* non moins incertaine des maladies.

Mais, qu'est-ce que cette NATURE des maladies ? En quoi consiste-t-elle, au fond ? — D'abord, il est évident qu'elle participe des malades... ; de sorte que si ceux-ci n'étaient que de pures machines, fonctionnant par elles-mêmes, comme on nous le dit, la *nature* de leurs maladies étant exclusivement matérielle, nous n'aurions besoin, dans aucun cas, de sortir du domaine physico-chimique. — Que si, au contraire, comme semble l'indiquer la *raison*, qui, quoi qu'en dise la science, devrait compter aussi pour quelque chose, en médecine, le malade était un peu plus qu'un simple agrégat de matière organisée, si son fonctionnement, si sa vie étaient sous la dépendance d'un principe dynamique distinct ; oh ! alors, il est évident qu'il nous faudrait recourir, pour expliquer la maladie, à d'autres lois que celles qui régissent les corps physiques.

Or, je crois avoir prouvé que cette dernière hypothèse est la seule vraie.

On voit que la *nature* de la maladie diffère notablement selon la manière dont on envisage le sujet. Mais, dans aucun cas, cette *nature* ne saurait servir de base à un système bien coordonné, attendu qu'elle n'a pas d'objet *fixe,* la maladie sans le malade étant une pure abstraction, du moins au point de vue pratique, qui est vraiment le seul à considérer.

L'erreur capitale des nosographes consiste dans la confusion de la maladie, en tant qu'*essence,* avec la maladie, en tant que *manifestation.* La pneumonie, la scarlatine, la dysenterie, la fièvre intermittente et autres états morbides désignés par un *nom* particulier constituent bien des essences fixes, il est vrai ; mais ce qui n'est pas, ce qui ne peut pas être fixe, c'est la *forme* sous laquelle ces essences se produisent, laquelle forme varie à l'infini, suivant les sujets, les temps, les lieux, les circonstances ; de sorte que, grâce à cette diversité même, la pneumonie de Paul ne sera point identique à la pneumonie de Pierre, la fièvre intermittente de Jean ne ressemblera nullement à celle de Jacques, et ainsi du reste. — Or, si chacun est malade *à sa manière,* chacun guérit *à sa façon ;* et dès lors, je ne vois pas trop où trouver une base fixe et solide telle qu'a le droit de l'exiger la science, soit à la pathologie, soit à la thérapeutique DE NOM. — Comprenez donc bien que, la maladie ne pouvant se manifester qu'à la condition de *s'individualiser,* le traitement ne saurait avoir d'autre objet que l'*individu malade.*

Rien de plus inexact, d'ailleurs, que les dénominations

pathologiques tirées de cette mystérieuse *nature* des ma_
ladies. En voici un exemple entre mille : — Qu'est-ce que
l'INFLAMMATION, qui, depuis cinquante ans, joue un si grand
rôle dans les écoles classiques ? — C'est, me dit-on, un
état pathologique caractérisé par la *tuméfaction*, la *chaleur*, la *rougeur* et la *douleur* des tissus organiques (la
douleur des tissus ! ! !) qui en sont le siége. — Fort bien ;
— mais, il y a des inflammations qui ne sont pas *rouges*
(*phlegmasia alba dolens*) ; — il y a des inflammations qui ne
sont pas *chaudes* (abcès FROIDS) ; — il y a des inflammations qui ne sont pas *douloureuses* (phlegmasies INDOLENTES,
latentes) ; de sorte qu'il peut se rencontrer (et il
s'en rencontre en effet) un certain nombre d'inflammations *blanches*, *froides*, *indolentes*, et même *sans augmen-
tation de volume*, appréciable du moins, des parties
affectées ; c'est-à-dire des inflammations offrant des caractères tout à fait opposés à la *nature* inflammatoire...
Ceci prouve, une fois de plus, que le désordre dans les
idées ne manque guère d'entraîner le désordre dans le
langage.

Et la *sub-inflammation*, me direz-vous ?... — Ah ! oui,
je connais ce *correctif*, inventé après coup, pour le besoin
de la cause. — Mais, outre la difficulté d'établir une ligne
de démarcation bien tranchée entre le genre et le sous-
genre, ne voyons-nous pas des inflammations blanches se
développer au sein des tissus rouges, et réciproquement ?

Résumons-nous. — La médecine proprement dite se
résout tout entière dans la *thérapeutique* ; toutes les autres
branches des connaissances humaines, même celles qui
semblent se confondre avec elle, telles que l'anatomie et

la physiologie, par exemple, ne font point partie de son domaine spécial. — Et il importe, dans l'intérêt du progrès de l'art, de déjouer la tactique habile qui consiste à vouloir nous persuader le contraire : n'ayant pas de base stable par elle-même, la masure galénique, en reconstruction permanente, ne demanderait pas mieux que d'emprunter celle des autres sciences avec lesquelles elle entretient des rapports.

Cependant la thérapeutique, sous peine de n'être qu'une routine aveugle, livrée aux hasards de toutes les spéculations, est tenue de trouver, elle aussi, comme les sciences auxquelles elle voudrait s'assimiler, son principe directeur. Où devra-t-elle le chercher ? — Dans la *nature* des maladies ? — Nous venons de voir que c'est à cette *abstraction*, prise pour une réalité, qu'il faut rapporter ce tohu-bohu de systèmes contradictoires qui ont de tout temps divisé les médecins. — Dans l'*action* des médicaments ? — Nous avons prouvé que cette action, incomprise de l'école orthodoxe, étant essentiellement *relative*, variée à l'infini, comme l'objet auquel elle se rapporte, est l'instabilité même. — Dans l'*expérience clinique* ? — Mais, depuis plus de deux mille ans que ce mode vicieux de procéder est en activité sur tous les points du globe, il n'a rien pu nous apprendre encore, si ce n'est la nullité de ses résultats.

XXI

Que reste-t-il donc pour diriger sûrement la médecine dans la pratique de l'art ? — La double *symptomatologie* morbide et médicamenteuse, c'est-à-dire la FORME que présentent à l'observation pure et dégagée de toute théorie préconçue, la maladie d'une part, et le médicament convenablement expérimenté de l'autre. Cette base cherchée et trouvée, d'après les principes de dynamique organico-vitale que nous avons développés, il ne s'agit plus que de procéder à son application suivant les indications de la loi directrice des rapports du remède avec la maladie. Alors enfin, la médecine aura acquis ce degré de certitude qu'elle n'a pu atteindre encore, après vingt-trois siècles de labeurs et de discussions stériles.

Mais c'est la *médecine du symptôme*, me dira dédaigneusement le prince de la science! Tout juste, Monseigneur.., et, si son Excellence veut bien le permettre, je vais lui démontrer que c'est la seule qui s'accorde avec la raison et la saine expérience.

L'impossibilité absolue d'atteindre directement le *fond*, l'*essence intime* de la maladie et le mode d'action intime du médicament étant démontrée, je ne vois pas d'autre moyen d'arriver à la connaissance de l'une et de l'autre que leur *forme*, résultant de l'ensemble des signes extérieurs par lesquels ils se révèlent à nous, c'est-à-dire par leurs *symptômes*. Or, qu'est ce que la forme d'un objet, sinon cet objet lui-même manifesté, exprimé, avec des caractères propres, spéciaux, qui ne permettent pas de le confondre avec tout autre objet et constituent par là son *individualité*? — La maladie, c'est l'INDIVIDU MALADE, ni plus, ni moins; or, trouvez-moi deux individus absolument identiques, sous tous les rapports, et je vous accorderai vos *essences* morbides indépendantes. — Tout ce qu'un

être, un objet quelconques présentent de *particulier*
à l'observation, en sus des caractères généraux de l'espèce
à laquelle ils appartiennent, établit leur différence ou
forme individuelle. Donc, les maladies, en tant que phénomènes observables, ne sont en réalité que des *formes
morbides*, plus ou moins différentes les unes des autres et
ayant chacune leur physionomie propre, leur *idiosyncrasie*,
si je puis dire ainsi ; et c'est d'après ces *différences* que
doit surtout se déterminer le praticien, dans le choix du
moyen curatif.

Ce qui pourra paraître ici un peu étrange, c'est de voir
le *positivisme* le plus grossier qui soit jamais sorti d'un
cerveau humain, l'abject et stupide *organicisme*, essayant
de sortir de sa fange pour aller bâtir, dans les régions va-
poreuses des essences, je ne sais quel échafaudage fan-
tatisque.... Oh ! de grâce, Messieurs les savants, *ne carica-
turons* pas la philosophie !... — Pour si peu que vous en
usez, vous devriez bien du moins éviter de la confondre
avec vos rêves creux. — Pas plus que moi, pauvre ignare,
vous n'êtes parvenus à saisir les causes premières des
choses ; admettons, si vous le voulez, les *essences morbides*, la raison l'exige, mais ne tentons pas de les pénétrer, encore moins d'édifier sur cette base spéculative un
système quelconque de pratique médicale.

Il faudrait au moins que l'on fût d'accord sur ce que
l'on est convenu d'appeler la *nature* des maladies, afin de
pouvoir en tirer quelque chose d'utile, au profit de l'art..
Hélas ! c'est précisément du mode de conception arbitraire de cette insaisissable *nature* que provient la diversité infinie de systèmes, qui fait de l'histoire médicale une

série non interrompue d'hypothèses contradictoires, depuis l'humorisme primitif, jusqu'à l'éclectisme moderne, pot-pourri de toutes les bévues spéculatives de la science.

Le plus grave, en ceci, c'est le *rapport nécessaire* de la théorie avec la pratique, d'où il résulte que la même maladie, envisagée, quant à sa nature problématique, de vingt manières différentes, subira vingt traitements divers, et souvent opposés. — Ce fait déplorable est d'autant plus saillant, de nos jours, que, grâce à l'*eclectisme* ou fusion des innombrables utopies médicales, chaque praticien marche au hasard de ses inspirations du moment. — Allez donc, bons croyants, clients débonnaires, faire une petite inspection dans les différentes cliniques de Paris, puis vous me direz ce qui s'y passe...

Si les spéculations sur la *nature* des maladies avaient réellement la haute importance qu'on leur assigne, si le *fond*, l'*essence* de celles-ci était tout, si leur *forme* n'était rien, au point de vue pratique, comme on nous l'enseigne, la même médication devrait guérir toutes les maladies du *même nom;* or, nous l'avons vu, c'est justement le contraire qui a lieu; et il n'est pas un seul médecin, ayant acquis quelque expérience, qui n'ait observé, par exemple, que tel moyen qui aura réussi, une année, dans une épidémie, échouera complètement, une autre année, contre cette même épidémie ; et que, dans le cours de la même épidémie, tous les sujets atteints sont loin d'être identiquement influencés par un traitement identique. — Dire que cela tient aux *idiosyncrasies* et à *une foule de circonstances (sic)*, c'est constater un fait vulgaire, mais non point résoudre la difficulté, qui est de savoir POURQUOI l'effet d'un médicament, loin d'être semblable chez tous les sujets affectés de la même maladie et dans tous les cas morbides de même *nature*, varie au contraire à l'infini, suivant cette *foule de circonstances*, provenant, soit du sujet lui-même : âge, sexe, constitution, tempérament, éducation, profession, habitudes, etc. ; — soit du dehors : climat, saisons, influences atmosphériques, position géographique, condition sociale, etc. Dites-moi comment il se fait que la *saignée*, qui est, dit-on, le spécifique par excellence de l'*inflammation*, peut devenir et devient en effet souvent mortelle dans les maladies les plus franchement inflammatoires, dans la pleuro-pneumonie, par exemple....

Mais si l'*action* des moyens curatifs est subordonnée à tant de conditions diverses, toutes plus ou moins capables de l'entraver, de la modifier, de l'annihiler, et si, d'un autre côté, la *nature* des maladies est un rêve, n'est-il pas évident que la thérapeutique et la pathologie officielles, qui reposent exclusivement sur ces frêles bases, sont scientifiquement nulles ? — N'est-il pas clair qu'il n'y a plus ici, ni inflammation, ni sub-inflammation, ni hypersthénie, ni hyposthénie ; là, ni antiphlogistiques, ni stimulants, ni toniques, ni astringents, ni fondants, ni narcotiques, ni sudorifiques, ni diurétiques, ni contro-stimulants, etc., mais tout simplement des agents médicamenteux guérissant *telle forme morbide déterminée*, et ne guérissant pas telle autre forme, et des formes morbides individuelles, réclamant tel moyen thérapeutique, expérimentalement connu, plutôt que tel autre moyen ?

Et les nosographes !... et les classificateurs de matière médicale !... et les fabricants de *formulaires* surtout !... Que deviendraient-ils donc, me direz-vous, si l'on en venait enfin à voir les choses de la science avec les yeux du bon sens ? — Hé ! mon Dieu, ils deviendraient ce que sont devenus les maîtres de poste ; comme ceux-ci, ils tourneraient leur génie industriel ailleurs, dussent leurs intérêts ne pas y trouver tout à fait le même compte. — Si M. Bouchardat, par exemple, ne pouvait plus imposer à quelque vingt mille médecins *l'obligation de lui acheter tous les ans un nouveau formulaire* (1), eh bien ! il leur vendrait, en compensation, un bon manuel de médecine pratique, rédigé d'après les principes de la thérapeutique hahnemannienne..., et personne ne s'en plaindrait.

En attendant, il me semble qu'en prenant pour base d'évaluation les données qui précèdent, nous pouvons établir ainsi qu'il suit le bilan de la fortune médicale officielle.

1° Ignorance absolue de la constitution de l'homme (sujet-objet de l'art), et par conséquent de ses maladies;

2° Notions incomplètes et radicalement fausses sur les propriétés curatives des médicaments, ainsi que sur leur mode d'action, faute d'expérimentation rationnelle;

3° Absence de toute règle directrice dans l'application des agents thérapeutiques à la guérison des maladies (car admettre deux lois opposées, c'est en réalité n'en admettre aucune);

4° Nulle philosophie, nulle idée des rapports harmo-

---

(1) Bouchardat, ouv. cité, préface, p. 225.

niques de l'homme avec la nature, ses semblables et Dieu, qui serait la déraison et l'injustice mêmes, s'il avait fait les choses comme l'entend le matérialisme médical, autrement dit l'*organicisme.*

Donc, ignorance sur toute la ligne, ignorance complète, grossière, ayant pour terme corrélatif et conséquence forcée : *Erreur sur tous les points.*

Est-ce là un motif suffisant pour nous écraser, en toute occasion, de votre superbe dédain, Monsieur le Professeur? — Hier, c'était à propos des prétendues *fondations* du docteur Bretonneau; aujourd'hui, c'est à propos de quelques lieux communs sur l'*empirisme,* emphatiquement débités devant des ouvriers. Demain, ce sera peut-être, à propos de melons et d'artichauts, en présence des dames de la halle. — *Calomniez, calomniez...,* il en *restera toujours quelque chose...*

Je professe pour les insulteurs, quels qu'ils soient, un souverain mépris; et, autant que faire se peut, j'évite de descendre dans les voies, généralement assez malpropres, où ils ont coutume de provoquer leurs adversaires. Toutefois, il est telles circonstances où l'abstention n'est plus permise. — L'orgie est toujours une chose dégoûtante, c'est vrai, mais quelle différence, suivant qu'elle se passe *dans* le cabaret ou *hors* du cabaret!

Je veux bien vous passer, Monsieur, votre intempérance de paroles envers l'homœopathie et les homœopathes, au sein de votre académie, dans votre hôpital, sur votre chaire professorale; là, vous êtes en famille, là, vous êtes, comme on dit, compères et compagnons; et s'il survient (ce qui a lieu trop souvent, hélas!...) quelque petit scandale, personne n'a rien à y voir; mais, toutes les fois que, sortant de votre enceinte réservée, il vous prendra fantaisie de lancer publiquement le sarcasme et l'injure (armes qui paraissent vous être familières), contre toute une catégorie d'hommes honorables, de médecins distingués, dont l'unique tort est de ne point partager vos erreurs, ainsi que vous venez de le faire dans deux circonstances solennelles : sur la tombe de votre maître et devant les ouvriers de l'Association Polytechnique; toutes les fois que vous vous permettrez de ces sorties indécentes, de ces grossières boutades, de ces lâches insultes, à l'usage de certains tempéraments, vous nous trouverez sur la brèche prêts à défendre avec énergie notre dignité personnelle et l'honneur de notre drapeau.

Je dis vos *lâches insultes*, car je ne sache pas que vous ayez efficacement réclamé jusqu'ici contre les rudes soufflets qu'elles vous ont valus...

Examinons maintenant un peu de près toute cette phraséologie d'apparat, en commençant par l'oraison funèbre du docteur Bretonneau (1).

CHAPITRE IV
Critique.

XXXII

1. « Il (M. Bretonneau) voulait prouver, dites-vous, « Monsieur, la SPÉCIFICITÉ de toutes les maladies,

____

(1) *Discours* prononcé sur la tombe du docteur Bretonneau, à St-Cyr, près Tours, le 7 mai 1862, par M. le professeur Trousseau.

« démontrer qu'elles pouvaient, qu'elles devaient toutes,
« si on les observe avec une attention suffisante, *se*
« *ranger* dans une *classe*, dans un *genre*, dans une espèce .
« distincts... Il pensait que chaque *semence morbifique*
« donnait lieu à une maladie spéciale, comme chaque
« semence donne lieu, en histoire naturelle, à une espèce
« déterminée; et comme chaque espèce animale ou vé-
« gétale a une origine, une évolution spéciales, chaque
« espèce maladive devait, avec un génie spécial, récla-
« mer un traitement spécifique. »

La comparaison de la *semence morbifique* avec les
semences végétale et *animale* est charmante : Semer les
maladies comme les navets !... En vérité, il n'y a que les
savants pour trouver d'aussi jolies choses. J'adopte donc
volontiers l'*idée*, avec une petite réserve toutefois : De
même que la graine de navets, sans pouvoir jamais engendrer autre chose que des navets, est susceptible néanmoins, suivant la nature et l'exposition du sol où elle a
été semée, la température, les vicissitudes atmosphériques, et une foule d'autres influences, dont les effets ne
se révèlent qu'*après coup*, de subir dans son évolution une
infinité de modifications capables d'altérer plus ou moins
profondément et diversement son produit, de même la
semence morbifique, sans dégénérer foncièrement, peut
aussi, suivant des circonstances analogues et infiniment
plus variées, donner naissance à des produits fort différent les uns des autres. — C'est pourquoi, lorsqu'une
semence épidémique fructifie dans une contrée, le traitement qui fait merveille chez les uns échoue complètement
chez les autres, et va même trop souvent beaucoup plus

loin chez un certain nombre... — Que serait-ce si cette
même *semence*, au lieu de borner ses ravages à une contrée, venait à sévir dans des régions et des climats différents ? — Pourquoi donc le roi des spécifiques, l'héroïque
quinquina, ne guérit-il point *toutes* les fièvres inter-
mittentes, le mercure *toutes* les syphilis, le fer *toutes* les
chloroses ?...

Ce n'est pas dans la *semence morbifique* qu'il faut chercher la *spécificité* des maladies, cette semence n'étant
RIEN jusqu'*après* son complet développement, mais dans
ses *produits;* et comme ici chaque produit diffère de son
congénère, c'est cette *différence* même qui constitue la
spécificité. En un mot, ainsi que je crois l'avoir démontré
plus haut, chaque individualité morbide d'une même
espèce réclame une médication spécifique particulière
correspondante, et le remède qui guérira ce cas indivi-
duel sera son spécifique, à l'exclusion de tout autre.

En comparant les essais avortés de votre maître aux
travaux immortels des *naturalistes*, vous n'avez pas songé,
Monsieur le Professeur, d'abord, que ceux-ci ont construit
leur édifice avec des éléments à caractères *fixes* et
invariables, ensuite, qu'ils ont pris pour types de leurs
classifications, non point des *semences*, mais des *produits*
de semences arrivés à maturité, ce qui offre, vous en
conviendrez, beaucoup plus de garantie de certitude. —
Rangez donc, tant que vous voudrez, toutes vos *semences
morbifiques* en *classes, genres, espèces, comme en histoire
naturelle*, cela peut procurer d'agréables sensations à certains savants, habitués à prendre leurs rêves pour des
réalités, cela peut même être d'un bel effet dans un dis-

cours public; seulement, cela a le malheureux inconvénient d'être 'aussi faux en théorie que dangereux en pratique.

Complétons la citation :

« La pathologie, la thérapeutique marchaient donc
« avec une incessante émulation vers le grand but de
« l'art de guérir; mais elles marchaient en s'aidant de
« l'expérimentation, commençant aux plantes, aux ani-
« maux, finissant à l'homme *malade*......

« Il connaisssait à merveille, et la physiologie, et la
« pathologie des plantes, et il passait sa vie à des expé-
« riences dont il tirait grand profit pour la physiologie,
« pour la pathologie de l'homme.

« A l'époque où j'eus le bonheur de devenir son élève,
« et, un peu plus tard, l'honneur extrême de devenir son
« ami, il commençait sur les animaux une longue série
« d'expériences qui lui permirent de constituer la patho-
« logie humaine sur de nouvelles bases, et de *fonder*
« expérimentalement la grande et *féconde* théorie dont je
« vous ai parlé tout à l'heure, celle de la spécificité des
« maladies.

« Mais, guidé par l'instinct puissant du praticien qui
« voulait *fonder* la thérapeutique, c'est-à-dire l'art de
« guérir, sur d'aussi larges bases, il commença et con-
« tinua, durant une longue série d'années, ses expé-
« riences ingénieuses sur l'*action* des médicaments, qui
« *constituent* la thérapeutique, telle qu'elle est aujour-
« d'hui enseignée partout. — Il *fonde*, en thérapeutique,
« la doctrine des *médications spécifiques*, comme il avait
« *constitué* en pathologie celle des *maladies spécifiques*,

« et dès lors le but du praticien fut clairement tracé :
« étant donnée, une maladie locale ou générale, trouver
« empiriquement ou expérimentalement le remède ou *les*
« remèdes spécifiques.

« C'est encore dans l'ordre thérapeutique, et après de
« longues et laborieuses expériences sur les plantes et
« sur les animaux, qu'il *fonda* la grande théorie de la
« SUBSTITUTION, théorie aussi *féconde* que sont stériles et
« ridicules les théories mensongères de l'homœopa-
« thie. »

Voilà bien des FONDATIONS, Monsieur le Professeur ! —
Si elles sont réellement aussi *fécondes* que vous nous le
dites, la solution du grand problème médical, cherchée en
vain jusqu'ici, est enfin trouvée, et nous pouvons, en
effet, marcher d'un pas ferme et *sûr vers le but clairement tracé* par le maître. La SPÉCIFICITÉ DES MALADIES ET
DES REMEDES !!! mais c'est l'antidote général de la boîte de
Pandore... ! mais, avec cela, on peut répondre de la santé
du genre humain, et presque défier la mort... et je m'é-
tonne en vérité que vous, Monsieur le Professeur, qui
devez être tout particulièrement en possession de la merveilleuse recette, n'ayez pas eu l'idée *féconde* de *fonder*
à votre tour, sur cette base, une vaste association *d'assu-
rance* contre l'universalité des maux qui tourmentent
notre pauvre espèce. — Seulement..., il s'agirait de prouver, autrement que par des phrases académiques, d'abord
que les dites *fondations* EXISTENT en réalité, ensuite qu'elles
sont bien le fruit pur et légitime du génie de votre
illustre maître, enfin et surtout qu'elles ont vraiment
la valeur et la haute portée qu'il vous plaît de leur
attribuer...

Hé ! vraiment non, le docteur Bretonneau n'a pas *fondé la spécificité des maladies*, qui était fort loin du lieu où son scalpel la poursuivait. Il n'a fait, l'ingénieux chercheur, qu'indiquer et décrire, avec cette minutieuse précision qui le caractérisait, le siége des altérations organiques produites par deux ou trois maladies graves, qu'il a cru devoir baptiser du nom de ces mêmes altérations, sans songer qu'il prenait ici l'effet pour la cause ; suivant en cela les errements de cette trop fameuse école organicienne, entachée de matérialisme, à laquelle vous appartenez, Monsieur le Professeur, et qui fait de l'être humain une pure machine, sans tenir compte des *forces vitales* qui l'animent. C'était dans la déviation dynamique de celles-ci, et non point dans les *lésions organiques* qu'elles engendrent. et qui n'en sont trop souvent que la dernière conséquence, qu'il fallait chercher la spécificité, non pas de la maladie désignée par un *nom générique*, mais de l'individualité morbide ; de même que c'était à l'expérimentation sur l'homme sain, et non sur l'homme *malade*, qu'il fallait demander la *spécificité de la médication*. — D'où il suit clairement que le docteur Bretonneau n'a *fondé*, ni cette *spécificité*-ci, ni cette *spécificité*-là, n'a rien trouvé, faute d'avoir bien cherché. Et la preuve positive qu'il n'a pas enfanté les merveilles dont vous lui faites un si haut titre de gloire, c'est que, malgré toutes ses *longues et laborieuses expériences sur les plantes, sur les animaux*, sur les cadavres, et après plus de cinquante ans d'une pratique exceptionnellement étendue et variée, il avait conclu, en fin de compte, au SCEPTICISME le plus absolu et le plus désespérant, à l'endroit de la fille d'Esculape, pour laquelle il était loin, comme chacun sait, de *professer* un bien *profond respect.*

Et vous-même, Monsieur le Professeur, vous, son disciple de prédilection et le savant commentateur de ses *théories fécondes*, vous, qui avez écrit plusieurs gros volumes et je ne sais combien de mémoires sur la *thérapeutique*, sans compter le riche et brillant produit de votre éloquence académique, avez-vous une foi bien robuste dans l'efficacité de vos *spécifiques ?*... — N'en penseriez-vous point tout bas justement le contraire de ce qu'il vous plaît d'en débiter tout haut ?... — Je me borne à poser la question, laissant à ceux qui voudront s'en donner la peine le soin de chercher la réponse dans les *contradictions* dont fourmillent vos œuvres.

La *spécificité*, en pathologie comme en thérapeutique, est *relative*, et non point absolue. Pratiquement, une maladie spécifique se traduit toujours par une spécialité ou individualité morbide, qui suppose un remède spécifique correspondant ; voilà ce qu'il ne faut jamais perdre de vue. — Le problème n'est donc pas : « Etant donnée une maladie locale ou générale, trouver empiriquement (*empiriquement !*...) et expérimentalement le remède ou les remèdes spécifiques, » mais : — Etant donné un *cas morbide déterminé*, trouver, parmi les remèdes préalablement expérimentés, *son spécifique*, sans s'occuper de la *classe*, du *genre* ou de l'*espèce* où il aura plu à un théoricien de le *ranger*. — De la nécessité de cette convenance mutuelle entre l'individualité morbide et l'individualité thérapeutique il résulte qu'il y a autant de médications spécifiques que de cas morbides particuliers et que les *spécifiques généraux* n'existent pas.

Trouver EMPIRIQUEMENT *le ou les spécifiques*, dites-vous, Monsieur le Professeur... Est-ce que vous ne seriez point par hasard le véritable auteur de certaine brochure récemment publiée sous votre nom et ayant pour titre : *Conférences sur l'empirisme ?...* — A moins que vous ne trouviez très-rationnel de caresser l'empirisme d'une main et de le fustiger de l'autre ?... — Toujours est-il que vous me créez là un furieux embarras... Que faire ? Est-ce à votre main droite, est-ce à votre main gauche que je dois m'adresser ?... — Certes, j'étais loin de prévoir, en défendant ailleurs (1) contre vous ce pauvre empirisme, que j'allais bientôt vous surprendre en flagrant délit de société secrète avec lui...

Eh ! savez-vous bien ce que vous faites, Monsieur, en flagellant ainsi l'empirisme ?... Vous l'autorisez à vous accuser de *jalousie...* — Et bien des gens, même parmi les savants, les académiciens, même, *proh pudor !* parmi les médecins, pensent que ce n'est pas tout à fait à tort. — Ne vous y trompez pas, malgré toutes vos railleries, malgré tous vos bons mots, malgré vos petites anecdotes et historiettes, plus ou moins authentiques, malgré vos fulminants anathèmes, l'homme d'esprit qui aura obtenu d'un empirique le bénéfice d'une guérison que vous, savant officiel, n'avez pu lui procurer, vous jettera toujours à la face le terrible argument de Galilée : *E pur si muove...,* *et pourtant il m'a guéri.* Eh bien ! moi qui n'ai aucune

____

(1) *Lettres au docteur Bretonneau,* p. 142 et suiv.

espèce de *rancune* contre l'empirisme *(honnête,* bien entendu), je vous déclare que je ne voudrais rien accepter de lui, avant d'en avoir scientifiquement *pesé* la valeur pratique. Il est vrai que je possède, pour cette opération préliminaire, une *balance* exacte, et que vous n'en avez pas, — Cette *balance,* dont vous êtes privé, soit parce qu'il entre dans vos vues de la dédaigner, soit parce que vous n'en avez pas compris l'importance, c'est, je vous l'ai dit et redit, l'expérimentation méthodique et raisonnée des médicaments, non pas sur l'*homme malade, sur les plantes, sur les animaux,* sur les cadavres, mais sur l'homme SAIN.

Oui, Monsieur, l'expérimentation sur l'homme sain, très-légitimement appelée par son immortel auteur EXPÉRIMENTATION PURE, voilà l'unique base, le seul *criterium* de la vérité thérapeutique, voilà l'unique source où vous devez chercher la *spécificité de la médication.* Hors de là, point de progrès en médecine, point de science ; hors de là, l'art, je ne dirai point de guérir, Dieu m'en garde ! mais de traiter les maladies de l'homme, restera éternellement ce qu'il est, ce qu'il a toujours été : un non-sens théorique et un danger pratique.

Une chose, ici, m'étonne et me confond : Comment se fait-il qu'une idée aussi simple, tellement simple que moi, petit et chétif entre tous, qui non-seulement ne suis rien, mais n'ai même pas la capacité d'être quelque chose, j'ai pu la saisir au vol et en calculer l'immense portée aussitôt qu'elle est venue frapper mon attention ; comment se fait-il que l'idée élémentaire d'expérimenter sur l'homme bien portant les substances destinées à guérir l'homme malade soit restée incomprise des princes de la science, malgré les grands travaux de Hahnemann et de son école, connus du monde entier depuis plus d'un demi siècle?..

Et voyez l'inconséquence ! Le docteur Bretonneau, qui dédaignait, sans doute autant que son illustre disciple, l'expérimentation médicamenteuse sur l'homme sain, trouvait tout naturel, paraît-il, de l'appliquer aux animaux *non malades*, sans réfléchir que la valeur d'un résultat comparatif se déduit rigoureusement des rapports qui existent entre les termes de comparaison ; de sorte que, plus ces rapports sont intimes, complets, plus les résultats comparés se rapprocheront et auront de valeur relative. Entre la valeur de l'expérience sur l'homme sain par rapport à l'homme malade, et celle de l'expérience sur l'animal sain, par rapport à ce même homme malade, il y a toute la distance qui sépare l'homme de l'animal. Et cette distance augmente à mesure que l'*espèce animale* soumise à l'expérimentation s'éloigne du type humain.

Ceci ne veut pas dire que les expériences sur les animaux doivent être abandonnées, comme inutiles ; mais leur utilité, au point de vue pratique, étant assez restreinte, il importe de bien préciser les cas où elles sont susceptibles de rendre des services réels. — Privé de langage proprement dit, parce que son intelligence ne va pas au-delà de ses besoins physiques, à l'expression desquels suffisent quelques sons monotones et inarticulés, l'animal ne peut nous dire, ni où, ni comment il souffre, ni où, ni comment il est impressionné par les agents que nous introduisons dans ses organes. De sorte que, pour arriver à un résultat appréciable et significatif, il faut pousser les doses jusqu'à l'empoisonnement ; et alors, l'expérience, destinée à la thérapeutique, peut tourner au profit exclusif de la *toxicologie ;* je dis *peut* tourner, car nous avons à distinguer ici l'empoisonnement rapide, foudroyant, qui ne saurait guère intéresser en effet que les toxicologues, de l'intoxication lente, graduée, méthodique, déterminant à la longue des altérations organiques graves, persistantes et caractéristiques. — C'est dans ce dernier cas seulement, que ces sortes d'expériences acquièrent une importance exceptionnelle, assez mal comprise de l'école classique.

S'il n'est permis, dans aucun cas, d'empoisonner l'homme sain, au profit de l'homme malade, on peut très-bien, sans offenser la morale et léser la conscience, sacrifier l'animal à la santé de l'homme. Or, il y a lieu d'en venir à ce sacrifice, toutes les fois que les substances à expérimenter sont capables, soit par leur nature, soit par la durée de l'expérience, d'altérer profondément la santé et surtout de compromettre la vie.

Si vous étiez un peu plus au courant des travaux de l'école homœopathique, Monsieur le Professeur, vous sauriez que des expériences très-intéressantes, entreprises, d'après les données que j'indique, par des médecins distingués de cette école, ont donné les plus heureux résultats. — Ainsi, pour ne citer qu'un exemple, M. le docteur Curie, après avoir soumis, pendant un certain temps, des *lapins* à l'action de la teinture de *bryone,* dont il avait soin d'augmenter progressivement les doses, a trouvé le tube laryngo-trachéal de ces animaux (morts par *asphyxie*) , tapissé et comme doublé de *fausses membranes* parfaitement organisées, depuis la base de la langue jusqu'aux divisions bronchiques. Il en a conclu, ce que l'expérience clinique n'a pas tardé de confirmer, que la bryone devait être un des meilleurs *spécifiques* du *croup* et de l'angine *pseudo-membraneuse* (1).

Qui nous dit que l'on ne parviendra pas, quelque jour, en marchant avec intelligence et persévérance dans cette voie, réellement *féconde*, à découvrir les *spécifiques* de certaines affections réputées incurables. telles que la phthisie tuberculeuse, le cancer, etc. ?.. Toujours est-il qu'il vous serait assez difficile, je crois, de nous montrer parmi la série des *longues et laborieuses expériences* du docteur Bretonneau, l'équivalent du remarquable fait que je viens de vous signaler.

Autre inconséquence ! — *L'observation de chaque jour avait prouvé* au docteur Bretonneau que le quinquina peut déterminer chez un grand nombre de sujets une véritable fièvre intermittente, avec ses trois stades successifs : frisson, chaleur et sueur ; et que, loin de céder à de nouvelles et plus fortes doses du médicament, cette fièvre ne manque pas de s'exaspérer (2). — Vous ajoutez vous-même, Monsieur, que cette fièvre est une espéce de cercle vicieux, d'où le patient ne sort pas toujours avec avantage (3).

---

(1) *Bulletin de la Société hom. de France.* — Juin, 1860, — p. 77 et suiv.

(2) *Journal des connaissances médico-chirurgicales,* t. I, p. 136.

(3) Trousseau et Pidoux. — *Matière médicale.*

La conclusion de ces prémisses était bien simple ; puisque, selon le docteur Bretonneau, de *nouvelles et fortes doses du remède*, loin de chasser la fièvre, l'*exaspèrent ;* puisque d'après M. Trousseau, la *répétition* des doses, en pareil cas, est un véritable *cercle vicieux*, comment MM. Bretonneau et Trousseau n'ont-ils pas vu que l'expérience sur l'homme *malade*, qu'ils préconisent à l'exclusion de toute autre, n'a ici aucune espèce de valeur, faute de distinction possible entre les symptômes morbides et les symptômes médicamenteux ?... — Et puis, pourquoi borner au quinquina cette analogie des symptômes du remède avec ceux de la maladie qu'il guérit ? Est-ce qu'il n'en est pas de même du mercure, par rapport à la syphilis, de la belladone, par rapport à la scarlatine, etc. ? Mon Dieu, soufflez donc dans les têtes savantes des fils d'Esculape un peu de cet esprit *généralisateur*, seul capable d'imprimer aux sciences une marche ascendante !...

Je n'aurais plus à vous parler de la SUBSTITUTION, Monsieur le Professeur, si vous n'aviez jugé à propos, en terminant votre discours, de l'opposer d'une manière grossièrement injurieuse au principe homœopathique. Revenons donc encore, puisqu'il le faut, à cette *théorie féconde*, dont je vous avais cru jusqu'ici (pardonnez-moi mon ignorance sur ce point important de l'histoire des *inventions* modernes) le légitime père et *fondateur*. Après tout, que les *fondements* de la trouvaille aient été jetés par le disciple ou par le maître, ceci ne fait absolument rien à la chose, et la théorie n'en sera ni plus ni moins *féconde* que ne le comporte sa nature *fécondante*.

Voulez-vous que je vous en donne en deux mots l'exacte

définition de cette fameuse *théorie*, sur laquelle vous ne visez à rien moins qu'à bâtir un nouveau système thérapeutique ? — C'est tout simplement la très-fausse et très-empirique application d'un grand principe incompris, laquelle application n'est elle-même qu'un odieux *larcin* mal dissimulé.

Mieux que personne, vous connaissez, Monsieur le Professeur, l'étroite *parenté* qui existe entre le principe fondamental de l'homœopathie et celui que vous avez donné pour base à votre *substitution*. — Laissant de côté la différence radicale et absolue d'*application*, par suite de laquelle vous n'avez su tirer de la grande loi de *similitude* ou d'*analogie*, qu'une routine absurde et souverainement dangereuse, tandis que Hahnemann en a fait, lui, le fondement impérissable de la doctrine la plus rationnelle, la plus complète, la mieux coordonnée qu'ait enfantée jusqu'ici le génie médical ; laissant de côté cette question complémentaire, sur laquelle je crois avoir suffisamment insisté déjà, je veux me borner ici à la *communauté de principes*, reconnue par vous, entre l'homœopathie et ce que vous appelez *substitution ;* et, déduisant de cette communauté une *filiation nécessaire*, qui réduit le litige à une simple question de *priorité*, devenue par vos soins délicats une question d'*honnêteté*, je me permettrai de vous demander où en était votre *substitution*, et à quelles expériences thérapeutiques ou pathologiques se livrait son prétendu fondateur, votre maître, vers le commencement de ce siècle, il y a quelque soixante ans, alors que le *patriarche* de l'école homœopathique, comme vous l'appelez par dérision, donnant l'essor à son génie créateur, jetait subitement la stupéfaction et l'alarme dans le camp du vieux galénisme germanique, par la première publication de sa *matière médicale pure,* ouvrage colossal, sans précédents, que l'on a osé lui contester, sous prétexte que *vingt académiciens,* travaillant sans relâche pendant un quart de siècle, n'auraient pu suffire à la tâche; — comme si vingt académiciens, vous compris, Monsieur le Professeur, pouvaient peser quelque chose dans la balance, à côté d'un homme de cette taille!...

Et si votre substitution était encore dans les futurs contingents à cette époque, et même longtemps après, quand déjà l'homœopathie remplissait le monde, d'où l'avez-vous donc tirée, *honnêtes substituants?....* J'attends votre réponse, et j'y compte ; car il s'agit ici d'une affaire de *probité scientifique.* .. Jusque-là, votre substitution ne saurait être à mes yeux qu'une pauvre fille *bâtarde,* dont la honte originelle doit retomber tout entière sur ceux qui, dans un but facile à saisir, ont cru devoir cacher avec grand soin sa légitimité. — M'avez-vous compris, Monsieur le Professeur?...

Afin d'en finir sur ce point, tout personnel, de la discussion, je répète que le docteur Bretonneau, malgré ses *longues et laborieuses expériences* sur les plantes et sur les bêtes, sur les morts et sur les vivants (*malades,* bien entendu), n'a réellement rien *fondé.* Pour *fonder,* en matière scientifique, je veux dire pour créer et synthétiser une doctrine, un système, une méthode, il faut du GÉNIE; et le docteur Bretonneau n'avait que de l'*esprit,* un esprit fin et subtil, ingénieux et sagace, remarquablement *original* surtout, mais un esprit de détails et d'analyse minu-

risme, en dernière analyse, avec cette seule différence qu'autrefois c'étaient les prêtres qui le monopolisaient, tandis qu'aujourd'hui ce sont les docteurs de la Faculté? — Qu'y avons-nous gagné?... — Ce qui intéresse réellement le public, c'est de savoir si le *hasard*, source première de l'empirisme, a changé de nature en se réincarnant dans l'*induction;* si nous avons cessé de marcher à *tâtons;* si notre bazar thérapeutique ne ressemble plus à une *boutique de nouveautés*, dont la marchandise de circonstance se renouvelle sans cesse, en raison des exigences de la mode et des calculs de la spéculation.

Vous flétrissez avec indignation, comme tout honnête homme doit le faire, cet empirisme *charlatanesque*, exploiteur et empoisonneur, qui, grâce à l'*annonce* et à la réclame, est devenu à coup sûr la plaie la plus sale, en même temps que la plus dangereuse de l'époque. Mais savez-vous bien d'où procède cette lèpre honteuse et vorace? — De vos fausses théories, de votre humorisme, de votre solidisme, de votre *chimiatrie* surtout. Serions-nous affligés de la *médecine Leroy* et de l'*élixir anti-glaireux*, sans l'humorisme? Verrions-nous la quatrième page des journaux chaque jour salie par l'annonce et la réclame, sans la chimiatrie?...

J'ai beau chercher, Monsieur, je ne puis découvrir qu'un seul moyen de détruire le mauvais empirisme et de perfectionner le bon, c'est d'asseoir votre édifice thérapeutique sur les bases que je me suis efforcé de vous indiquer. — Lorsqu'il sera bien reconnu de tous que vous n'entendez admettre dans votre arsenal de matière médicale que des instruments éprouvés, ayant subi le contrôle

préalable de l'expérimentation pure, et que vous rejetez impitoyablement, comme absurdes, tous les amalgames de substances hétérogènes ; alors, vous verrez disparaître ces *arcanes*, qui stimulent si fort votre verve caustique, et le charlatanisme aura fait assez de dupes. — Mais, comment ne vous êtes-vous pas encore aperçu que c'est précisément cette préférence marquée du public pour les *remèdes secrets*, qui est la condamnation la plus éclatante de la médecine savante ? — Est-ce que les *gens d'esprit* seraient assez *bêtes* pour s'adresser aux charlatans, si vous saviez un peu mieux les guérir ?... Allez, chaque chose a sa raison d'être, ici-bas, même la *bêtise* humaine.

Après avoir nié la science, vous conseillez l'ABSTENTION : rien de plus logique. En effet, si la médecine ne peut sortir de l'empirisme, ce qu'il y a de mieux à faire c'est de ne *rien faire*. — Mais, est-ce bien vous, Monsieur le Professeur, vous, sinon l'inventeur, du moins le plus ardent défenseur de la *saturation à hautes doses*, qui venez aujourd'hui nous conseiller l'abstention?... *Quantum mutatus ab illo !*

A propos de l'*abstention*, je ne puis me défendre de vous dire deux mots d'un petit incident qui a excité quelque rumeur, dans votre camp comme dans le mien. Je veux parler du *prix* récemment proposé par l'Académie de médecine (1) pour le meilleur mémoire sur la valeur comparative de l'EXPECTATION dans le traitement de la *pneumonie*. Certes, ce ne sera pas moi qui irai m'insurger contre cette mesure officielle. Après avoir soutenu, à mes

(1) *Bulletin de l'Académie impériale de médecine*, t. xxvi, p. 161.

risques et périls, cette thèse hardie, que la mortalité générale, dans une ville ou une contrée, augmente en raison
directe du nombre des médecins dont l'une ou l'autre est
affligée, il me siérait mal de chercher noise à l'Académie
quand elle vient m'offrir le moyen de confirmer expérimentalement mon dire. Loin donc de blâmer la savante
société de sa mesure, je l'engagerais plutôt, si mes conseils pouvaient parvenir jusqu'à elle, à la *généraliser.* Et,
en lui donnant cet avis sincère, je ne craindrais, ni d'en-
gager ma conscience, ni de troubler la sienne. Car, en
supposant qu'elle ne soit pas fixée encore sur le résultat
des expériences en cours d'exécution, elle ne peut ignorer
celui des expériences faites, il y a plusieurs années déjà,
en Autriche, en Ecosse, en Hollande ; or, ce résultat,
d'après le tableau comparatif que j'ai sous les yeux (1),
est tout à l'avantage de l'*expectation,* qui ne donne qu'une
moyenne de *douze morts* pour cent, contre *vingt neuf*
par l'ensemble des divers traitements classiques. Et si
l'on veut bien remarquer que cet avantage hors ligne de
l'expectation se rapporte à l'une des maladies les plus
communes et les mieux connues, on comprendra que
l'*induction,* qui m'a dicté le conseil qui précède, n'est pas
un motif absolument sans valeur, ici du moins. — Il est
vrai que ce n'est point là précisément la meilleure voie
pour arriver à la découverte des *spécifiques...* — Que
voulez-vous! les meilleures choses ont leurs inconvénients... tant pis pour la *spécificité!*

(1) *De l'Empirisme et du progrès scientifique en médecine,* etc.
p. 128.

Mais, est-ce bien le *pur* intérêt de la science et de l'humanité qui a guidé, dans cette circonstance, messieurs les immortels?... ou du moins est-on fondé à croire que ce double intérêt a été *l'unique mobile* de leur grave décision? — La question, quoique un peu personnelle, mérite d'être examinée.

L'Académie sait bien, puisqu'elle le déclare elle-même, que la science n'existe pas, *n'est pas faite;* il serait donc souverainement ridicule de supposer qu'elle base ses déterminations sur le néant. Mais l'Académie sait aussi, ne peut pas ne pas savoir qu'il existe autour d'elle une certaine école dissidente, un peu trop ambitieuse et progressive, à son gré, qui ne compte guère que des succès, dans le traitement de la pneumonie (*franche*), comme, du reste, dans celui de beaucoup d'autres affections qui font le désespoir de la science orthodoxe. Or, l'Académie, qui ne connaît pas de rivaux en fait d'*intolérance*, ne saurait admettre que le salut puisse être cherché et trouvé hors de son sein. Alors elle s'est dit : Puisque moi, gardienne infaillible du dogme médical, je n'ai cessé, en vertu de mes pouvoirs et priviléges, de condamner et d'anathématiser, *ex cathedra*, l'homœopathie (car c'est bien elle que l'on a ici en vue...) comme un *rêve creux*, une *théorie mensongère, une ridicule et honteuse mystification*, équivalant à zéro, et que, nonobstant cela, l'impertinente s'avise de guérir mieux que moi la pneumonie, il s'agirait, pour la confondre, de prouver expérimentalement que la pneumonie peut guérir toute seule, sans traitement aucun, par l'*expectation*, en un mot. — Essayons donc sur la *vile multitude*, que nous livrent sans défense la loi et la bienfaisance publique, *faciamus experientiam in anima vili...*

4*

— Quel bon tour joué à ces pauvres homœopathes, si nous avons la chance de réussir ! N'est-ce pas bien cela, Monsieur le Professeur? — Si vous dites non, voici ma réplique :

« *Encouragés par les succès* que les sectateurs de Hah-
« nemann prétendaient obenir de leur méthode de
« traitement dans la pneumonie, des médecins, suivant
« en cela d'ailleurs l'exemple qui leur avait été donné
« par d'autres, ont soumis leurs malades à l'expectation. »
(Trousseau. — *Clinique médicale,* t. I, p. 606.) — Sui-
vent les noms des expérimentateurs : Magendie, Dietl,
Niemeyer, Schmidt, etc., et la conclusion de l'auteur :
« Elle (la pneumonie) tend généralement (pourquoi pas
« *toujours,* comme toutes les maladies possibles?) vers
« la guérison, et celle-ci arrive généralement du neu-
« vième au douzième jour. » (Id., ibid.)

A cette conclusion, un peu timide, permettez-moi d'opposer celle que voici :

Etant expérimentalement démontré que l'homœopathie l'emporte autant sur l'expectation que celle-ci l'emporte sur toutes les autres méthodes classiques, dans le traite-ment de la pneumonie, et l'*induction* nous autorisant à penser qu'il en est de même par rapport à la généralité des affections curables, aiguës ou chroniques, la logique, d'accord ici avec l'intérêt le plus sacré de l'humanité, vous place dans l'alternative, doublement obligatoire, ou de fermer les portes de vos écoles, ou d'adopter la méthode de Hahnemann... (1).

(1) Ceci ne résout pas tout à fait la question posée, qui était de savoir au juste à quoi s'en tenir sur les *prétendus succès* des sectateurs

Puisque nous voilà sur le chapitre de l'homœopathie, je vais vous dire, avec ma franchise habituelle, ce que je pense de la manière dont vous l'envisagez dans vos *conférences.*

Après avoir signalé à vos auditeurs « l'étrange diffi-« culté de l'art, » et stigmatisé « l'outrecuidance de ceux « qui veulent s'improviser médecins, » alors qu'il « faut « tant d'habileté, tant d'études, pour s'avoir *s'abstenir,* « tant d'apprentissage pour savoir qu'il y a du danger à « agir, » vous vous écriez :

« C'est à vous, Messieurs, que je veux en appeler, « c'est à vous, qui, pour la plupart, après une vie de « labeurs, après un long apprentissage, avez pu exceller « dans l'art que vous exercez ; c'est à vous que je deman-« derai quel état vous devez faire des nonnes, des châ-« telaines, des sorciers, des *homœopathes,* des vendeurs « d'eaux miraculeuses, des somnambules, des rebouteurs, « de toute cette classe, de toute cette tourbe d'empi-« riques dont j'aurai à vous parler dans notre prochaine « conférence. »

de Hahnemann, dans le traitement de la pneumonie. Pour bien se fixer sur ce point, il fallait, après avoir comparé l'ensemble des traitements classiques avec l'expectation, comparer celle-ci avec la méthode hahnemannienne, telle qu'elle est pratiquée par ses adeptes dans les hôpitaux spéciaux. De cette manière l'expérience eût été complète ; mais on avait sans doute de sérieux motifs de craindre que le résultat obtenu ne fût pas celui qu'on cherchait... — Car, si les statistiques des expérimentateurs donnent une moyenne de douze morts sur cent par l'expectation, celle des *sectateurs de Hahnemann* ne vont guère au-delà de quatre pour cent : différence en faveur des dernières : 8 pour cent. —

Je demanderai à mon tour aux ouvriers de l'Association Polytechnique, dont un certain nombre, à coup sûr, se font traiter par des homœopathes (témoin la *pétition* récemment adressée au Sénat par quelques milliers d'entre eux dans le but d'obtenir un hôpital homœopathique) (1), *quel état ils doivent faire* d'un médecin qui ne craint pas de traîner publiquement dans la boue d'autres médecins, ses confrères, au point de les confondre avec les *sorciers*, les *vendeurs d'eaux miraculeuses*, les *rebouteurs*, etc., en un mot, de les noyer parmi la *tourbe* des charlatans de la pire espèce, par cela seul qu'ils ont cru devoir, dans un but qu'il n'est permis à personne de soupçonner, sortir de l'ornière classique?... — Oh ! que celui-là connaissait bien la race d'Esculape. qui a donné pour emblème à son dieu le SERPENT ! et celui qui a dit : *invidia medicorum pessima !...* — Oui, Monsieur, l'ENVIE, la noire et perfide envie, si fidèlement représentée par le *serpent*, voilà bien le chancre qui vous dévore, malgré l'apparence de la plus florissante santé, voilà bien le poison âcre et corrosif qui circule dans vos veines, et

---

(1) Induit en erreur par de *faux renseignements*, émanés de l'administration de l'assistance publique, systématiquement hostile à l'homœopathie, le Sénat, malgré les rapports favorables de M. A. Thayer et l'admirable discours de M. le président Bonjean. a cru devoir écarter la pétition par *l'ordre du jour.* —

Il y a des victoires qui sont des défaites... —

(Voir : *L'homœopathie dans les hôpitaux, mémoire à propos de la pétition des ouvriers de Paris et de la discussion au Sénat.* (Séance du 1er juillet 1865). — Paris, chez J. B. Baillère et fils, rue Hautefeuille, 19.

dont tous vos sarcasmes, toutes vos impertinences, toutes vos insultes, sont impuissants à dissimuler les ravages. — L'avenir est à nous, malgré vous, et vous le savez..., *inde iræ...*

Si ce n'était une besogne des plus ingrates que de s'attacher à relever toutes vos contradictions, je vous ferais remarquer l'insigne maladresse qu'il y a à railler les homœopathes sur la *nullité* prétendue de leurs moyens d'action, alors que l'on proclame que le comble de la sagesse est de *savoir s'abstenir...*

Mais, voyons comment va nous traiter l'éloquent professeur dans sa deuxième *conférence :*

« Je ne dirai pas que l'homœopathie, qui est une autre
« branche de l'empirisme, ne renferme pas de croyants.
« Cependant, j'affirme que je connais quelques homœo-
« pathes ayant foi en ce qu'ils font. C'est une chose
« étrange que de croire à l'homœopathie; mais enfin,
« que voulez-vous que j'y fasse? — Il y a des gens qui
« croient à tant de choses, qu'en vérité ils peuvent bien
« croire à celle-là. » Témoins ceux qui croient à la *substitution*, au *contre-stimulisme*, à la *révulsion*, à la méthode *altérante...*, et autres *théories fécondes, ejusdem farinæ.*

Ah! vous *affirmez cependant*, malgré l'*étrangeté de la chose*, que vous connaissez *quelques homœopathes* assez niais pour avoir foi en ce qu'il font. Ceci veut dire que la plupart de ceux qui se trouvent en dehors de la catégorie très-restreinte de vos connaissances, et le nombre en est grand, rentrent naturellement, faute de la *foi* requise, dans la *tourbe* des empiriques de la mauvaise espèce; de

sorte que moi, par exemple, qui n'ai pas l'insigne honneur d'être connu de vous, et quelques milliers de mes
confrères, dans le même cas, nous sommes tous de vils
charlatans, des jongleurs, des marchands d'orviétan, etc.
et que les nombreux clients, de toutes les classes, qui
s'adressent à nous, sont des imbéciles, prenant des vessies
pour des lanternes... — *Niais* ou *fripons* : choisissez,
nous dites-vous ; on n'est pas plus poli.

Mais, de grâce, Monsieur, ne soyez donc pas si sévère
envers les homœopathes qui n'ont pas foi en ce qu'ils
font. Je sais bon nombre des vôtres, et ce ne sont pas les
moins marquants, qui se trouvent absolument dans le
même cas : daignez lire ma 10e *lettre au docteur Bre-*
tonneau (1), et vous verrez... — Tenez, je vais plus loin :
Si j'avais l'honneur de porter la croix de *commandeur*
(ne vous scandalisez pas ! ce n'est qu'une supposition),
je la parierais bien contre une chétive médaille de cuivre,
que vous-même ne croyez pas le plus petit mot du caté-
chisme que vous enseignez avec tant d'éclat ; vous voyez
que je ne vous prends point pour un sot...

Poursuivons :

« Avant de parler de l'homœopathie, j'ai voulu en
« essayer. J'en ai essayé publiquement dans les salles de
« mon hôpital ; non pas que je me croie permis de faire
« une expérience sur des malades d'hôpital : je l'ai faite
« dans des cas où je pouvais faire de la médecine expec-
« tante, où je pouvais attendre, dans des cas où la ma-

(1) *L'avenir de l'homœopathie, lettres à M. le docteur Bretonneau,*
par le docteur Chauvet, 10e lettre.

« ladie devait se guérir par les efforts de la nature, ou
« bien était au-dessus de toutes ressources. Je me croyais
« permis parfaitement de donner des médicaments que
« je regardais comme tout à fait inoffensifs, après en avoir
« fait usage sur moi-même, d'abord. — Pendant plus de
« six mois, à l'Hôtel-Dieu, en compagnie d'un de mes
« très-bons amis, homœopathe très-convaincu, j'ai fait
« des expériences avec des globules homœopathiques, et
« je vous déclare sur mon honneur que jamais, une fois
« dans ma vie, je n'ai vu un effet que je pusse et que je
« dusse rapporter à l'action de ces remèdes. »

J'admire votre prudence, Monsieur le Professeur, et
votre tendre sollicitude pour les sujets soumis à vos expériences me touche jusqu'aux larmes. — Aller jusqu'à
expérimenter d'abord sur vous-même ces redoutables petits
riens, appelés *globules*, *avant* d'exposer vos chers malades
d'hôpital au danger de leur action!... Mais c'est sublime,
cela!!! — Et..., sans doute, la louable précaution que
vous venez de prendre là, par rapport aux globules, vous
la prenez également par rapport aux *pilules*, aux *bols*,
aux *électuaires*, etc., etc., en un mot, à toute cette série
interminable et sans cesse renouvelée de préparations
secundum artem, dont vous *saturez* chaque jour vos malades, Dieu sait avec quel succès?... — Autrement, vous
me forceriez de vous accuser d'avoir DEUX POIDS ET DEUX
MESURES, ce qui deviendrait aussi peu honorable pour vous
que désagréable pour moi. J'attends votre *prochaine conférence* pour m'éclairer là-dessus.

Quoi qu'il en soit, en dépit de tant de précautions déli-
cates, de soins scrupuleux, vous venez nous déclarer, *sur*

votre honneur, que jamais une fois dans votre vie, pendant six mois, vous n'avez vu *un* seul petit *effet que vous pussiez et dussiez rapporter à l'action de ces remèdes* (les globules). Si le fait est aussi vrai que votre manière de l'énoncer est irréprochable, malgré votre *parole d'honneur,* malgré la *compagnie* (un peu suspecte...) de ce *très-bon ami, homœopathe très-convaincu,* qui pourrait bien être (s'il a jamais été quelque chose...) un très-bon *compère,* j'ose espérer que la partie ne sera pas tout à fait perdue pour moi.

Est-ce que vous vous seriez quelquefois avisé, par hasard, Monsieur le Professeur, quand vous aviez besoin d'un habit, de vous adresser à votre *cordonnier?...* Et si vous ne voudriez pas d'un habit fabriqué par un cordonnier, de quel droit prétendez-vous me faire accepter, à moi, de l'homœopathie estropiée par un allopathe..., surtout quand celui-ci a intérêt à *gâter* la besogne?... Donc, votre marchandise m'étant plus que suspecte, je la refuse catégoriquement et vous la laisse pour compte. — Mais, peut-être que les allopathes, lorsqu'ils sont académiciens et professeurs, peuvent, exceptionnellement, sans encourir le reproche d'*outrecuidance, s'improviser* homœopathes et *exceller* dans un art qu'ils n'ont jamais appris...

J'ai admiré votre prudence, Monsieur ; que dirai-je de votre *délicatesse?* — Avec quelle sainte horreur vous vous défendez d'*expérimenter sur les malades d'hôpital, in anima vili !* « Ce n'est pas, vous écriez-vous, que je me crois permis, etc. » — Aussi, afin de n'avoir rien à vous reprocher, avez-vous très-particulièrement fixé votre choix sur « des cas où la maladie devait se guérir par les seuls efforts de la nature, ou bien était au-dessus de toutes ressources. » — Rien de plus édifiant, il est juste d'en convenir, qu'une semblable manière de procéder ; de cette façon, votre conscience, quelle que soit sa susceptibilité, n'avait pas le plus léger reproche à vous faire. — J'oserai seulement vous soumettre une petite observation : Je ne vois pas trop quel effet curatif il y avait à attendre des *globules*, chez des sujets dont les uns devaient nécessairement guérir, et les autres nécessairement ne pas guérir, avec ou sans remèdes...

Dans le premier cas, ou l'action du remède était semblable à celle de la nature médicatrice, ou elle lui était contraire ; si elle était semblable, c'est-à-dire *homœopathique*, les deux actions curatives marchant dans le même sens, il n'y avait pas lieu de les distinguer l'une de l'autre; — si elle était contraire ou *allopathique*, le résultat ne pouvait qu'être, sinon tout à fait nul, du moins inappréciable, par le double motif que cette action était sans but, et qu'un modificateur *dynamique* ne saurait jamais produire qu'exceptionnellement et *indirectement* de ces effets physico-chimiques perturbateurs, tels qu'est en droit de les exiger un expérimentateur habitué à secouer rudement son monde. — Dans le second cas, celui où le *mal était au-dessus de toutes ressources*, que diable voulez-vous que fissent les globules, là où il n'y avait absolument rien à faire ?... — A l'impossible nul n'est tenu, pas même les *globules*.

Il s'agit maintenant d'initier ces honnêtes ouvriers de l'Association Polytechnique au grand mystère du *globule*, que vous placez très-spirituellement entre la *queue de la vache indoue* et les *trois poils de la barbe de Mahomet,* sans parler des *pilules du Lama,* et d'une infinité d'autres jolies choses, que votre vaste érudition est allée dénicher un peu partout, jusque dans les plus vieilles traditions de l'Egypte et de l'Inde.

« Peut-être bien, Messieurs, ne savez-vous pas tous
« exactement ce que c'est qu'une dose homœopathique ;
« écoutez un instant ;

« Vous prenez une goutte de suc de pavot, qui contient
« de l'opium, vous la mettez dans 100 gouttes d'eau dis_
« tillée, puis vous agitez d'une certaine façon le petit
« flacon dans lequel le tout est contenu, et vous donnez
« trente-cinq secousses, mais entendez-le bien, ceci est
« sacramentel, de *l'est à l'ouest;* je ne plaisante pas le
« moins du monde. »

Ceci, entendez-le bien à votre tour, Monsieur, car je ne plaisante pas non plus, moi, *ceci* est une STUPIDITÉ que je vous renvoie, avec un sentiment très-énergique, qu'il se-rait par trop impoli de vous exprimer...

Il y a, du reste, dans cette instruction sur un sujet in-connu à peu près autant d'erreurs que de mots. — Le *gé-nérateur* des dilutions homœopathiques ne résulte pas, comme vous le dites si légèrement et si inexactement, de l'introduction d'*une goutte* de suc d'une plante, *pavot* ou autre, dans 100 *grammes d'eau distillée,* mais bien du mélange, à *parties égales,* de ce suc avec de l'*alcool rec-tifié,* cela s'appelle *teinture mère.* — Et quant aux *dilu-tions* graduées qui proviennent de cette teinture, leur conservation exige impérieusement qu'elles aient aussi l'*alcool* pour véhicule.

Continuons :

« Vous prenez une goutte de ces cent gouttes, vous la
« mettez dans cent autres gouttes d'eau distillée (toujours
« de l'*eau distillée*, comme s'il s'agissait d'une prépara-
« tion *selon l'art*), et vous faites comme précédemment.

« Notez que chaque goutte ou chaque division s'appelle
« une dilution ou une atténuation. Si vous prenez une
« goutte de la première, c'est un centième de grain; si
« vous prenez une goutte de la deuxième, c'est un cen-
« tième de grain multiplié par cent, c'est-à-dire un dix-
« millième de grain. A la troisième atténuation, c'est un
« millionnième de grain; mais comme on fait cela trente-
« deux fois, on arrive à une fraction dont le numérateur
« étant un, le dénominateur est un, suivi de soixante-
« quatre zéros, c'est-à-dire que la goutte de suc de pavot
« se trouve maintenant répandue dans une quantité de
« liquide qui serait contenue dans une sphère ayant un
« diamètre plus grand que la distance de la terre au so-
« leil, calcul que vous pouvez faire chez vous. »

Et pourtant tout cela est contenu dans trente-deux fois
5 grammes de liquide, équivalant à une *potion* officinale
ou magistrale de 160 grammes!.... comprenez-vous cet
étrange mystère, Monsieur?

« M. Korsakoff a été plus loin : la trente-deuxième, dit-
« il, *c'est trop fort!*... Il est allé jusqu'à la mille cinq
« centième atténuation, c'est-à-dire jusqu'à une fraction
« dont le numérateur est un et le dénominateur un, suivi
« de 3,000 zéros! voilà où arrive la folie homœopa-
« thique! »

Soyez tranquille, Monsieur le Professeur, la *folie ho-*

mœopathique ne descendra jamais dans les sentiers ténébreux et fangeux où s'agite stérilement, en se couvrant de ridicule et de boue, la *folie allopathique*. Rappelez-vous la longue excursion que nous avons faite ensemble dans le domaine féodal de la médecine classique.

« Savez-vous l'objection qu'on oppose? lorsque devant
« des homœopathes, moi tout le premier, les élèves de
« mon service, les malades qui riaient, nous prenions
« des flacons tout entiers de leurs globules, malgré leurs
« menaces d'une attaque d'apoplexie, d'un crachement
« de sang, de ceci ou de cela, sans jamais éprouver le
« plus petit effet; ils disaient : sans doute, nos doses agis-
« sent sur l'homme malade, mais non sur l'homme sain.

« Il n'y a qu'une petite difficulté, c'est que les expé-
« riences homœopathiques ont été faites sur l'homme sain
« par Hahnemann lui-même, le grand chef de l'école ho-
« mœopathique, le père de cette doctrine. Hahnemann
« s'attablait avec quatre, cinq, six de ses adeptes, tous
« hommes bien portants ; ils prenaient les remèdes, et,
« pendant huit, quinze jours, un mois, deux mois quel-
« quefois, ils écrivaient *consciencieusement* toutes les sen-
« sations qui traversaient la plus petite partie de leur
« corps ; c'est avec cela qu'a été faite la matière médicale
« de Hahnemann. J'en appelle à ceux qui voudront la lire,
« c'est une étude philosophique assez curieuse. — Par
« conséquent l'objection tirée de ce qu'on applique à
« l'homme sain ce qui doit être appliqué à l'homme ma-
« lade est une objection sans valeur. »

Pardonnez-moi mon incrédulité, Monsieur le Professeur ; vous avouerai-je que ces *homœopathes* qui se trouvent toujours là à point nommé pour remplir un rôle de dupes, me paraissent singulièrement suspects ?... Cette réserve faite, je vous dirai d'abord que les homœopathes qui vous *menaçaient,* dites-vous, d'une *apoplexie* foudroyante, d'un *crachement de sang* et autres petits accidents de ce genre, pendant que vous avaliez de pleins flacons de leurs globules, exagéraient un peu le danger. Les globules homœopathiques, fussent-ils pris par *flacons,* sont incapables, Dieu merci, de déterminer d'aussi graves perturbations. Laissons ce triste privilége à la *saturation altérante* ou *contre-stimulante* , voire à la *substitution.*

Quant à la nullité d'action des globules sur l'homme en santé, il ne m'en coûte guère de reconnaître que ceux qui sont censés vous avoir dit cela étaient dans l'erreur. Et tout en vous objectant que les doses homœopathiques *agissent sur l'homme malade, mais non sur l'homme sain,* ils vous menaçaient de mort, les malheureux, tandis que vous en avaliez, n'étant point malade !... Vous êtes vraiment trop généreux, Monsieur le Professeur, de n'avoir pas relevé sur l'heure une aussi flagrante contradiction. — Il est vrai que l'exemple de Hahnemann, *attablé avec ses adeptes, tous hommes bien portants,* dans le but d'expérimenter, était bien suffisant pour faire justice de la malencontreuse objection : si ces braves gens, qui n'étaient probablement pas tous *fous,* n'avaient eu de bons motifs pour compter sur des *effets,* ils se seraient sans doute épargné une besogne aussi désagréable qu'inutile. En vérité, plus j'y pense, plus je doute de l'*authenticité* de ces débonnaires *homœopathes...*

5

Mais, il ne suffit point, pour chanter victoire, d'avoir pourfendu un fantôme évoqué à propos. Voulez-vous *réellement* savoir, Monsieur, et c'est là toute la question, si les globules sont actifs ou inertes ? — Alors, imitez Hahnemann, dont vous feriez bien de ne prononcer le nom qu'avec un certain respect, avec le respect que certains hommes doivent naturellement à certains autres hommes...

— *Attablez-vous*, comme lui et ses adeptes, suivez exactement les prescriptions du *Père de la doctrine*, notez *consciencieusement* les résultats, puis vous jugerez. — Qui veut la fin, veut les moyens ; si vous voulez des *effets*, il faut de toute nécessité vous placer dans les conditions voulues pour en obtenir ; cela est clair comme le jour. — Mais, il est bien plus commode de faire de l'*esprit*, bon ou mauvais, que des expériences sérieuses ; il est bien plus facile de bâcler une mauvaise compilation, arbitrairement *classée*, qui durera... ce que durent les roses, que d'élever à force de labeurs, de temps et de persévérance, un monument durable. Vous parlez d'*étude philosophique !* Si vous aviez su, comme Hahnemann, appliquer la philosophie à la *matière médicale*, vous n'en seriez pas où vous en êtes...

« Mon Dieu, Messieurs, nous avons fait et nous faisons
« souvent aussi de la médecine homœopathique. J'avais
« pris chez le confiseur ce que l'on appelle des non-
« pareilles, petits bonbons blancs, bonbons qui sont gros
« comme un grain de millet, et qu'on met sur les bis-
« cuits de Savoie. Je donnai ces bonbons sortis de chez le
« confiseur, conjointement ou alternativement avec des
« globules homœopathiques. J'ai eu des effets, il n'y a

« pas de doute, comme j'en ai eu avec des remèdes ho-
« mœopathiques, c'est-à-dire qu'il arrivait que certaines
« femmes très-irritables, quand j'avais mis une grande
« solennité dans l'administration du remède, prenaient
« quelques accidents, quelques troubles nerveux d'une
« sorte ou d'une autre, et qu'en définitive, j'aurais été
« tenté, si je n'avais pas su ce dont il était question, d'at-
« tribuer à mon remède les effets que je constatais. »

« CONCLUSION : Entre le globule homœopathique, la pi-
« lule du Lama (faite avec du papier mâché) et le pèle-
« rinage aux trois poils de la barbe de Mahomet, il n'y a
« véritablement pas une grande différence. »

J'espère bien, Monsieur le Professeur, que vous ne
m'accuserez pas d'avoir abrégé, ni tronqué la citation,
qui peut se résumer ainsi : le globule homœopathique,
équivalant à zéro, est incapable de produire un effet
quelconque.

Ceci nous ramène à cette haute question de philosophie
médicale, sur laquelle j'ai tant insisté, et à laquelle je
vous demanderai la permission de revenir encore, parce
que la *tournure particulière* de votre esprit me fait
craindre que vous ne l'ayez pas bien comprise ; je veux
parler du *dynamisme médicamenteux*, parfaitement inconnu avant Hahnemann, le *grand chef de notre école*, le
père de la doctrine homœopathique, qui aura du moins la
gloire, lui, d'avoir FONDÉ quelque chose.

Au reste, en vous exprimant mes doutes sur votre aptitude à bien saisir la délicate question dont il s'agit, je ne
prétends pas, Dieu m'en garde ! contester votre rare mérite intellectuel. Quand on est Professeur, académicien,

membre de toutes les sociétés savantes du globe, commandeur de la Légion d'honneur, écrivain distingué, orateur disert, praticien en renom, on a nécessairement de l'esprit. Donc, vous avez de l'esprit, beaucoup d'esprit ; seulement, j'ai voulu dire que votre esprit, dans la circonstance actuelle, ne me semblait pas *tourné* du bon côté..., qu'il se dirigeait vers l'*occident*, tandis que le point à éclaircir se trouve situé justement à l'opposé ; voilà tout.

Pour comprendre le dynamisme médicamenteux, je vous l'ai dit, il faut être *vitaliste*, et vous ne l'êtes pas ; — il faut admettre, comme principe absolu, relativement au mode d'action des médicaments, la loi des semblables, et, sauf la très-mauvaise application que vous en faites, dans quelques cas, vous vous dirigez d'après la fausse loi des contraires ; — il faut individualiser les cas morbides, et vous les généralisez, vous traitez des maladies ayant un nom générique, c'est-à-dire des abstractions. Enfin, il faut chercher dans l'expérimentation sur l'homme sain, à l'exclusion de toute autre, les bases d'une thérapeutique rationnelle, et vous persistez à vous en tenir aux essais et tâtonnements sur l'homme malade.

Tout se tient, tout s'enchaîne dans un système bien coordonné. De l'expérimentation pure, pierre fondamentale de l'édifice, se déduit la loi des semblables, qui mène à l'individualisation des cas morbides ; comme de l'anthropologie philosophique dérive le vitalisme, qui explique et justifie ce dynamisme médicamenteux que je m'efforce de vous faire comprendre.

Un corps ne saurait être modifié que par des modificateurs du même ordre, obéissant aux mêmes lois ; s'il est vivant, il subira les influences vitales, et rien que ces influences ; — s'il est inerte, il subira les influences physiques et chimiques, et pas d'autres. — Il y a ici toute la distance qui sépare la vie de la mort, l'homme de son cadavre. — Qu'est-ce que la vie ? Une lutte incessante, un antagonisme perpétuel des lois vitales avec les lois physiques, lutte dont la mort marque la victoire définitive des dernières sur les premières. — Et c'est au moment le plus critique, dans le paroxysme de cette guerre sans trève ni merci, que vous venez, médiateurs imprudents, faire pencher la balance du côté de la mort, en paralysant par une intervention contraire, les forces de la vie !

La maladie, gardons-nous de l'oublier, est un acte purement vital, au même titre que la santé ; avec cette différence, que la force vitale suit la ligne droite dans le dernier cas, tandis qu'elle dévie de cette ligne dans le premier. Mais c'est toujours, remarquez-le bien, la même force qui est en action ; c'est toujours cette même force, ce même moteur, ce même principe dynamique, distinct et indépendant de l'organisme matériel, avec lequel il est accidentellement combiné, qui, par sa déviation du rhythme normal, sous l'empire d'influences contraires, constitue primitivement la maladie et crée secondairement les désordres que l'on nomme *lésions organiques*. C'est donc et par conséquent toujours aussi à cette force qu'il faut s'adresser pour rétablir l'ordre troublé.

Or, on ne saurait agir efficacement sur la force vitale déviée, qu'à l'aide d'une autre force analogue ; et telle est la raison du dynamisme médicamenteux, lequel consiste, ainsi que nous l'avons dit ailleurs, dans le dégagement des forces latentes d'une substance, par la division de ses molécules.

Je dis que cette *autre force* doit être *analogue* à celle qu'elle est destinée à régulariser, condition indispensable, sinon pour agir, du moins pour guérir. — En effet, dans quelque direction vicieuse que soit entraînée la force vitale, synonyme ici de *nature*, par des causes perturbatrices, elle s'efforcera constamment d'en sortir, afin de rentrer dans la voie normale, et elle traduira ses efforts conservateurs par des signes extérieurs, qui seront comme son *cri de détresse*, son *appel au secours*. En un mot, la *nature* se comporte vis-à-vis des influences morbifiques qui l'assiègent, exactement comme un individu en face du danger qui menace sa vie : *elle cherche à se sauver*. — Or, que feriez-vous, Monsieur, si un individu, tombé devant vous dans un puits, s'efforçait en vain d'en sortir ? — Est-ce que vous vous aviseriez de le repousser en bas, tandis qu'il ferait des efforts désespérés pour s'élever en haut ? — Assurément non. Vous tâcheriez, au contraire, de l'*aider* à se retirer du gouffre, en joignant votre force à la sienne, dans une action commune et synergique. — Eh bien ! Monsieur, la raison philosophique de la *loi des semblables* est là tout entière. — Chaque signe ou *symptôme morbide* est un cri de détresse, un appel au secours du principe vital, et l'*ensemble* de ces symptômes, en exprimant toute l'étendue du mal et déterminant sa forme, fonde le diagnostic et indique à l'homme de l'art le *genre de secours* le plus *convenable*. Sortir de cette voie tracée par la nature elle-même c'est s'égarer dans des abstractions.

Je disais tout à l'heure que le dynamisme médicamenteux consiste dans le développement, par la division moléculaire, de la force spéciale que contient, à l'état latent, toute substance capable de modifier l'organisme vivant ; et j'ajoutais que cette substance ne peut exercer une action curative qu'à la seule condition d'être ainsi dynamisée. — Mais alors, me dira-t-on, l'allopathie, qui n'administre ses drogues qu'en *masse*, ne guérit donc jamais ? Pas souvent, répondrai-je... ; et quand par hasard cela lui arrive, c'est bien malgré elle et à son insu. — Toutefois, ce serait une grave erreur d'attribuer exclusivement son impuissance à l'emploi de ses doses massives. Et ceci me fournit l'occasion de dévoiler une tactique fort habile de nos estimables confrères, laquelle consiste à *confondre*, dans des vues que je n'ai pas besoin d'indiquer, *l'homœopathie avec les doses infinitésimales*, représentées par les *globules*.

Ce n'est pas la *quantité* du médicament, mais bien sa *qualité* qui distingue, sous ce rapport, l'homœopathie de l'allopathie ; c'est-à-dire que la différence essentielle des deux méthodes thérapeutiques vient uniquement de l'opposition absolue de leurs principes directeurs.

L'homœopathie, ainsi que son nom l'indique, c'est la *loi des semblables ;* rien de plus, rien de moins. Appliquez cette loi dans votre pratique, Monsieur le Professeur, et, bon gré, mal gré, vous serez homœopathe. Par contre, vous aurez beau avaler ou faire avaler des *globules*, si vous en faites un usage aussi rationnel que celui que vous paraissez en avoir fait, *pendant six mois, à l'Hôtel-Dieu en compagnie de cet excellent ami l'homœopathe très-convaincu,* vous resterez allopathe. — Croyez-vous que le docteur Bretonneau fît de l'homœopathie lorsque, tout en atténuant ses doses jusqu'à *un vingt-six millième de grain,* il me disait avec ce fin sourire que vous lui avez connu : JE PROFESSE POUR CETTE DAME LE PLUS PROFOND MÉPRIS (1) ?...

Trêve donc à tous ces misérables *quiproquos,* Monsieur, et tachons d'envisager la question, s'il est possible, sous un aspect un peu plus *sérieux,* comme il sied à un professeur de la faculté de Paris.

Lorsque Hahnemann eut deviné l'immense portée de la loi de similitude, il ne voulut pas, à l'exemple des rares esprits supérieurs qui l'avaient entrevue avant lui, la laisser à l'état de lettre morte. Poussé par son génie éminemment positif et pratique, il résolut de soumettre la théorie à l'épreuve décisive d'une expérimentation méthodique et sévère. — Mais, rien n'ayant pu lui révéler jusque-là le secret du dynamisme médicamenteux, il dut, dès ses premiers pas dans la voie *féconde* qui s'ouvrait devant lui, expérimenter avec les doses usitées de son temps. — Ce n'est qu'*après* avoir constaté, sur lui-même et sur ceux de ses disciples qui consentirent à partager ses travaux, les nombreux inconvénients résultant de l'emploi de ces doses, qu'il fut amené à les diminuer de plus en plus ; et comme cette diminution progressive, loin de nuire à la manifestation des symptômes pathogénésiques, la favorisait au contraire, et rendait la perception de ceux-ci d'au-

______

(1) V. *L'avenir de l'homœopathie,* 1re lettre, p. 2.

tant plus nette que la quantité de matière médicamenteuse était moindre, il en conclut que les médicaments
n'agissent pas en raison de leur masse. De là au principe
de l'action dynamique directe des substances médicamenteuses sur le principe vital organique, il n'y avait qu'un
pas ; le génie de Hahnemann ne pouvait manquer de le
franchir. Ici du moins, on ne pourra pas lui reprocher
d'avoir été devancé par personne, et je défie bien le plus
érudit de trouver dans l'histoire de l'art le moindre indice
de cette magnifique conception, qui suffirait à elle seule
pour immortaliser son auteur.

Cependant, il ne faudrait pas accorder à cette grande
découverte une portée qu'il n'est jamais entré dans l'esprit de l'inventeur, ni dans celui d'aucun de ses *adeptes,*
de lui attribuer. — Il y a ici deux choses parfaitement
distinctes et qu'il importe de bien distinguer : un principe
absolu et une *application* relative. Le premier, se fonde
sur les rapports dynamiques de l'action médicamenteuse
avec la réaction vitale, sur la nécessité de combinaison
des deux forces curative et organique ; — la seconde, représentée par les doses infinitésimales, constitue, sans
aucun doute, le moyen incomparablement le plus efficace
et surtout le moins dangereux d'atteindre le but, c'est-à-
dire d'arriver à la guérison ; mais ce moyen n'est pas le
seul, et il ne m'en coûte nullement de reconnaître que,
dans certains cas exceptionnels, la *pilule* peut être pré-
férable au *globule*..., moyennant la condition, toutefois,
que celle-là, sous peine de rester *inerte*, finisse par se
transformer en celle-ci.

Je m'explique : Si, d'après Hahnemann et son école, la

maladie consiste essentiellemeut dans le *désaccordement*
des forces vitales, la guérison devra nécessairement con-
sister dans leur *réaccordement*. Or, une force ne peut être
réaccordée que par une autre force auxiliaire ; il faut
donc absolument, pour atteindre ce dernier but, que
l'agent curateur soit ramené d'une façon ou d'une autre,
à l'état de *force*, soit dynamisé ; voilà le principe. — Pour
le *réaliser*, il y a deux moyens : La dynamisation *artificielle* préalable, adoptée par l'immense majorité des homœopathes, et la dynamisation *naturelle*, consécutive à
l'ingestion du remède, dont l'allopathie abuse d'une manière si ridicule, sans se rendre compte de ce qu'elle fait,
ni se douter des dangers qu'elle suscite. — Si les doses
massives *agissent*, et elles n'agissent que *trop* en effet
le plus souvent, ce ne peut être, comme on l'enseigne,
par leurs propriétés physico-chimiques, mais parce qu'elles
se dynamisent, en se divisant, en s'atténuant, dans le sein
de l'organisme. La dynamisation artificielle a pour but
d'épargner à celui-ci un labeur dont le moindre inconvénient est d'être inutile. Si, dans certains cas exceptionnels, à distinguer par la sagacité du praticien, la nature
semble mieux s'accommoder des doses massives que des
doses dynamisées, il ne faut jamais perdre de vue les
dangers d'une *perturbation* trop violente, non plus que
ceux résultant de l'*accumulation* des doses, trop souvent
ou longtemps répétées. J'administrerai bien, *s'il le faut*,
à tel individu atteint de fièvre intermittente grave, *une ou
deux doses* ordinaires de sulfate de quinine. Mais si le
remède ne répond pas à mon attente, je n'irai point, par
d'inutiles essais, réitérés pendant des mois et des années,

comme cela se pratique habituellement, le forcer à faire ce qu'il me démontre itérativement ne *pouvoir pas faire*, au risque certain de m'enfermer et surtout d'enfermer le malade dans le *cercle vicieux* dont il a été question. — Il est vrai que j'ai pour cela précisément ce qui vous manque : des moyens de rechange, plus d'une corde à mon arc.

La puissance curative d'un médicament étant proportionnelle à son degré d'atténuation, il en résulte que celui-là sera d'autant plus *actif* que ses doses seront plus *atténuées*. Korsakoff avait donc tort, en supposant que la citation soit exacte, de s'écrier : La 32ᵉ, *c'est trop fort* ! car c'est justement le contraire qui est vrai. Il n'est pas de médecin tant soit peu versé dans la pratique de l'homœopathie, qui n'ait constaté, dans certaines affections très-chroniques et très-rebelles, l'efficacité comparativement plus grande des hautes atténuations, prises en une seule fois et à de longs intervalles. — Que ceci vous étonne, Monsieur, c'est possible, mais le fait existe, et toutes vos railleries, plus ou moins spirituelles, ne l'empêcheront point d'exister, comme tous mes raisonnements ne vous empêcheront pas de nier l'évidence et la logique, pour peu qu'elles vous contrarient.

Seulement, je dois vous prévenir que le *persifflage*, dont vous me paraissez abuser un peu..., est une arme d'assez mauvais aloi, c'est l'arme des impuissants. Lorsqu'on n'a plus rien à dire, on rit, et comme le rire est très-contagieux de sa nature, on en profite adroitement pour esquiver la question ; mais au fond celle-ci n'y perd rien. — Vous raillez Korsakoff sur ses 1,500ᵉˢ, qu'eussiez-vous dit si vous aviez connu les 10,000es? — A ce propos, il ne sera pas inutile de vous apprendre, puisque vous paraissez l'ignorer, que ces hautes dilutions ne s'obtiennent point par le même procédé que vous avez si bien décrit relativement aux autres ; ici, les atténuations sont le résultat pur et simple de la *succussion*, soit manuelle, soit à l'aide d'un instrument spécial appelé *dynamisateur*, et non plus de l'introduction d'une goutte de la précédente dilution dans la suivante. — De sorte que chaque secousse, ou nombre déterminé de secousses imprimé au flacon marque un degré ascendant de son contenu. Ceci va vous paraître sans doute une chose fort *étrange...* ; *que voulez-vous que j'y fasse?* les savants s'émerveillent de tant de choses !

Pourtant, en y regardant de près, le mystère s'éclaircit un peu, et l'on trouve que *la chose* n'est pas tout à fait aussi *étrange* qu'elle en a l'air. — La fraction de matière médicamenteuse contenue dans une goutte d'un liquide neutre, eau ou alcool, n'a et ne peut avoir que le volume de cette goutte. Si j'introduis cette goutte dans un flacon contenant cent autres gouttes du même véhicule, à l'instant même et par le fait du mélange, le médicament acquiert le volume représenté par la capacité du récipient, c'est-à-dire un volume cent fois plus considérable. Mais ceci ne suffit pas encore à mon but : ce que je cherche avant tout, c'est un *accroissement de force*, qu'un simple mélange ne peut me donner. Afin d'obtenir ce surcroît d'activité, j'imprime au mélange un certain nombre de secousses, 35 si vous voulez, et même de *l'est à l'ouest*, si cela peut vous être agréable, et mon atome médicamenteux, de plus en plus divisé, en raison du nombre de secousses subies par son véhicule diviseur, aura acquis en même temps une *force d'expansion* d'au-^tant plus puissante que la division aura été poussée plus loin. La dynamisation d'un corps ne résulte donc pas seulement de sa division, mais en outre de son *expansivité*, ou force d'écartement moléculaire.

Il est facile, d'après cela, de comprendre l'énergie d'action d'une substance dynamisée, lorsque sa force fluidique, se dégageant de l'enveloppe massive qui la retient, pénètre rapidement l'organisme et va se mettre en rapport avec le fluide vital. C'est sans doute à l'ébranlement un peu trop fort, à l'espèce de choc qui résulte de la combinaison des deux fluides vital et médicamenteux, que sont dues ces *aggravations*, parfois assez violentes, mais fugaces, que l'on observe fréquemment dans la pratique homœopathique. — C'est pourquoi les hautes dilutions conviennent rarement dans les affections sur-aiguës ou très-douloureuses, chez les jeunes enfants, et en général partout où il y a prédominance ou surexcitation du système nerveux. Je connais un monsieur, atteint depuis fort longtemps d'une névrose assez singulière, prise d'abord pour une affection de la moëlle épinière et traitée comme telle par une célébrité médicale de Paris, chez qui une petite cuillerée à café d'une carafe d'eau tenant en dissolution *un seul globule à la* 200e, *prise à son insu* dans un verre d'eau sucrée, n'a jamais manqué de déterminer, à l'instant même, d'affreuses convulsions de tous les muscles de la face et une agitation extraordinaire. Ce fait, qui est loin d'être isolé, me semble de nature à infirmer votre historiette des *non-pareilles*, de ces petits *bonbons blancs pris chez le confiseur* du coin, vous savez, Monsieur ? — et qui, *donnés conjointement ou alternativement avec des globules homœopathiques*, produisaient absolument les *mêmes effets*, chez certaines femmes nerveuses, MOYENNANT UNE CERTAINE MISE EN SCÈNE.

Mais, voici quelque chose de plus sérieux et de plus concluant, qui pourra peut-être tempérer tant soit peu votre hilarité et mettre un frein à votre verve sarcastique.

Je connais, en Touraine, deux vétérinaires distingués, anciens élèves d'Alfort, vieux *praticiens désillusionnés*, qui, en désespoir de cause et d'après les conseils d'un homœopathe, se sont mis à traiter leur clientèle avec des *globules ;* et ils déclarent l'un et l'autre que celle-ci ne s'en trouve pas plus mal. — Il y a aussi des dames de ma connaissance qui s'amusent à faire avaler des *globules* à leurs chiens, à leurs chats, à leurs oiseaux de basse-cour, et se disent enchantées du résultat.

De plus, et je recommande surtout ceci à votre attention, pendant six mois, d'octobre 1860 à mars 1861 inclusivement, un médecin homœopathe *de mes bons amis*, praticien depuis trente ans, auteur de plusieurs travaux estimés, actuellement rédacteur d'un journal homœopathique de Paris, M. le docteur Perrussel, qui a été honoré d'une mission spéciale du gouvernement pendant les dernières épidémies de choléra, a entrepris à l'école de cavalerie de Saumur, avec l'assentiment des chefs et le concours d'un vétérinaire de cet établissement, une série d'expériences sur des chevaux atteints de diverses maladies graves, qui ont eu le plus éclatant succès. Veuillez prendre connaissance, ne fût-ce que par *curiosité*, de l'intéressant mémoire que vient de publier à cet égard M. Perrussel, et auquel il a joint un certain nombre de cas de guérison de chevaux malades, obtenus par deux riches éleveurs de la Mayenne (1). Bien entendu, la commission nommée par le Ministre fin d'examiner ce travail, étant *juge et partie*, comme toujours, ne s'est pas crue suffisamment éclairée pour adopter les conclusions, pourtant bien modestes, de l'auteur, qui demandait tout simplement que les expériences fussent reprises avec un caractère *officiel*, soit à Saumur, soit à Paris,

Il est une catégorie de gens à qui la lumière *fait peur...* et malheureusement le *spécifique* de la photophobie intellectuelle n'est pas encore trouvé...

Nous voici bien loin, Monsieur, des petits *accidents nerveux* déterminés *chez certaines femmes*, par des *non-pareilles!* Croyez-vous qu'ici l'*imagination* des sujets et la *solennité de l'administration des remèdes* aient joué un grand rôle ?... — Pensez-vous qu'un cheval, un âne, un bœuf, un lapin, une oie ou une dinde soient bien sensibles aux influences *morales* qui mettent en révolution les nerfs d'une petite - maîtresse ?... Et si ces animaux, parfaitement inaccessibles à l'action des causes qui peuvent troubler l'imagination d'une *femme nerveuse*, guérissent néanmoins par l'effet seul des globules, quelle

---

(1) *L'homœopathie ou la médecine de l'analogie, devant la commission d'hygiène hippique, au ministère de la guerre.* (Séance officielle du 26 avril 1861), par le docteur F. Perrussel, Paris, 1861.

preuve plus frappante exigez-vous de l'efficacité de ces derniers ?...

Mais la médecine vétérinaire n'est pas seule en mesure de nous fournir des faits de guérison par les *globules*, en dehors de l'influence de l'*imagination* ; nous pouvons, Dieu merci ! puiser largement à d'autres sources. — Que diriez-vous, Monsieur le Professeur, si vous voyiez, par exemple, sous la seule influence de ces petits *bonbons* homœopathiques qui vous mettent en si belle humeur, guérir rapidement et définitivement, chez des *enfants à la mamelle*, le *croup*, la méningite simple, la broncho-pneumonie, l'intéro-colite, la dyssenterie, etc. ; — chez les adultes, des *caries* scrofuleuses ayant résisté à tous les moyens allopathiques, des dermatoses chroniques (eczema, psoriosis, acne rosacea, ecthyma, etc.), datant de quinze ou vingt ans, et contre lesquelles avaient échoué toutes les pommades, tous les onguents, tous les baumes, tous les amalgames sulfureux, alcalins, etc., et même les eaux minérales, renforcés de tous les *dépuratifs* connus, *altérants ou substitutifs* ; — chez les vieillards, d'anciens ulcères de toute nature, déclarés incurables, des catarrhes chroniques, des affections asthmatiques, etc. ?

Que diriez-vous si vous voyiez, sous l'action exclusive de quelques *globules*, une dyssenterie grave guérie dans huit jours, une pneumonie double en six ou sept jours, un érysipèle vésiculeux en cinq ou six jours, une angine inflammatoire en douze heures, une congestion cérébrale en quelques minutes, un rhumatisme articulaire aigu en une semaine, un panaris en vingt-quatre heures, etc. ?

— Je ne parle point de la série interminable des affections chroniques de toute espèce, avec ou sans lésions organiques, ni du tableau protéiforme des névroses, que vous ne guérissez à peu près jamais, que vous aggravez au contraire très-souvent, quand vous ne faites pas pis... avec vos masses accumulées de drogues toxiques, indigestes, sales, puantes, nauséabondes, aidées de l'emplâtration, de la rubéfaction, de la vésication, de l'ustion, de la perforation externes, et que nous guérissons ou améliorons presque toujours, nous, avec nos innocents petits *globules*.

Eh bien ! Monsieur, ces sortes de faits-là sont le pain quotidien des homœopathes ; et moi, qui ne fais presque que débuter dans l'exercice de la méthode hahnemannienne, après avoir stérilement blanchi sous le joug allopathique, je suis déjà en mesure de vous en offrir un bon nombre, parfaitement authentiques. — Voulez-vous les vérifier, les examiner, les contrôler ! — ils sont à votre entière disposition.

Ou plutôt, faites mieux, Monsieur le Professeur : obtenez-nous donc, par votre puissante intercession, un hôpital spécial à Paris. Un seul petit hôpital parmi tous les grands sur lesquels vous régnez en maîtres absolus !... c'est bien modeste, comme vous voyez. — Que le service du dit hôpital soit confié à des homœopathes purs, de bon aloi, pas trop de *vos amis*, surtout !... — Que tout soit disposé, en un mot, de telle façon que nous n'ayons pas à redouter quelque mauvais tour... — Faites cela, Monsieur, et vous aurez enfin trouvé le moyen, le seul vrai moyen de trancher définitivement une question qui, pour le bien de l'humanité, notre but essentiel à tous, devrait être depuis longtemps résolue. Mais je vous entends : « Expérimenter sur les malades d'hôpital, grand Dieu ! quelle horreur ! ! ! » — Calmez, calmez votre sainte indignation, Monsieur le Professeur, et songez qu'au moment où je vous parle, une foule de concurrents, dévorés du zèle de la science, luttent avec ardeur pour conquérir le prix offert par vous à l'auteur du meilleur mémoire sur l'*expectation*, dans la pneumonie (1). — Or, l'homœopathie, selon vous et les vôtres, équivaut à l'expectation et, en tous cas, n'offre pas plus de danger ; pourquoi donc refuseriez-vous à la première ce que vous accordez si généreusement à la seconde ? — Respectons au moins la logique, sinon l'équité...

Au reste, le conseil que je me permets de vous donner là est tout dans votre intérêt ; car, s'il est bien vrai, comme vous le proclamez si fort et si haut, que l'homœopathie n'est rien, et que le globule diffère infiniment peu, quant à l'efficacité, des *trois poils de la barbe de Mahomet*, vous devez être ravi de l'occasion que je vous offre, en toute sincérité, d'en faire bonne et prompte justice, de la *couler* définitivement par l'épreuve décisive de l'expérimentation publique. — Il y a d'autant moins à hésiter ici, qu'en présence des envahissements progressifs de l'hérésie, un refus de votre part ne pourrait manquer d'être interprété à votre désavantage.

Mais, daignez remarquer, Monsieur le Professeur, que moi qui vous parle et un millier de mes coreligonnaires

(1) Pour des motifs que j'ignore, cette question a été retirée du concours, depuis.

répandus un peu partout en France, nous avons tous été coiffés, comme vous, aussi régulièrement et solennellement que vous, du vénérable bonnet doctoral, et dès lors, investis de tous les DROITS attachés au dit bonnet, droits assez étendus, comme vous savez... — Nous sommes donc bien *dans la loi*, absolument au même titre que vous. — Or, si nous sommes *dedans*, pourquoi tant vous acharner, contre toute justice, à nous mettre *dehors ?...* — Pourquoi nous confondre avec ceux qui sont réellement *hors la loi* : les *nonnes*, les *châtelaines*, les *rebouteurs*, les *sorciers*, etc.? Je vais plus loin : pourquoi accorder à ceux qui sont *hors la loi*, des avantages que vous refusez à ceux qui sont *dans la loi*, tout aussi légitimement, et, croyez-le, non moins honorablement que vous ? — Eh ! quoi, vous autorisez un vil charlatan et un *escroc*, soi disant *Docteur noir*, à expérimenter je ne sais trop quelle vilenie, et ni vous non plus apparemment, sur certains malades de vos salles ; le Préfet de mon département, avec l'agrément de l'officialité médicale du lieu, permet à une *femme* d'essayer son SECRET sur les asthmatiques de l'hôpital !... et vous nous refusez la même faveur, à nous médecins titrés et patentés ! ! ! — Quel est donc le motif assez puissant pour vous pousser à une pareille inconséquence ! — Le motif ! Eh ! mon Dieu, il est facile à deviner : c'est la PEUR... — Avec l'empirisme *charlatanesque*, on sait toujours d'avance comment cela finira ; avec l'homœopathie, c'est autre chose... — Et voilà pourquoi vous nous fermez si soigneusement les portes de vos écoles et de vos hôpitaux.

Voyez donc quel désagrément, si, par hasard, la chance

de l'expérimentation contradictoire venait à tourner en
notre faveur! Être forcés de reconnaître publiquement que,
pendant vingt, trente, quarante ans, on n'a dit et fait,
écrit et enseigné que des erreurs et souvent même quelque chose de pire! — se voir contraints de faire amende
honorable à ceux-là même que l'on n'a cesse de démentir,
d'insulter, de vilipender, de traîner dans la boue, en compagnie des plus ignobles charlatans, et même, Dieu me par-
donne, des *escrocs !...* Non, non, cela n'est pas possible...
une telle abnégation n'est pas du monde scientifique ; et,
bien longtemps encore, je le crains, nous aurons la douleur de nous écrier, en parodiant le poëte :

Tant de fiel entre-t-il dans l'œuvre des *savants !...*

Donc, non-seulement, vous ne nous ferez pas obtenir
un hôpital, mais vous continuerez, comme par le passé,
à nous barrer le chemin qui pourrait seul nous conduire à
ce but, et à retarder ainsi la réparation d'une grande
injustice. Heureusement la question dont il s'agit est une
de celles qui doivent être résolues, et elle le sera, avec
ou sans vous et malgré vous. — A moins que vous ne
soyez assez forts pour tenir éternellement en échec la loi
du progrès... — En attendant, sachez et retenez bien
ceci : — Au-dessus du sanctuaire de la science, comme
au-dessus du trône des rois et même des papes, plane
une puissance invisible, maîtresse du temps et des destinées, l'IDÉE, brillante messagère des cieux, dont les
brouillards humains peuvent bien ternir momentanément
l'éclat, mais qui accomplira tôt ou tard sa mission
divine. Nous et l'humanité souffrante comptons sur elle.

Je me suis abstenu, Monsieur le Professeur, de mettre en discussion le *magnétisme* et autres phénomènes psycho-fluidiques que vous bafouez en passant, comme de raison, dans votre revue générale des *empirismes* (1); d'abord, parce qu'ayant traité ailleurs (2) cette question, d'une manière spéciale, c'eût été me répéter inutilement ici; ensuite, parce que vos oreilles savantes ne me paraissent point organisées pour entendre des choses aussi *subtiles.* Le simple *bon sens* d'un ouvrier m'offrait, sous ce rapport, bien plus de garanties.

Je dois seulement vous prévenir qu'avant de hasarder mon opinion sur un sujet aussi délicat, j'avais pu, grâce à des circonstances particulières, en faire une étude sérieuse et approfondie, et je ne connais vraiment pas une autre manière de procéder, en pareil cas.—Ne parler que de ce qu'on sait bien, se taire sur ce que l'on ignore, ne nier que ce qui est démontré faux, et ne prononcer le mot IMPOSSIBLE qu'avec une extrême réserve, telle est la règle qui devrait constamment diriger ceux qui ont accepté ou qui se sont donné la mission d'instruire les autres.

Je n'ignore pas que le *charlatanisme*, cette plaie honteuse de la médecine moderne, a souillé, en se l'appropriant, cette pure quintessence de la philosophie; mais l'abus d'une chose, à quelque degré qu'il soit poussé, peut-il jamais réduire à néant cette chose? Le diamant perd-il toute sa valeur, par cela seul qu'il est tombé dans l'ordure? — Eh! Monsieur le Professeur, savez-vous

(1) *Conférences sur l'empirisme*, p. 37.
(2) *Entretiens philosophiques*, p. etc.

5*

bien où vous en seriez réduit, vous, l'éloquence académique personnifiée, s'il fallait impitoyablement proscrire
tout ce dont on fait un usage abusif?... A *mettre un sceau
sur vos lèvres;* car vous avez étrangement abusé de la
plus noble des prérogatives humaines : la PAROLE, qui a
été donnée à l'homme, à titre de flambeau, et non pas
d'*éteignoir.*

Si vous me demandez *pourquoi* le charlatanisme s'est
emparé du magnétisme, afin de l'exploiter de la manière
que chacun sait, je vous répéterai ce que je vous ai déjà
dit, à propos de l'empirisme en général : A qui la faute?
Il fallait vous en saisir vous-même et l'utiliser au profit
de la science, qui en avait si grand besoin. — Mais non;
vous avez préféré, selon votre louable habitude, nier sans
examen des faits qui n'étaient pas, ou plutôt qui ne vous
semblaient pas en parfaite harmonie avec vos dogmes
scientifiques; comme si la négation d'un fait pouvait
détruire son existence! — Vous contestez ces faits, parce
que vous ne voulez à aucun prix que l'on touche à l'arche
sainte de votre systématologie matérialiste, le dernier mot
de la science, selon vous.

Et ne vous effarouchez pas trop de ma persistance à
vous taxer de matérialisme; j'ai beau sonder vos doctrines, analyser vos théories, je n'y puis en vérité trouver
que cela... J'appelle matérialiste, le *faux savant* qui ne
croit pas nécessaire de faire intervenir des *forces* pour
expliquer le mouvement et la vie. — Admettez-vous dans
l'homme une *force vitale,* distincte de la matière organisée qui constitue son cadavre? — Non; donc vous êtes
matérialiste. Infirmez cette conclusion, si vous le pouvez...

Cependant, le matérialisme scientifique, qui nie énergiquement le *fluide magnétique*, par rapport aux phénomènes vitaux, veut bien admettre le *fluide électrique*, par rapport aux phénomènes physiques... Où est la raison de cette différence?... Eh quoi! puissants logiciens officiels, vous refusez à la nature organisée ce que vous croyez indispensable d'accorder à la nature brute : UNE FORCE!...

— Est-ce que cette force serait admissible ici, parce qu'elle se nomme *électricité*, et inadmissible là, parce qu'elle s'appelle *magnétisme?* — Ou bien, la différence de manifestation et d'application de cette force, foncièrement UNE, suffit-elle pour la faire admettre dans un cas et rejeter dans l'autre?... On a vraiment honte d'avoir à rappeler des professeurs académiciens aux principes élémentaires de la logique.

N'importe, avec ou sans l'approbation de l'académie, le *magnétisme*, ainsi que tant d'autres phénomènes analogues, qui n'en diffèrent que par la *forme* et le mode de production, ont décidément conquis leur place dans le domaine des faits constatés; et, comme rien n'existe pour rien, comme tout ce qui est a sa raison d'être, son but et sa fin, il faudra bien que ces faits, d'ordre supérieur, finissent, en dépit de toutes les oppositions, par s'imposer à la science. — Je me trompe : la science ne sera réellement constituée elle-même que du moment où les grands principes de dynamique naturelle, qu'elle repousse aveuglément aujourd'hui, lui serviront de base. La science de l'homme, sain et malade, en particulier, n'est possible qu'à cette condition.

Jusque-là, la médecine classique ne pourra combattre l'EMPIRISME qu'en se combattant elle-même.

DEUXIÈME PARTIE

Le scandale vraiment inouï que vient de donner au monde civilisé le *Congrès de Liége* justifiera suffisamment, j'espère, la courte critique qu'on va lire (1).

Voilà bien les disciples du docteur Büchner, en voie de devenir, le concours de certaines circonstances aidant, les émules du docteur MARAT!... — Voilà le fruit de cette philosophie, prétendue *positive*, que l'orgueil scientifique étale cyniquement, depuis un demi-siècle, devant la jeunesse des écoles, et que les *éclaireurs* d'une certaine presse, qui a l'impudence de se poser en *sentinelle avancée* de la civilisation, quand elle n'est peut-être, hélas! que l'AVANT-GARDE DES COSAQUES, s'est donné la triste mission de vulgariser!...

Naturellement, chacun a cherché à expliquer, à son point de vue, la cause de cette orgie intellectuelle et morale, de cette étrange aberration mentale qui trouble en ce moment tant de jeunes cerveaux, et ne laisse pas que d'inspirer de sérieuses inquiétudes pour l'avenir... Les uns, pleins d'indulgence pour ces pauvres fous, dont

(1) J'aime à croire que l'immense majorité des étudiants a désapprouvé cette inqualifiable manifestation; mais alors, comment interpréter son *silence...?*

ils espèrent que l'âge et l'expérience finiront par redresser la raison, accusent hautement les doctrines surannées de l'ultramontanisme, dont l'antagonisme avec les aspirations modernes s'accentue chaque jour davantage. — Les autres s'en prennent aux théories négatives et subversives du matérialisme, qui, en limitant les destinées humaines à la satisfaction des appétits sensuels, ravalent le roi de la création au-dessous de la brute. Les plus sages font remonter le mal à ces deux sources à la fois et ne voient dans ces dangereuses inepties que le résultat complexe de tendances extrêmes et opposées, réagissant l'une contre l'autre. — Selon eux, le vaisseau de la civilisation vogue entre deux écueils également redoutables, contre lesquels il ne peut éviter de se briser qu'en suivant la ligne intermédiaire. Je partage complètement leur avis.

Il ne s'agit pas de détruire la religion, dont les dogmes essentiels constituent le fondement éternel de l'ordre moral, mais seulement de réformer les abus, malheureusement trop réels, qu'y ont introduits, avec le temps, les passions des hommes.

Il ne faut pas, d'autre part, tenter le labeur impossible d'arrêter, au nom d'une Théocratie qui s'en va, la marche irrésistible du progrès humain.

L'œuvre capitale de ce siècle tourmenté sera de préparer la réconciliation de la raison avec la foi régénérée, sur la base des grands principes de morale universelle, communs à tous les hommes et à tous les cultes.—

POST-SCRIPTUM

A propos de l'ouvrage du docteur Büchner

FORCE ET MATIÈRE.

On lit dans l'*Opinion nationale* du 14 novembre 1864, article *Sciences* :

« Le *célèbre philosophe* allemand, M. le docteur Büchner,
« est en ce moment parmi nous. La récente traduction de
« son *remarquable ouvrage*, FORCE ET MATIÈRE, l'a fait con-
« naître en France. On sait d'ailleurs que l'intolérance
« religieuse l'a contraint de se démettre de ses fonctions
« de professeur à l'université de Tübingen. — Informés
« de sa présence à Paris, des libres-penseurs lui ont
« offert un banquet; il a eu lieu, vendredi 4 novembre ;
« un grand nombre d'étudiants en médecine y ont pris
« part. On remarquait, etc., etc..... Plusieurs toasts ont
« été portés.... »   (Victor MEUNIER.)

Vous connaissez sans doute, Monsieur le Professeur, le
remarquable ouvrage de votre célèbre confrère de Tübingen, récemment traduit en français sur la 7ᵉ ÉDITION ALLE-
MANDE... Eh bien ! que pensez-vous de l'ovation que vient
de recevoir, à Paris, DE LA PART DE VOS ÉLÈVES, l'auteur de
cet infâme petit livre, qui est à coup sûr la profession de

foi matérialiste la plus cynique et la plus brutale qu'ait osé formuler jusqu'ici la libre-pensée?... — D'où vient cette sympathie toute particulière des *étudiants en médecine* pour l'ex-professeur allemand?... — Serait-ce là, comme on a l'air de l'insinuer, une protestation contre *l'intolérance religieuse* qui l'a précipité de la chaire officielle où il décrétait, au nom du *hasard*, la déchéance de Dieu et de l'homme? .. N'y aurait-il pas lieu de supposer, plutôt, que ces précoces adeptes du matérialisme et de l'athéisme, qui ne connaissent encore que la *ligne droite*, ont voulu donner une leçon de *franchise* à leurs maîtres, en fêtant ce triste personnage d'outre-Rhin, qui, lui du moins, ne saurait leur être suspect d'hypocrisie?... Je ne fais que poser ces questions, laissant à qui de droit le soin de les résoudre.

Je crois avoir victorieusement combattu, dans le cours de ce travail, et surtout dans ma *Trilogie universelle*, les sophismes du docteur Büchner. Toutefois, ne fût-ce que pour l'édification de ceux de mes lecteurs qui ne conaissent pas son livre, il ne sera point inutile d'en donner ici une courte analyse. Ce sera en même temps pour moi une occasion d'affirmer de nouveau les principes anti-matérialistes que j'ai essayé de développer ailleurs.

L'auteur a la modestie de nous prévenir, et ce n'était vraiment pas la peine, que son livre, hérissé de citations allemandes et autres, n'offre rien de neuf et d'original, n'est qu'une compilation, une sorte d'*électuaire* matérialiste *préparé selon l'art* (n'oublions pas que c'est un *médecin* qui a la bonté de nous instruire), et destiné à guérir toutes les maladies mentales nées du miasme spitualiste ; un manuel méthodique à l'usage des adeptes de la chose, mise à la portée de tout le monde. Le seul mérite que revendique le *célèbre* préparateur de la panacée, et il a sa valeur, par le temps qui court, c'est, dit-il, de *n'avoir pas lâchement déserté les conséquences* qui découlent de ses prémisses. Ce qu'il oublie de nous dire, et ce qui ressortira clairement de l'examen auquel nous allons nous livrer, en suivant sa course désordonnée à travers la *matière universelle,* c'est que son *remarquable ouvrage* n'est, du commencement à la fin, qu'un tissu d'erreurs et de contradictions grossières.

Citons maintenant :

I. FORCE ET MATIÈRE. — « Tout ce qui a été écrit en dehors des principes matérialistes et contrairement à ces principes *ne vaut pas l'encre employée à l'écrire.* — La matière seule existe *par elle-même ;* tout le reste se résout dans ses *propriétés.* — La matière est *éternelle ;* elle *se donne à elle-même* son mouvement, sa vie, son intelligence, se meut dans l'univers organique, vit et pense dans l'animalité. Les lois dont *s'est dotée* la matière sont éternelles et immuables. — Tout ce qui est (et tout est matière) a toujours été et sera toujours. — Dieu est une invention absurde, qui ne supporte pas l'examen ; la science n'a nul besoin de cette *hypothèse* (Laplace). — La *force* étant inséparable de la matière, qui la manifeste, il s'ensuit qu'elle n'est qu'une *propriété* de celle-ci (exactement comme la force qui meut une *locomotive* est la propriété de celle-ci!!!). — Il en est de même pour la vie et l'intelligence, qui ne sont rien sans la matière organisée *ab hoc* (et nous savons déjà que la matière n'a pas besoin d'aide, pour s'organiser comme elle l'entend...) »

Avant de déifier la matière et de nous donner l'histoire scientifique de ses merveilleuses qualités, il n'eût peut-être pas été inutile de nous dire ce que l'on entend par ce grand mot, MATIÈRE, qui est susceptible de plus d'une interprétation. — S'agit-il de la matière considérée *en soi*, objectivement, comme substance indépendante de nos impressions ? — Ce serait là du pur idéalisme, du *tran- scendantalisme* ; et ce n'est évidemment pas par ce chemin que l'auteur se propose de nous conduire à son but. Il ne peut donc être question ici que de la matière subjective, dans ses rapports avec nos sensations. Mais alors, la matière, que l'on nous réprésente comme l'être absolu et nécessaire, existant par lui-même, n'est plus qu'un être *relatif et contingent*, dont l'existence et les propriétés dépendent du mode de perception des sens, non-seulement de l'homme en général, mais de chaque homme en particulier, chaque homme en particulier ayant sa façon de sentir particulière. Alors, en un mot, la matière cesse d'être ce qu'elle est en réalité pour de- venir tout ce qu'il nous plaira d'imaginer, suivant les mo- difications sans nombre que peut subir le contenu de notre petite boite crânienne.

Et notez que ces considérations ne dépassent pas les limites des rapports de la matière terrestre avec l'homme terrestre. Or, à moins de supposer que les innombrables globes et systèmes de globes qui brillent au firmament ne sont là que pour récréer notre vue ou exercer l'imagina- tion des rêveurs, allemands et autres, on peut soutenir avec quelque apparence de raison, je crois, que la matière qui compose ces globes diffère assez, dans ses dispositions, du limon dont est pétrie la terre, pour exiger, chez ses habitants, une organisation différente de la nôtre, et partant un autre mode d'appréciation des choses extérieures. — Serait-ce afin d'éviter ces petites difficultés, que le docteur Büchner, au risque de bâtir un système sans base, s'est abstenu de nous donner sa définition de la matière ?...

Puisque la matière est TOUT et que nous la voyons toujours en mouvement, la logique du système exigeait que le principe de ce mouvement, la *force*, fût pris dans la matière elle-même et ne s'en distinguât pas : « Point de force sans matière, point de matière sans force, » dit le docteur Büchner, résumant la théorie de son maître, Moleschot, qui s'exprime ainsi : « La force n'est pas un Dieu donnant l'impulsion à la matière, une puissance indépendante planant au-dessus d'elle, mais une simple propriété de celle-ci, dont elle est inséparable. » C'est-à-dire que la matière au lieu d'être essentiellement *inerte,* comme on l'avait cru jusqu'ici, et comme bien des gens le croient encore, malgré l'imposante autorité de la jeune science, est essentiellement *active,* qu'elle se donne le mouvement, au lieu de le recevoir.

Oui, la matière et la force sont inséparables, attendu que l'une suppose nécessairement l'autre, attendu que si la matière n'existait pas la force n'aurait aucune raison d'être, et réciproquement. Mais, est-il bien rationnel de conclure de la nécessité d'une combinaison à l'identité des éléments qui la constituent ? — L'œil suppose aussi nécessairement la lumière, car si celui-là est fait pour voir, celle-ci est évidemment faite pour être vue ; cependant, personne ne s'est encore avisé, que je sache, de confondre l'œil avec la lumière, ou de prétendre que la lumière est une propriété essentielle de cet organe. La lumière, il est vrai, pourrait *exister* et a probablement existé sans l'œil, mais n'oublions pas que nous devons considérer ici tout ce qui est en dehors de nous au point de vue *subjectif*.

II. — Immortalité de la matière. « La matière est éternelle, ses formes seules sont soumises à de perpétuels changements, sous l'influence des lois physiques et chimiques qu'elle s'est données elle-même. Mais, quels que soient ces changements, ils n'ont aucune action sur la *quantité* de la matière, qui reste et doit rester invariable ; à tel point qu'un seul atome de plus ou du moins dans l'espèce suffirait pour déranger l'équilibre et troubler l'harmonie de l'univers. »

Cette grave proposition est appuyée par Shakespeare, Czolbe, Zeiste, Rossmassler, Fechner, Sebastien Frank, Bernard Celestus, Giordano Bruno et Empédocle, qui n'accepteraient peut-être pas tous les interprétations qu'il plaît à l'auteur de donner à leurs citations tronquées.

Forcé par ses principes de tout rapporter aux sensations humaines, le matérialisme ne peut constituer son éternité qu'avec des fractions du temps. Or, on aura beau ajouter les heures aux heures, les jours aux jours, les années aux années, les siècles aux siècles, on n'arrivera jamais, par l'accumulation indéfinie de ces périodes, nécessairement limitées, à un total illimité, à l'infini absolu de durée. Pour atteindre l'éternité, il faut sortir du temps.

L'éternité absolue suppose l'infinité absolue, qui suppose l'unité absolue, qui suppose l'immuabilité absolue..., ou plutôt, il n'y a qu'un seul absolu, qui s'est défini lui-même : SUM QUI SUM. Je suis celui qui est, l'ÊTRE..., mots sublimes que l'on rougit d'avoir à opposer au verbiage ignoble, absurde et inintelligible des professeurs de matérialisme.

La matière n'est pas éternelle, parce qu'elle est limitée par le temps ; elle n'est pas infinie, parce qu'elle est contenue dans l'espace ; elle n'est pas une, parce qu'elle se compose de parties essentiellement divisibles ; elle n'est pas immuable, parce qu'elle se transforme sans cesse.

L'absolu, ayant la plénitude de l'être, exclusive de toutes limites de temps, d'étendue, etc., ne peut pas ne pas être, il est NÉCESSAIRE ; — la matière, étant limitée dans tous les sens, dépend des limites qui la circonscrivent ; elle a donc pu, elle peut, elle pourra ne pas être, elle est donc CONTINGENTE.

C'est en vain que l'on distingue ici le fond de la forme, la substance du mode ; appliquée à la matière, cette distinction est un non-sens, car la matière étant indéfiniment divisible, chacune de ses divisions, quelque petite qu'on la suppose, restera toujours composée. Pour atteindre la substance de la matière, il faudrait précisément arriver à l'ATOME indivisible ; or, cet atome ne représente rien de réel, n'est qu'une abstraction, inventée pour le besoin de certaines théories. Que nous reste-t-il donc de la matière, en dehors de l'idéal atomique ? — Ses *formes*, essentiellement changeantes et mobiles, livrées à la capricieuse appréciation de nos sens ; y a-t-il là de quoi enfler si fort notre orgueil scientifique ?

Au lieu de parer arbitrairement la matière d'attributs d'emprunt, nous ferions mieux, je crois, de borner notre attention à ceux qui lui appartiennent en propre, à l'*inertie* surtout, qui constitue son caractere distinctif. La matière est inerte, c'est-à-dire indifférente au repos et au mouvement ; et, comme elle ne saurait rester dans cet état d'indétermination, il faut bien chercher en dehors d'elle une cause active qui la sollicite à en sortir.

Le matérialisme moderne, il est vrai, refuse à la matière l'inertie essentielle, mais elle lui accorde sous un autre nom, à peu près l'équivalent : *la tendance naturelle au repos*, dont elle fait continuellement *effort* pour sortir, dit-il, en vertu de son *activité naturelle* intrinsèque. De sorte que voilà la matière en possession de deux qualités *également naturelles* et diamétralement opposées, placée entre deux forces contraires, dont l'une la retient dans l'immobilité et l'autre la pousse au mouvement. Je dis *deux forces*, car entre la *tendance* et l'*effort* je ne vois pas une grande différence, ni le docteur Büchner non plus, qui n'a garde d'oublier l'*inertie*, synonime pour lui de tendance au repos, dans l'énumération qu'il va nous donner des forces de la matière.

Comment la matière est-elle parvenue a se tirer de là ? A l'aide d'une troisième force ? Laquelle ? — Grand mystère, dont le matérialiste devrait bien nous donner la clef !... Ce n'est pas tout : Les formes de la matière étant matérielles, comment les distinguer de la matière elle-même, dont nous ne pouvons connaître que la forme ? Puis, enfin, comment distinguer celle-ci de l'espace, également matériel, qui la contient ?... — Voilà déjà bien des difficultés pour le matérialisme! et nous ne sommes pas au bout...

III. Immortalité de la force. — « La *force* n'étant qu'une propriété immanente à la matière, dont elle est inséparable, doit être immortelle comme celle-ci. Cette vérité est simple et évidente; et pourtant elle n'a attiré l'attention des savants que de nos jours, quoique l'immortalité de la matière soit reconnue et établie depuis plusieurs lustres. — Les forces de la matière peuvent se présenter sous une infinité de formes, subir une foule de changements et transformations; mais leur somme totale, en vertu du principe d'*équivalence*, ne saurait, ni augmenter, ni dimi_ nuer. — Elles émanent de trois sources principales : 1° du soleil et des étoiles fixes, sous forme de lumière et de chaleur; 2° des planètes, sous forme de force mécanique; 3° des matières pondérables des globes célestes, comme différence chimique, cohésion et *magnétisme*. — Ces diverses forces peuvent se métamorphoser les unes dans les autres; la chaleur, par exemple, *se changer* en force mécanique, et *vice versa*. — Par le frottement, la friction se change en chaleur, et, par la combustion, la chaleur se change en friction et en mouvement, etc. — La *force d'inertie*, comme force mécanique, peut passer à toutes les autres forces. — Toutes les forces physiques de notre globe peuvent être dégagées du soleil (tout à l'heure on faisait émaner les forces *mécaniques* des *planètes...*) — La force qui fait mugir la locomotive est une goutte de soleil mise en mouvement par la machine, de même que le travail qui crée la pensée dans le cerveau du penseur ou qui forge des clous par le bras de l'ouvrier. — La force ne peut être ni créée, ni anéantie... »

Comprenne qui pourra ce pathos germanique ! Pour moi, je l'avoue en toute humilité, je ne suis pas assez... allemand pour le déchiffrer. — La *chaleur changée en friction* et la *friction en chaleur !!!* une *goutte de soleil*, qui fait mugir la locomotive, crée la pensée et forge des clous !!! — On vient pourtant de nous dire que la chaleur est une simple *propriété* du soleil, et on nous dira bientôt qu'elle *n'est pas une matière*... Il s'agit donc d'une propriété non matérielle du soleil matériel, qui *pleut* sur le foyer de la locomotive, le cerveau du penseur et l'épaule du cloutier !!! ô folie scientifique ! — Pour moi, au risque d'offenser la *dignité de la matière*, je déclare n'avoir nul besoin, pour penser, d'une semblable *irrigation*.

La *friction*, c'est-à-dire, en français non germanisé, le *frottement* de deux corps l'un contre l'autre, peut bien dégager de ces corps et rendre apparentes, sous forme, soit de chaleur, soit de lumière, soit même d'électricité, les forces qu'ils retenaient à l'état latent ; mais, ce frottement, qui se résout en *mouvement*, ne saurait se métamorphoser, se *changer* en la cause immédiate de tout mouvement, la *force*, sous quelque aspect que celle-ci se présente à nous, de quelque manière qu'elle nous affecte.

Nous oublions trop que nos sensations étant purement subjectives sont nécessairement relatives, se bornent au sujet sentant, qui n'a pas le droit de les réaliser en dehors de lui, de leur donner un corps, une forme, un nom indépendants. En réalité, il n'y a dans la nature, ni chaud ni froid, ni lumière, ni ténèbres, ni bruit ni silence, ni saveurs, ni odeurs, etc. ; il n'y a que des *mouvements* divers de la matière, capables d'influencer diversement nos organes. Où est la source de tous ces ces mouvements ? — Le matérialisme la place sans hésiter dans la matière elle-même, qui posséderait intrinsèquement la propriété de se mouvoir... ; prétention absurde, qui ne supporte pas l'examen.

Soit que l'on admette, avec Descartes, la théorie de l'*impulsion*, soit que l'on adopte, avec Newton et Euler, celle de l'*attraction*, le mouvement devient inexplicable sans l'intervention d'une force extérieure, distincte de la matière, quoique nécessairement combinée avec elle. — En effet, la matière, dans son ensemble, n'étant que le résultat complexe et instable des combinaisons sans nombre et sans cesse renouvelées de ses parties constituantes, et celles-ci, quelques modifications et divisions qu'elles subissent, ne pouvant jamais être ramenées à l'*unité* et à la *fixité*, il est évident que la substance matérielle restera toujours *composée;* et il en est de même de la *Force,* qui, en tant que propriété essentielle de la matière, ne s'en distingue réellement pas.

Or, un composé, n'étant que la somme exacte, ni plus ni moins, des composants dont il résulte, ne possède rien en propre, n'a et ne peut avoir que ce que lui ont donné ses composants, qui, étant eux-mêmes composés, ne peuvent également donner que ce qu'ils ont reçu de leurs facteurs; et ainsi de suite, de composant à composé, et *vice versa,* jusqu'à épuisement de la matière universelle, qui ne représente, en dernière analyse, que l'immense *total* de tous ces *composants-composés,* simples *transmetteurs* et non pas créateurs du mouvement. Le mouvement, de quelque façon qu'on l'envisage, n'est qu'un phénomène, un *effet*, au même titre que la matière, avec laquelle il se confond, dans le système de l'auteur. Chercher la source du mouvement dans la matière, c'est donc vouloir expliquer le mouvement par le mouvement, c'est-à-dire un effet par lui-même... Que la philosophie matérialiste borne là ses prétentions, c'est son affaire ; mais quand on n'a qu'un pareil bagage pour toute richesse scientifique, on devrait bien, ce me semble, se montrer un peu moins insolent envers ceux qui tentent de s'élever plus haut... Il sied mal au reptile qui se traîne péniblement sur le sol de lancer le dédain, le sarcasme et l'insulte à l'aigle qui plane majestueusement dans les airs.

En résumé, le mouvement est dans la matière, mais il n'en provient pas. Pour atteindre sa source, il faut nécessairement sortir des composés matériels, qui n'en sont que les instruments de transmission, et arriver à une force - mère, à un principe générateur, un et fixe, capable de le *donner* par lui même, en vertu de sa puissance impulsive, au-dessus de laquelle, ainsi que je l'ai démontré ailleurs, *plane une autre puissance :* la puissance DIRECTRICE, dominatrice absolue de toutes les puissances.

J'admets le principe d'*équivalence,* par rapport aux forces motrices de la matière, comme je l'ai admis par rapport à la matière elle-même. Je n'avais même nul besoin des *lois physiques et chimiques* pour comprendre qu'à telle quantité de matière devait exactement correspondre telle quantité de force pour la mouvoir. Mais, cela prouve-t-il que la force ne soit qu'une propriété de la matière? Ne pourrait-on pas soutenir, avec au moins autant de raison, que, quoique inséparables, ces deux éléments sont de nature différente et ont chacun une existence propre, avec des attributs spéciaux?

Nous avons la sotte prétention de ramener et de borner aux étroites limites de notre compréhensivité l'être et la manière d'être de toutes choses, non-seulement quant à l'actualité, mais quant au passé et à l'avenir, dont nous fixons arbitrairement les rapports par des lois de fantaisie. — Cependant, notre petit globe n'a pas toujours été et ne sera pas toujours ce qu'il est, ou plutôt, ce qu'il *nous paraît être*, au moment où nous l'observons ; — cependant, en dehors de cet atome, à la surface duquel nous rampons un instant, il y a des milliards de milliards d'autres mondes, incontestablement supérieurs, pour la plupart, à celui dont nous faisons partie, et sans doute différemment disposés. — Et vous osez, présomptueux petits savants, de l'imperceptible coin de l'espace où vous avez dressé votre observatoire, soumettre aux trompeuses impressions de vos sens l'ordonnance de ces innombrables mondes et dicter des lois à l'univers , quand vous ne connaissez pas même le grain de poussière que vous foulez ! ..

Car enfin, la matière, telle que vous la concevez, indépendamment de toute cause supérieure ordonnatrice, se réduit à une forme insaisissable, à cause de sa mobilité, et peut être définie : *Une forme qui se transforme ! un mouvement qui se meut !*...

IV. L'INFINI DE LA MATIÈRE. — « Infinie dans le temps, c'est-à-dire éternelle, la matière doit être infinie dans

l'espace. — L'univers matériel est infini dans le microcosme comme dans le macrocosme. S'il y avait des limites
à la matière universelle, l'attaction centrale précipiterait
tous les globes sur le centre attratif. »

La *matière universelle* étant composée de parties, et
chacune de ces parties, quel qu'en soit le nombre, étant
nécessairement limitée, finie, comment le tout résultant
de leur ensemble pourrait-il être infini?... Je soumets
cette petite difficulté à la sagacité de l'école matérialiste,
laquelle fera bien, en attendant une solution qui pourrait
bien être *illimitée dans le temps*, de rayer le mot INFINI
de son vocabulaire.

Il n'y a, il ne peut y avoir qu'un *infini*, digne de ce
nom : DIEU, l'intelligence suprème, l'INFINI ABSOLU, illimité dans tous les sens, parce qu'il est l'unité et l'indivisibilité essentielles. Le prétendu *infini de la matière* n'est
qu'un INDÉFINI, ou infini *relatif*. Si nous ne pouvons
atteindre, soit dans le microcosme, soit dans le macrocosme, les bornes du monde matériel, cela tient à l'insuffisance de nos moyens, voilà tout. La sphère visuelle
de l'œil humain n'est pas assez vaste pour embrasser en
totalité l'immense univers.

Quant au danger de l'entassement des globes les uns
sur les autres, dans le cas où le monde physique aurait
des limites, il serait très-réel si celui-ci n'avait que ses
propriétés intrinsèques pour le diriger dans l'espace. Mais
si l'on admet, et il faudra bien en venir là, à moins que le
progrès ne soit un vain mot, si l'on admet qu'en dehors
et au-dessus de la force d'*attraction*, de la force *motrice
aveugle*, il y a la force *directrice intelligente*, le danger

disparaît. Qu'on le sache bien, les grandes locomotives aériennes ont besoin, elles aussi, comme nos petites locomotives terrestres, de *chauffeurs* et de *mécaniciens*, pour diriger et régler leur course rapide à travers l'espace éthéré, sous la haute surveillance du suprême ingénieur de la mécanique céleste...

V. DIGNITÉ DE LA MATIÈRE. — « La matière vaut bien l'esprit (et même un peu mieux, puisque celui-ci n'est que la *propriété* de celle-là). — Elle est la base de toute force spirituelle et de toute grandeur humaine. — La matière, dans son ensemble, est la mère procréant et reprenant dans son sein tout ce qui existe. Toute partie du tout doit se résoudre dans le tout. — Le fanatique qui méprise et torture son corps outrage la nature et se rend coupable de lèse-majesté matérielle. »

Dignité de la matière! On serait tenté de se récrier contre une pareille association de mots, si l'on ne savait que l'auteur de ce monstrueux accouplement professe le matérialisme *par principe*. Mais rien de plus logique au point de vue du système; car, si la pensée n'est qu'une simple propriété de la matière, la première doit rigoureusement à la seconde un respect infini. De même que la *partie du tout*, quelles que soient sa *puissance* et sa *grandeur*, est tenue de s'incliner devant le tout qui l'a procréée avant de se *résoudre* dans son sein...

Heureusement, le matérialisme n'est pas le dernier mot de la science. La matière est, hiérarchiquement, le dernier des éléments constitutifs de l'univers. Elle n'est que le support inerte sur lequel agit l'esprit, par l'intermédiaire de la force. Mais, pour occuper le dernier rang dans la triade, le principe matière n'en a pas moins des droits inviolables vis-à-vis des principes supérieurs, du plus élevé surtout, auquel incombe le devoir de les régler. C'est même sur l'équilibre des rapports naturels qui lient entre eux les trois principes élémentaires de la création que se fonde exclusivement l'ordre universel, ainsi que je l'ai démontré ailleurs. C'est aussi d'après les droits et devoirs réciproques des éléments constituants de l'être humain, que j'ai considéré comme un crime le *suicide*, le *duel* et les *sévices* volontairement exercés sur le corps, en vue de purifier l'âme. — Oui, l'homme qui méprise, torture, tue son corps, n'importe pour quel motif, à moins toutefois qu'il ne s'agisse du sacrifice de l'individu à la société, est coupable, très-coupable, outrage la nature et *son auteur*, dont le docteur Büchner oublie de faire mention (*V. Trilogie universelle*).

VI et VII. Immutabilité et universalité des lois de la nature. — « Tous les phénomènes naturels ont lieu en vertu de la plus rigoureuse nécessité. — Impossibilité de la moindre infraction aux lois de la nature, et par conséquent des *miracles*, du *surnaturel*, du *merveilleux*, des *tables tournantes*, etc. L'immutabilité des lois de la nature est telle qu'elle ne souffre jamais et nulle part une exception. Telle est la loi de la gravitation, par exemple, qui permet à l'astronomie d'appliquer ses calculs, avec une exactitude parfaite, à tous les globes que peuvent atteindre ses instruments. — Il en est de même des lois *rationnelles*, foncièrement les mêmes pour tous les êtres intelligents de l'univers, et *identiques aux lois naturelles...* »

De même qu'il n'y a qu'un *infini*, de même il n'y a qu'un *immuable*; ai-je besoin de le nommer? — Le système général des mondes, aux limites indéfinies, tel qu'il est donné à l'homme de le comprendre, suppose un point, un pivot absolument fixe et immuable par essence, un centre d'attraction et de rayonnement universels, d'où émanent et où convergent à la fois tout mouvement, toute vie, toute intelligence. La matière ne saurait être ce point fixe et indépendant, puisqu'on vient de nous la réprésenter comme *soumise*, dans toutes ses parties et dans son ensemble, *à de perpétuels changements.*

Prétendrait-on que ces *changements* s'opèrent en vertu de *lois immuables*, d'où résulte l'ordre universel? Soit; mais, ces *lois*, cet *ordre*, qui les a établis? — Car enfin, toute loi suppose un législateur et tout ordre un ordonnateur. — Serait-ce la matière elle-même, comme on nous l'affirme, qui se serait dotée, *virtute propria*, des lois qui la régissent? Mais on nous affirme aussi, d'une part, que les lois de la matière sont une simple propriété de cette matière, et, d'autre part, que la dite matière est essentiellement changeante et mobile... Comment la propriété de ce qui est instable par essence pourrait-elle revêtir le caractère de la stabilité, de l'*immutabilité*? — Comme la plus belle fille du monde, dame matière ne peut donner, en définitive, que ce qu'elle a. La distinction de la *forme* et du *fond* n'est qu'une subtilité scolastique, sans la moindre valeur ici, car la forme d'une chose n'est en réalité que cette même chose manifestée d'une certaine manière.

Il y a une difficulté d'un autre genre, dont l'auteur ne

paraît pas se douter ; c'est que ces fameuses *lois de la nature*, sur lesquelles on s'appuie pour battre en brèche les principes de saine philosophie, de morale et de religion, qui renferment les destinées de l'humanité, ne sont pas des *lois*, mais des *effets* de causes supérieures, inaperçues jusqu'ici de la science. Ainsi, l'ATTRACTION, par exemple, que l'on invoque sans cesse contre ce qu'on appelle le *surnaturalisme*, n'est qu'un simple *fait d'observation*, qu'il a plu à la science d'ériger en loi, sans songer que ce fait, qui se traduit en *mouvement*, suppose une *force motrice*, laquelle suppose à son tour, vu la régularité du phénomène, une *action directrice ;* absolument comme dans la *locomotive*, à laquelle il faut toujours revenir si l'on veut comprendre la raison de l'harmonie sidérale. — Pour se maintenir constamment, depuis des milliers et peut-être des millions de siècles, dans la position qu'elle occupe par rapport aux globes qui composent le système planétaire dont elle fait partie, la Terre doit subir une double influence attractive en sens contraire et parfaitement égale ; sinon, elle inclinera de plus en plus rapidement vers le point attractif le plus fort et finira par y tomber. — Or, la résultante de deux forces opposées et égales est *l'équilibre*, le repos..., et pourtant la terre se meut, *e pur se muove...* — Ce n'est pas tout : si, contrairement à l'opinion des anciens, le VIDE n'existe nulle part. dans l'univers, n'est lui-même qu'un mot vide de sens ; s'il est scientifiquement prouvé qu'une matière quelconque, quelque subtile, fluidifiée, *éthérée* (1) qu'on la sup-

(1) La science considère aujourd'hui la chaleur, la lumière, l'électri-

pose, remplit tous les espaces intersidéraux, la résistance de ce milieu matériel devrait ralentir la marche des globes qui le parcourent et finalement l'arrêter. — Pourquoi n'en est-il pas ainsi ? — Comment se fait-il que la terre, par exemple, qui, depuis qu'elle est terre, suit le même orbite autour du soleil, n'ait jamais éprouvé le moindre retard, ni la moindre déviation, dans son double mouvement de rotation et de translation ? — On me dira sans doute que cette régularité mathématique de mouvement du globe terrestre et des autres planètes tient à l'action constante qu'exerce sur eux le soleil, *source de toute chaleur et de toute lumière* (nous savons que *la chaleur se change en friction et en mouvement...*) ; mais, cette explication, si elle n'est pas purement hypothétique, est du moins très-insuffisante, puisque, d'une part, si les planètes étaient soumises à l'influence exclusive du soleil, autour duquel elles gravitent, il y a longtemps que celui-ci les aurait absorbées, et que, de l'autre, chaque globe porte dans son propre sein le foyer de développement de ses forces motrices, ce qui réduit de beaucoup, sous ce rapport, l'importance de l'action solaire. — Ceci, du reste est loin de suffire à la solution du problème. La force motrice, d'où qu'elle vienne, nous explique bien le mouvement, mais non la *direction* qui le règle ; et, jusqu'à ce qu'il me soit démontré que les locomotives peuvent marcher régulièrement, sans l'intervention d'un régulateur

cité et même l'attraction comme des effets des *vibrations de l'éther ;* comment les considérera-t-elle demain ?..

Quant à la pensée, nous verrons qu'on en fait aussi un simple résultat des *vibrations électriques des filaments du cerveau.*

intelligent, je persisterai à soutenir qu'il faut autre chose qu'une force mécanique aveugle pour rendre compte de cette admirable harmonie sidérale, dont la science ne soupçonne pas même la vraie cause.

Au reste, la question de la prétendue *immutabilité absolue* des lois de la nature, l'un des principaux étais de l'échafaudage matérialiste, devant revenir plus d'une fois sur le tapis, je me réserve de la traiter, à la fin, avec quelques détails, ainsi que celle du *merveilleux*, des *tables tournantes*, etc.

VIII. Le ciel. — « L'univers sidéral s'est formé, arrangé tout seul d'une masse informe de matière ; et tout est disposé de façon qu'il n'y a pas la plus légère infraction à la *loi* (de qui ?...) — Nulle part on ne voit la trace d'un doigt arbitraire créateur. — La matiere s'est donné à elle-même son mouvement et ses lois, et elle les régit seule ; elle est essentiellement *active* (et *intelligente* aussi, sans doute...) — Si nous ne savons pas encore comment tout cela se fait, nous le saurons plus tard, grâce au progrès des lumières. — Rien n'a été fait *aux fins*, nulle part on ne voit de conformité au but. Comme exemples de cette non conformité au but, on peut citer *Saturne* et *Mars*, l'un entouré d'anneaux et de huit lunes parfaitement inutiles, l'autre n'ayant pas même à son service un pauvre petit satellite, dont il aurait pourtant si grand besoin, etc. — Pourquoi cette absence complète de tout ordre, de toute symétrie, de toute beauté ?... — Les partisans des fins oublient qu'ils prennent l'effet pour la cause, que nous serions organisés tout autres si la déclivité de l'écliptique n'existait pas..... »

Une masse informe de matière, autrement dit le *chaos*, *s'arrangeant, se transformant toute seule en univers sidéral, se donnant son propre mouvement et sa propre direction, se légiférant, toujours toute seule, et disposant tout de telle façon qu'il n'y ait pas la plus légère infraction à la loi, dont elle s'est dotée elle-même!!!* — Voilà, certes, un tour de force incomparable, inimaginable... — Que l'univers sidéral soit, dit la *masse informe de matière*, et l'univers sidéral fut?... et la masse informe prit spontanément la plus magnifique forme... Que l'ordre sorte de mon sein, dit le chaos, et l'ordre fut crée par le désordre!... — Niez donc les MIRACLES, après cela!!!

Et maintenant, ouvrez vos grands yeux, niais adeptes du spiritualisme, et dites-moi si vous *apercevez quelque part* la moindre *trace d'un doigt arbitraire créateur...* — Le plus merveilleux de la chose, c'est que la *masse informe* qui a enfanté (on ne sait encore trop *comment...*) ce grand chef-d'œuvre n'est douée que d'*activité*, et pas du tout d'*intelligence* (ce mot met en fureur le *célèbre philosophe*). — En effet, le propre de l'intelligence est d'*agir aux fins, conformément à un but ;* or, on nous dit que *rien n'a été fait aux fins, et qu'on ne voit nulle part de conformité au but.* — D'où il appert clairement que la *masse informe s'est arrangée toute seule*, sans intelligence aucune ; ce qui ressort avec évidence, d'ailleurs, de cette *absence complète de tout ordre, de toute symétrie et de toute beauté*, qui s'harmonise si bien avec *l'immutabilité éternelle et universelle des lois de la nature, ne souffrant jamais et nulle part la plus petite exception*, et permettant aux astronomes de soumettre à un *calcul rigoureux* les

révolutions périodiques des astres, leurs distances relatives, les éclipses, le retour des comètes, etc... N'est pas
conséquent avec soi-même qui veut...

Ah ! vous trouvez absurde que Saturne soit entouré de
nombreux satellites, dont, grâce a ses anneaux, il pourrait très-bien se passer, selon vous, tandis que le *pauvre
Mars*, qui en aurait si grand besoin, toujours d'après
vous, en est complétement privé ; — que la lune soit *sans
eau et sans atmosphère ;* — que tous les globes ne soient
pas *arrangés* pour être habités par des hommes (organisés
comme nous, c'est possible ; mais l'organisme humain
n'est pas l'homme) ; — qu'il y ait tant de *vide* parmi les
astres ; — enfin que le créateur n'ait pas inscrit son nom
(comme *marque de fabrique...*) sur chaque article du
bazar sidéral !.. — Que voulez-vous que je vous dise ?
Probablement tout cela a été ainsi *arrangé* parce que le
grand architecte, quel qu'il soit, n'a pas jugé à propos
qu'il en fût autrement. Je n'ai pas la prétention, moi
petit et chétif, de tenir enfermé dans mon étroite cervelle
le code entier des lois de la nature, le *pourquoi* et le
comment de toutes choses.

Il y a une particularité qui m'embarrasse surtout ici :
L'homme agit évidemment *aux fins*, conformément à un
but ; or, si l'homme qui n'est qu'une parcelle infinitési-
male de matière par rapport au grand tout matériel, agit
aux fins, comment le grand tout lui-même n'agirait-il
pas *aux fins ?* Est-ce que, suivant la logique matérialiste,
le tout serait inférieur à la partie ?... — Le matérialisme
oublie trois choses : 1° Que le fini ne saurait embrasser
l'infini ; 2° que la clef de la science n'est pas encore

trouvée ; 3° Que la pauvre humanité sort à peine de la première enfance. Oui, tenez ceci pour certain, orgueilleux savants, esprits présomptueux qui prétendez tout rabaisser au niveau de votre taille intellectuelle : ce qu'il vous plaît d'appeler *science* n'est qu'une collection de *faits épars* dont la synthèse est à trouver. — Est-ce assez pour juger les œuvres de Dieu et Dieu lui-même ?..

En attendant, j'affirme ici, comme une vérité dont la démonstration appartient à l'avenir, que le Roi des Cieux gouverne ses mondes comme ceux de la terre gouvernent leurs peuples, par une hiérarchie d'intelligences ; et que chaque globe est sous la dépendance immédiate de *ministres responsables,* spécialement attachés à sa direction et déléguant eux-mêmes leurs pouvoirs, quant à l'administration de détail, à une série graduée d'agents inférieurs. — Quoique infiniment plus habiles que les ouvriers qui dirigent nos petites machines, les mécaniciens des locomotives célestes ne sont pas absolument impeccables, parce qu'étant libres, ils ne sont pas absolument parfaits. — De là ces *retards*, ces *déviations*, qui mettent parfois la science à la torture (demandez plutôt à M. Babinet...) ; de là ces *déraillements* et ces catastrophes dont notre globe porte dans son sein les traces ineffaçables, et dont les auteurs ne sont sans doute pas restés impunis. Serait-ce là l'origine de l'antique et universelle tradition de l'ange déchu ?..... — Nous reviendrons là-dessus.

IX. Périodes de la création. « Elles sont immenses ; elles sont le résultat exclusif des forces *aveugles* de la matière, inhérentes à cette même matière. »

Immenses, soit ; mais que devenaient, pendant ces longues crises d'enfantement, les *lois immuables et éternelles de la nature*, en vertu desquelles *tout ce qui est a toujours été et sera toujours tel qu'il est ?...*

X. Génération primitive. « *Spontanée*, successive, ascendante ; — paléontologie ; embryogénie ; — transmutation des espèces, — espèces perdues renfermant les éléments d'espèces postérieures plus compliquées ; — Amphibies ; — espèces mélangées, etc. ; — plan organique fondamental commun ; gradation du simple au composé ; — conformité d'organisation de l'homme avec le singe, d'où il procède ; — similitude de tous les embryons ; — développement successif et gradué du monde organique ; — zoophyte, point de départ des règnes végétal et animal ; insensiblement la plante se transforme en animal et l'animal en homme. »

Après les dépeceurs d'hommes, ce sont les dépeceurs de bêtes qui ont fourni au matérialisme ses plus redoutables armes. La négation d'une cause supérieure intelligente, créatrice et ordonnatrice de l'univers, entraînait, comme conséquence forcée, la négation des *causes finales*. Dieu supprimé, la matière *éternelle* ne pouvait plus avoir, pour *s'arranger*, d'autre guide que le *hasard*. Il fallait, il est vrai, afin de faire accepter ce grand progrès philosophique, démontrer comme quoi, quand on a chassé la ménagère du logis, le ménage peut se faire tout seul... Difficulté sans importance pour les *matérialistes*, qui, s'il faut en croire le docteur Büchner et consorts, l'ont emportée d'assaut, chacun à sa manière, ainsi qu'on va le voir, d'après un simple aperçu des principaux systèmes élaborés *ad hoc* par quelques-uns dé ces illustres *princes de la science* qui ont établi leur empire sur la nature organique.

Voici d'abord Lamarck qui nous dit que la matière, en vertu d'un certain pouvoir, qu'il appelle *pouvoir de la vie*, tend naturellement, d'abord à s'organiser, puis à revêtir des formes organiques de plus en plus compliquées et parfaites. Tout irait à merveille si ce *pouvoir* ne rencontrait aucun obstacle ; mais les *milieux*, par leur action perturbatrice, viennent trop souvent l'entraver, et c'est là ce qui explique les irrégularités, les anomalies, les lacunes qu'offre le règne organique. Heureusement, le *pouvoir de la vie* est en mesure de neutraliser, jusqu'à un certain point, la pernicieuse influence des *milieux*, grâce au puissant concours de deux agents auxiliaires, le *besoin* et l'*habitude*, ayant pour fonction, le premier de *créer* les organes, le second de les développer et de les fortifier.

Un naturaliste anglais, qui s'est acquis, dans ces derniers temps, une grande célébrité, M. Darwin, peu satisfait du système de son savant confrère, qu'il trouve *insuffisant* (c'est bien modeste !...). cherche à atteindre le même but par une voie différente. Ici, le *milieu*, considéré par Lamarck comme une cause perturbatrice, joue au contraire le rôle le plus actif, puisqu'il fabrique lui-même, sans avoir besoin de recourir au pouvoir problématique de la vie, les organismes qui lui conviennent, sauf à ceux-ci de se perpétuer et de se perfectionner ensuite tout seuls, par l'effet de l'*élection ou sélection naturelle* et de la *concurrence vitale*, dont la petite Génèse organique que voici va nous permettre d'apprécier l'importance.

« Au commencement, lorsque la jeune nature, encore toute nue, sentit le *besoin* de se couvrir d'un vêtement quelconque, elle se livra, sous l'impulsion de ce besoin, toujours plus impérieux, à de grands *mouvements* ; mais, ces mouvements étant désordonnés , sans aucun but , attendu qu'il est scientifiquement démontré aujourd'hui que la nature *n'agit pas aux fins* , ils restèrent bien longtemps stériles. Enfin , un beau jour, cette pauvre nature, fatiguée, épuisée par tant d'inutiles efforts, parvint, grâce au concours puissant et éclairé du *hasard*, à produire çà et là, dans les milieux qui pouvaient s'y prêter, quelques ébauches imparfaites des plantes les plus élémentaires. Ces premiers nés de la nature végétale, on le comprend, n'étaient pas viables, n'avaient qu'une existence éphémère, ne faisaient que paraître et disparaître, soit parce qu'ils étaient incomplétement organisés, soit parce qu'ils ne trouvaient pas dans le sein de leur mère, très-maigre à cette époque, une nourriture suffisante. — Toutefois, une grande difficulté était vaincue : sans le vouloir, ni même le savoir, à force de s'agiter et de se mouvoir dans tous les sens, la matière venait de trouver le secret de *s'organiser* ; elle venait d'enfanter le règne végétal, qui représente le premier degré de la matière organisée. A celui-ci, désormais, la tâche de se développer, de se multiplier, de se perfectionner lui-même, selon ses *besoins*, dans les différents milieux mis à sa disposition par la *mère procréatrice* et conservatrice commune, *alma mater*. — La tourbe des ignorants, les idéologues, les *transcendantalistes*, tous ceux, en un mot, qui ne connaissent pas les ressources inépuisables de la nature s'imaginent sans doute que ce ne fut pas chose facile à ces avortons primitifs du monde végétal de s'élever graduellement jusqu'au point où ils sont parvenus aujourd'hui; eh bien! rien de plus simple, quand on se place au point de vue scientifique. — Une fois entrée dans la voie féconde de l'organisation de la matière, la nature ne pouvait plus en sortir ; elle n'avait pas plus de tendance à retourner en arrière que ne peut en avoir le gueux parvenu à revenir à son état de dénûment primitif. Or, à mesure que la nature marchait en avant, toujours les yeux bandés, elle préparait, sans s'en douter le moins du monde, des *milieux* de plus en plus favorables aux différentes espèces végétales qu'elle avait engendrées. — Mais la rapidité de multiplication de celles-ci n'étant bientôt plus en rapport avec la quantité de substance nutritive des milieux, qui était loin de s'accroître dans les mêmes proportions, les individus les plus vigoureux de chaque espèce dévoraient tout et ne laissaient rien à prendre aux plus faibles, qui périssaient, faute d'aliments; — de sorte qu'au bout d'un certain temps, la nature se trouve ornée de la plus magnifique parure. Mais elle n'en vint pas là, on le devine, sans avoir *commis*, chemin faisant, *nombre d'inepties*, notamment par rapport au mode de reproduction, qui aurait dû, dès le principe, être le même pour toutes les espèces. Que n'a-t-elle donc imposé, tout d'abord, à celles-ci, comme loi générale, la reproduction par graines, incontestablement la plus parfaite de toutes, au lieu de les laisser se propager chacune à sa guise, de vingt manières diverses : par bourgeons, racines, oignons, tubercules, traces, stelons, coulants, etc., etc.? S'y serait-elle aussi gauchement prise si elle avait eu tant soit peu d'esprit ? — A moins qu'elle n'attendît la venue de l'homme, pour lui confier le soin de perfectionner les espèces végétales, par la greffe et autres procédés artificiels...

Ce fut au milieu de cette exubérance de végétation, que le *hasard,* toujours plein de complaisance pour la nature, lui fit accomplir le plus grand de ses prodiges : la transformation de la matière organique végétale en matière organique animale, dont le *zoophyte*, moitié plante, moitié bête, marque le premier degré. La science va nous dire de quelle façon s'est produit cet immense fait.

Quoique se mouvant toujours à peu près dans la même direction, par suite de l'habitude acquise, la matière, qui n'y voyait goutte, gardons-nous de l'oublier, ne laissait pas que de dévier quelque peu, de temps à autre, soit à droite, soit à gauche, ce qui devait nécessairement modifier les *milieux.* Or, c'est par suite de l'une de ces modifications que s'est présenté le *cas fortuit* de la métamorphose de la plante en animal... Ceci n'a pu se faire, il est vrai, sans donner une légère entorse aux *lois éternelles et immuables de la matière...* Que voulez-vous ? On ne saurait tout prévoir, surtout quand on n'*agit pas aux fins...*

Bref, après avoir animalisé la matière organique, la nature laissa aux *milieux* le soin de la façonner, chacun selon sa convenance; tâche dont ils s'acquittèrent merveilleusement. Ainsi le milieu aérien la modifia sous forme d'oiseau, le milieu liquide sous forme de poisson, le milieu solide sous forme de quadrupède, de quadrumane, de bipède (*sans plumes*), etc., etc. Pour se rendre compte des différences presque infinies qu'offre le règne animal, non-seulement d'espèce à espèce, mais de variété à variété d'espèce, il suffit de considérer que les trois grands milieux *créateurs* se divisant et se subdivisant en une infinité de petits milieux, secondaires, tertiaires, etc., etc., chacun de ceux-ci, par sa façon particulière de pétrir le limon organique, devait nécessairement donner naissance à un produit spécial. Le grand milieu aérien, par exemple, fabrique partout des oiseaux ; mais l'air de l'Afrique n'étant pas le même que celui de l'Asie, qui n'est pas le même que celui de l'Europe, qui n'est pas le même que celui de l'Amérique, etc., et les diverses parties de ces continents ne baignant pas toutes dans un air identique, il en résulte que les innombrables produits de ces innombrables petits milieux devront offrir entre eux des différences plus ou moins notables. — Les *amphibies*, qui peuvent vivre à la fois sur la terre et dans l'eau, sont le résultat complexe de l'action combinée de ces deux milieux.

Les ignorants, les pauvres d'esprit, qui contemplent avec ébahissement ces merveilles de la nature animée, dont ils font honneur à une puissance supérieure, indépendante de la matière, ne peuvent comprendre que tout cela a été fait *sans but* et n'est que le reste d'innombrables essais tentés par cette même matière, sous la suprême direction du hasard .. Ils ne conçoivent pas, par exemple, que si l'oiseau vole, ce n'est point parce qu'il a des ailes *pour voler,* mais qu'il vole *parce qu'il a des ailes*, et qu'il a des ailes parce que le milieu dans lequel il se meut les lui a ainsi faites, *en tâtonnant...*

La nature avait rendu la besogne des milieux d'autant plus facile, que, dans ses aveugles tentatives, elle était parvenue à concentrer toute la série animale dans un *seul type organique fondamental commun*, ainsi que l'a démontré l'illustre Geoffroy Saint-Hilaire. Il résulte, en effet, des travaux de ce grand naturaliste, qui laisse bien loin derrière lui le bonhomme Cuvier, que les diverses espèces animales qui peuplent le globe ne diffèrent réellement entre elles que par la forme, la charpente organique restant à peu près la même pour toutes. Ceci pourra sembler tant soit peu paradoxal a ceux qui n'ont pas fait une étude approfondie de la question. On a une certaine peine à se figurer, de prime abord, en considérant les énormes différences qui séparent les grandes classes du règne animal, que tout cela puisse être ramené à un seul type primitif, et que chaque espèce soit susceptible de se transformer en une autre espèce, comme nous le verrons bientôt. — Et puis, ne dirait-on pas que tous les *milieux* se sont entendus pour constituer, d'après un plan général, combiné d'avance, cette immense et magnifique échelle organique, dont chaque échelon est lié à celui qui le précède et à celui qui le suit ?... Ainsi parle ce pauvre vieux *bon sens*, qui croit voir partout *la trace d'un doigt créateur*, quand il n'y a, en réalité, que la toute-puissante main du hasard. Sans doute, l'intelligence est dans la nature, mais seulement comme *effet*. et non comme cause, puisqu'elle n'est qu'un *mouvement particulier de la matière*, une de ses innombrables formes. — Et si ce *plan organique*, que nous avons la bonhomie de tant admirer, n'existait pas, n'était qu'une *apparence*, ainsi que l'affirme.

non sans de sérieux motifs, le docteur Büchner !... N'importe! qu'il y ait un plan ou seulement une apparence de plan , il n'en est pas moins vrai que les *milieux*, par leurs diverses façons de modeler la matière organique, sont parvenus à créer cet ensemble harmonique d'êtres vivants que nous nommons *série animale*.

Mais ce n'était pas tout que d'avoir engendré les espèces animales, il fallait les *perpétuer*, ce qui n'était pas une mince affaire... — « On pourrait supposer (on *suppose* beaucoup, en *philosophie positive*...), dit le docteur Büchner, que les germes de tout ce qui vit, doués de l'IDÉE de l'espèce, ont existé de toute éternité...) » Or, l'*idée* admise, voici comment on *pourrait* expliquer la chose : une fois en possession du règne organique, la nature devait instinctivement tendre à conserver sa conquête, et même à la perfectionner, ce qui était bien *naturel;* mais, vu sa radicale incapacité d'*agir aux fins*, elle ne parvint à trouver le secret de la propagation des espèces qu'après une foule d'essais infructueux. Aussi, le premier résultat obtenu n'eut rien de merveilleux : ce fut la reproduction *fissipare*, par scission, où chaque partie séparée de l'animal produit un animal semblable. Puis vint la reproduction *gemmipare*, ou par bourgeons, qui peut être interne ou externe, suivant que le bourgeon, reproducteur se développe au dedans ou au dehors de l'animal. Enfin, parut la reproduction *sexuelle*, la plus compliquée de toutes, et celle qui offre le plus de différences ; car, non-seulement les sexes, au lieu d'être séparés, ce qui est le cas le plus ordinaire, se trouvent quelquefois réunis chez le même individu (*hermaphrodisme*); mais il peut arriver que le sexe féminin se reproduise tout seul, sans le concours de l'autre sexe (parthénogenèse). — Les espèces à sexes séparés diffèrent encore entre elles, en ce que les unes produisent des œufs (ovipares) et les autres des petits vivants (vivipares)

On voit ici les mêmes *tâtonnements* que pour la génération des espèces végétales. Pourquoi donc la nature, au lieu d'arriver d'emblée au mode de reproduction le plus parfait, la viviparité, a-t-elle débuté par le plus imparfait et s'est-elle amusée, pendant si longtemps, aux modes intermédiaires ? — Evidemment, parce qu'elle agissait au hasard , sans but déterminé. Si elle avait su ce qu'elle faisait, si elle avait eu le sens commun, est-ce qu'elle se serait exposée aux mêmes *bévues* que la première fois ?

Rien de plus facile, d'ailleurs, que de faire des bêtes ; demandez, plutôt à M. Pouchet, il vous indiquera le procédé de fabrication. Il est vrai que, jusqu'ici, les produits n'ont pas été superbes : quelques *infusoires*..., simples ébauches rudimentaires de l'organisation animale. Mais, la science n'a pas dit son dernier mot..., et elle espère bien, comme me le disait dernièrement un fougueux *naturiste*, arriver quelque jour à créer un homme adulte, de toutes pièces ; précieuse ressource, en temps de guerre (si la guerre existe encore, à cette époque), pour les gouvernements, qui pourraient ainsi improviser à la minute une armée de conscrits tout neufs.

Il y a bien un certain M. Pasteur, représentant officiel du vieux préjugé de la création par une cause intelligente, qui oppose aux magnifiques expériences du savant M. Pouchet, des expériences contradictoires, ayant pour but d'en infirmer la valeur. Ce monsieur soutient avec les naturalistes de l'ancienne école, que tout ce qui vit provient immédiatement ou médiatement d'un œuf, et que les prétendues *générations spontanées* artificielles se réduisent à l'éclosion, dans un milieu favorable, de germes préexistants. L'air qui nous environne, disent-ils, tient en suspension une innombrable quantité de corpuscules microscopiques, de diverses formes et dimensions, qui ne sont autre chose que des semences animales et végétales. Plus lourds que leur véhicule, ces corpuscules organisés ne peuvent se maintenir dans l'air qu'à la condition d'y être constamment agités par les courants de ce milieu, qui en contiendra d'autant moins qu'il sera plus raréfié ou moins renouvelé ; c'est pourquoi, ajoutent ces messieurs, les expériences entreprises dans les caves de l'Observatoire, où l'air n'est pas renouvelé, et à une certaine hauteur atmosphérique, où il n'est pas assez dense, n'ont donné que des résultats négatifs. Pour réussir, selon eux, il faut absolument opérer sur les corpuscules en mouvement dans l'air, et non pas sur les poussières en repos, qui ne sont que des particules minérales retombées sur le sol, d'où les vents les avaient soulevées.

Est-ce là tout ?—Hélas non !...— Les anti-hétérogénistes prétendent encore avoir expérimentalement démontré :

1° Que la gemmiparité n'est qu'une déviation accidentelle et temporaire de l'oviparité, considérée par eux, nous l'avons vu, comme la loi universelle de la reproduction animale. Ainsi, le puceron, par exemple, après s'être reproduit solitairement par bourgeons, pendant plusieurs générations, reviendrait à son mode primitif de génération sexuelle (Bonnet); et il en serait de même de l'hydre d'eau (Ehrenberg), des méduses (Siebold), des éponges (Sieberkühn), des helminthes (van Beneden), des infusoires (Balbiani), chez lesquels on aurait découvert les sexes;

2° Que l'on aurait pris pour des espèces différentes, dont on ne croyait pouvoir expliquer l'origine que par la génération spontanée, la même espèce à ses divers états de développement; c'est ainsi, disent-ils, que le *ver intestinal* passe par trois phases successives dans les organes digestifs de différents animaux : œuf dans l'estomac du carnivore, embryon dans celui de l'herbivore, adulte dans le même carnivore, qui le reprend après l'avoir rejeté en germe;

3° Que la mort et la résurrection de certains animalcules qui reviennent à la vie après avoir été soumis à la dessication prolongée, ne sont qu'*apparentes*, cette dessication n'ayant eu d'autre résultat que de les priver des sucs liquides dont est abreuvée leur trame organique, sans détruire, sans dissoudre cette trame elle-même, qui est restée intacte et ne demande qu'un peu d'humidité pour reprendre ses fonctions;

4° Enfin, que, non-seulement la chimie n'a jamais pu créer un animal quelconque, mais qu'elle est radicalement incapable de produire le plus élémentaire des tissus qui composent son organisme. « Vous confondez, nous disent-ils, les substances *organiques* avec les substances *organisées*; sans doute la chimie peut former les premières, simples agrégats de particules matérielles, indépendantes les unes des autres, mais non les secondes, où chaque partie est harmoniquement liée au tout par une force dont les effets échappent aux calculs de la science, la *force vitale*. Il faut distinguer *l'harmonie organique* de *l'harmonie géométrique :* que l'art, à l'aide de certaines combinaisons, parvienne à imiter la matière brute, nous n'avons garde de le contester; mais nous vous portons le défi de faire jamais sortir de vos laboratoires une seule fibre musculaire vivante, et surtout de la faire *durer;* car, pour la faire durer, il faudrait en renouveler incessamment les éléments, sans changer sa forme, œuvre spéciale de la *nutrition,* dont la chimie n'a pas encore trouvé la formule. — Il en est de même de *l'accroissement organique,* qui n'a pas lieu, comme l'accroissement inorganique, par l'addition extérieure de nouvelles parties (juxta-position), mais par un travail vital interne (intussusception), indépendant des lois physico chimiques. — La *fissiparité* n'a aucune espèce de rapport avec la division des corps inorganiques, attendu qu'ici les parties séparées ne reproduisent pas le tout dont elles proviennent. — C'est encore à tort que l'on prétend assimiler à la circulation des liquides animaux, dont le *mécanisme* est resté jusqu'ici un mystère, les phénomènes de *capillarité* et *d'endosmose* (Dutrochet), qui s'expliquent par les lois de l'attraction moléculaire. »

Telles sont, très-sommairement, les principales objections que font à la jeune science les derniers représentants d'une philosophie décrépite. Mais, *ces vieux légumes réchauffés de la cuisine philosophique,* que le spiritualisme moderne prétend nous servir comme des mets nouveaux, sont devenus tellement insipides qu'ils donnent des nausées à tout le monde, et *inspirent un juste dégoût aux hommes lettrés et illettrés*. « Les temps sont passés où le verbiage savant, le charlatanisme théorétique ou le batelage intellectuel étaient en vogue » (Büchner). Les seules armes avec lesquelles on puisse aujourd'hui se permettre de combattre ces inepties, c'est le dédain et la raillerie.

Un fait capital, immense, est acquis désormais à la science : en dépit de M. Pasteur et consorts, la chimie moderne, en dérobant à la nature le secret de la création des êtres organisés a définitivement détrôné Dieu, cette fameuse hypothèse derrière laquelle s'est trop longtemps abritée l'ignorance. Revenons à notre genèse.

La série animale constituée par l'action combinée des diverses causes que le hasard avait mises en jeu : *milieux, pouvoir de la vie, besoin, habitude, idée de l'espèce,* etc. il nous reste à montrer comme quoi les différentes espèces qui la composent se sont développées, modifiées, perfectionnées. — *On pourrait supposer* (que l'on ne s'étonne pas de nous voir si souvent recourir à la *supposition;* ce mot a une tout autre valeur chez nous que chez les autres : Tout est positif en positivisme, même l'hypothèse...) On peut donc supposer hardiment, avec M. Darwin, que les plus forts et les plus beaux individus mâles de chaque espèce, doués de l'*idée élective*, choisissaient les plus fortes et les plus belles femelles, qui n'étaient sans doute pas trop fâchées de la préférence; et, comme les produits de ces couples *assortis* surpassaient généralement leurs parents en force et en beauté, chaque génération nouvelle venait ajouter à l'espèce un nouveau degré de perfection. Ce sont les merveilleux résultats qu'obtiennent chaque jour les éleveurs, par des croisements bien entendus, qui ont mis le célèbre naturaliste anglais sur la voie de la grande découverte de l'*élection naturelle*. Pourquoi donc, s'est-il dit, l'immortelle et toute-puissante nature ne ferait-elle pas ce que font de faibles mortels? Si l'on objecte qu'il n'y a pas de parité à établir entre la manière de procéder de l'éleveur et celle de la nature, attendu que l'éleveur, en *choisissant* avec soin ses types reproducteurs, fait acte d'intelligence, *agit aux fins,* tandis que la nature, frappée de cécité, ne peut agir qu'au hasard, nous répondrons, d'abord, que le hasard possède des ressources inépuisables, fort mal appréciées du vulgaire; ensuite, que la nature, par un privilége tout spécial, n'a pas besoin de voir son but pour l'atteindre. Est-ce clair?...

Ceci, toutefois, ne nous donne point la solution entière du problème compliqué qu'il s'agit de résoudre. L'*élection naturelle* nous explique bien le perfectionnement progressif des espèces animales; mais elle nous laisse ignorer la cause qui les empêche de s'accroître dans des proportions exagérées par rapport à la quantité de subsistance nécessaire pour les nourrir. De là la nécessité d'une seconde loi complémentaire, due encore au génie inventif de M. Darwin, la *concurrence vitale,* en vertu de laquelle, chaque animal étant obligé de conquérir sa nourriture à la pointe de... ses dents, la victoire est acquise aux plus fortes mâchoires, ce qui crée aux plus faibles une position très-critique. On dit, il est vrai, que les loups ne se mangent pas entre eux, sans doute parce qu'ils sont dominés, comme tous les autres animaux, par l'instinct de la conservation de leur espèce; mais, si le frère ne dévore pas le frère, il pourrait fort bien, à l'occasion, le laisser mourir de faim, en lui ravissant, de par le droit de la force, sa part du gâteau commun. Il y a d'ailleurs, assez d'autres espèces carnassières, plus fortes que le loup, pour empêcher la race de celui-ci de se multiplier outre mesure.

Il nous reste à examiner un dernier point de la question, qui n'est pas le moins difficile à faire accepter : la *transmutation des espèces*. Comment s'est formée la série animale ? Tous les êtres vivants ont-ils pour père commun le zoophyte, qui, par des transformations ascendantes, accomplies durant la suite des siècles, sous l'influence des milieux et autres agents auxiliaires, se serait élevé jusqu'à l'homme ? — Ou bien, le globe terrestre, à chacune des phases successives de sa formation, s'est-il doté d'un type animal particulier, devenu la souche de l'un des principaux embranchements de la série ? — Les avis sont partagés là-dessus. Mais nos adversaires auraient grand tort de se prévaloir de ce désaccord, qui ne porte que sur la forme et nullement sur le fond de la question. Le principe de la génération spontanée admis, et le préjugé des causes fisiales écarté, il importe peu que la nature ait tiré le règne animal d'un seul type primitif ou de plusieurs. Dans l'un comme dans l'autre cas, la loi de la *transmutation* est sauvegardée ; seulement, dans le second, les espèces supérieures auraient beaucoup moins de chemin à faire pour remonter à leur source, et le petit orgueil de l'homme y gagnerait quelque chose.

La preuve la plus frappante en faveur de la transmutation des espèces, c'est sans contredit la *similitude de tous les embryons* qui, à mesure qu'ils se développent, repré-

sentent des types de plus en plus compliqués; de sorte
que, s'il était possible, par exemple de suivre, heure par
heure, le développement de l'embryon humain, on trou-
verait dans chacune de ses phases ascendantes l'image de
chacune des espèces composant la classee zoologique dont
l'homme fait partie. D'où il est permis de conclure que
l'homme, avant d'être homme, a été successivement
chacun des animaux dont il ferme la série, et que son
générateur immédiat est le singe, resté singe jusqu'à son
élévation naturelle au grade humain, par le seul fait d'un
arrêt de développement embryonnaire.

La *Paléontologie* vient démontrer à son tour que les
espèces *fossiles*, perdues aujourd'hui, n'étaient que les
embryons de celles qui ont survecu. Enfin, nous pouvons
invoquer encore, à l'appui de notre thèse, l'*analogie de
tous les organes*, chez les différentes espèces animales :
Ainsi, les nageoires du poisson sont des ailes aquatiques,
et les ailes de l'oiseau des nageoires aériennes ; ainsi, la
trompe de l'éléphant n'est que le nez humain allongé;
ainsi, les filaments charnus qui ornent les lèvres du barbeau
représentent les moustaches du grenadier. On ne sait pas
assez jusqu'où peut aller la puissance transformatrice de
la nature : qui croirait par exemple, que le crâne n'est
qu'un vertèbre élargie et disposée de manière à loger le
cerveau?

Rien de plus commun, d'ailleurs, que les faits de transmutation par l'accouplement d'un mâle et d'une femelle
d'espèce différente, du cheval et de l'ânesse ou de l'âne
et de la jument, par exemple, d'où résulte le produit mixte
appelé *mulet*, formant une espèce intermédiaire entre le

cheval et l'âne. Il est vrai que ce produit a été obtenu par l'industrie de l'homme sur des animaux à l'état de domesticité; mais *on pourrait supposer* que, sous la seule impulsion de la nature, les choses se passent de la même manière chez les bêtes sauvages. Quoi d'étonnant, par exemple, qu'un beau cheval du Sahara, soit par inclination (L'amour est si capricieux !), soit parce qu'il n'avait pas trouvé son affaire ailleurs, ait daigné offrir ses tendres hommages à une humble ânesse? N'a-t-on pas vu des rois épouser des bergères?

Pour conclure, nous disons, ou, ce qui revient au même, nous *supposons :*

1° Que la formation du règne organique, végétal et animal, est due à l'action créatrice des *milieux*, aidée peut-être, en ce qui concerne le dernier, par le *pouvoir de la vie* et le *besoin d'exister ;*

2° Que la transmutation des espèces animales, ainsi que la disparition des espèces perdues et leur remplacement par des espèces nouvelles dépendent des *changements*, plus ou moins profonds, qu'ont subis ces milieux, sous l'influence du *hasard ;*

3° Que la propagation des dites espèces et leur perfectionnement progressif s'expliquent très-clairement, la première par l'*idée de l'espèce*, dont auraient été *doués de toute éternité les germes animaux*, le second par la *sélection naturelle* et la *concurrence vitale*, en vertu desquelles les plus forts et les plus habiles sélecteurs ou concurrents acquièrent toujours de nouveaux avantages sur les plus faibles et les plus maladroits, qui finissent par succomber et disparaître :

4° Que l'instinct animal est une simple affaire d'*habitude*, résultant de l'imitation répétée des faits et gestes des parents par les enfants. Dans les rares cas où cette imitation ne saurait avoir lieu, comme chez les *nécrophores*, par exemple, qui abandonnent leurs œufs après les avoir pondus dans un cadavre, et chez les *pompiles* où la mère est herbivore et la larve carnivore, on doit supposer que la *divination* supplée à l'imitation (1). —

Quant à l'homme, son intelligence n'est que l'instinct perfectionné du *singe, d'où il procède*, soit directement, soit indirectement. »

Tel est, en substance, le système génésiaque du *naturisme* moderne. Avec la meilleure volonté du monde, il est impossible de voir dans tout cela autre chose que des *hypothèses*, plus ou moins absurdes, tendant à fausser la raison et à détruire les fondements de toute morale

Au reste, même en acceptant comme faits démontrés l'*hétérogénie*, la *transmutation des espèces animales*, etc., je n'en serais pas réduit à adopter les conclusions de l'auteur, conclusions qu'il a soin, du reste, d'infirmer lui-même, selon son habitude, par ce PLAN *organique fondamental commun*, caractéristique, au plus haut degré, de l'*intelligence*, qui, sous une forme ou sous une autre, revient toujours, malgré lui, sous sa plume embarrassée.

Il s'agit bien moins de discuter l'intelligence, qui se prouve par elle-même, comme le mouvement, que de

(1) Outre l'instinct commun à tous les individus de son espèce, chaque animal possède son instinct, ou plutôt son *caractère* propre, qui diffère souvent beaucoup de celui de ses générateurs. Où est donc ici l'effet de l'*imitation ?*..

savoir où elle *commence* dans la série des êtres organisés, et surtout quelle est sa *destinée finale*. — Oui, il y a dans le règne organique une gradation insensible, du simple au composé, du zoophyte à l'homme, mais sous le rapport de l'organisation matérielle seulement ; et il n'est pas prouvé encore, que je sache, qu'à cette gradation, purement physique, corresponde une gradation intellectuelle analogue, c'est-à-dire que l'intelligence s'élève à mesure que l'organisation se complique. J'ai beau parcourir en tous sens l'interminable série animale, au-dessous de l'homme, je ne vois partout que des *différences* et nulle part des *degrés* ; et je défie bien que l'on me démontre qu'il y a *plus d'esprit* chez le singe que chez la fourmi (1).

Ravaler l'homme, *escamoter* ses hautes prérogatives en le noyant dans l'immense série organique, tel est le noble but que poursuit le matérialisme. L'atteindra-t-il ? — J'espère bien que non.

Si l'on veut bien considérer un instant l'*échelle animale* au point de vue du plus élevé de ses principes constituants, au lieu de lui donner pour unique base son élément inférieur, l'organisme matériel, on reconnaîtra sans peine qu'il existe, sous ce rapport, entre l'homme et la bête, un abîme infranchissable : LA PERFECTIBILITÉ SPONTANÉE, attribut distinctif et exclusif de l'être humain. — L'animal, même organiquement le plus rapproché de l'homme, *ne se perfectionne pas*, ne progresse pas ; il est aujourd'hui ce qu'il était hier, ce qu'il sera demain, tou-

---

(1) La perfection de l'animal n'est pas en raison des dimensions de son organisme, mais de la *division du travail*. (Milne-Edwards).

jours ; et chaque espèce, quel que soit le rang qu'elle occupe dans la série, ne possède que tout juste la dose, je devrais dire le *genre* d'intelligence, nécessaire à la satisfaction de ses besoins physiques propres. Le peu qui dépasse parfois cette limite est bien plus l'œuvre de l'homme que celle de la bête, dont le rôle est ici à peu près passif.

Cette différence essentielle entre l'homme et l'animal en entraîne une autre non moins capitale, par rapport à leurs *destinées* respectives, celle du dernier se bornant à la vie matérielle, vers laquelle l'entraînent exclusivement tous ses instincts, celle du premier franchissant l'étroite sphère terrestre pour s'élancer vers l'infini, où tendent ses nobles aspirations.

Je sais bien que ceci est fort loin de résoudre tout le problème. — Le principe spirituel, élément constitutif supérieur de la trinité animale, est *foncièrement* le même chez tous les êtres vivants ; or, ce principe, que caractérisent l'unité et l'indivisibilité substantielles, est absolument *indestructible*. — Il survit donc, cet immortel principe, à sa séparation d'avec le corps auquel il était temporairement uni. Mais que devient-il alors ?... — Car enfin, il ne peut rester sans emploi ; sa nature, essentiellement *active*, s'y oppose d'une manière absolue. — Va-t-il constamment vivifier un germe de même espèce ? Est-il susceptible de s'élever progressivement à des espèces de plus en plus compliquées ? — Enfin, pourrait-il, après avoir parcouru successivememcnt toute la série animale, animer un organisme humain ?... — Ce serait là, il faut en convenir l'application la plus *étendue* de la loi de progression ascendante indéfinie de l'intelligence, débutant dans la vie organique par l'état le plus rudimentaire, et s'élevant graduellement jusqu'à l'homme primitif, qui aura encore beaucoup de chemin à faire avant d'atteindre le degré que représente l'homme civilisé, appelé lui-même à franchir ultérieurement bien d'autres étapes dans l'incommensurable voie du progrès. — Il est vrai que, dans ce cas, l'homme n'aurait pas trop à s'enorgueillir de son origine; et j'avoue, pour mon compte, que l'idée d'avoir animé une méduse ou un infusoire, sinon un *brin d'herbe*, flatte médiocrement mon amour-propre. Mais la *science* a mieux à faire que de caresser les petites vanités humaines...

Faut-il admettre, au contraire, que les différentes espèces, ou plutôt les différents *types* du règne organique, à partir du plus simple, ont successivement paru sur le globe, qui en contenait les éléments formateurs, à mesure que la croûte de celui-ci, par sa condensation progressive, devenait apte à leur éclosion; et qu'ils se sont ensuite multipliés *isolement,* d'après les lois de la génération ordinaire, sans jamais se métamorphoser les uns dans les autres, les *variétés de race* s'expliquant par celles des milieux qui leur ont primitivement donné naissance? — A cette hypothèse, qui *vaut* au moins, si je ne me trompe, l'*encre employée à l'écrire*, on opposera, je le sais, la *transmutation des espèces animales*, actuellement à l'ordre du jour, et déjà enregistrée omme un fait par certains savants, qui croient sans doute avoir trouvé là une arme terrible contre le vieux *préjugé de l'âme*, dont on a tant de peine à triompher.... Mais ce *fait*, ou *prétendu* fait, fût-il mis hors de doute, il resterait à prouver, d'abord, que l'on n'a pas pris de types pour des espèces, sinon pour des variétés (est-ce que la classification zoologique serait définitivement fixée ?...), ensuite, que ces transmutations ont lieu *spontanément*, à l'état ibre, sans l'intervention de l'homme.

Je vais plus loin : J'accorde sans conditions, et la *transmutabilité des espèces animales,* et l'*hétérogénie* (pourvu qu'elle n'aille pas prétendre arriver quelque jour à faire jaillir d'un tas de matières en fermentation, savamment combinées, non plus une simple *cellule mouvante*, mais un homme vivant et pensant...), et la *similitude* (apparente) de *tous les embryons ;* je dis *apparente*, car si elle était réelle, si elle équivalait à l'identité, il y aurait à expliquer pourquoi l'embryon d'un type organique devient toujours, en se développant, un individu de ce type, et jamais d'un d'autre ; — j'accorde tout cela, ainsi que les rapports sériels des espèces perdues avec les survivantes et les nouvelles, etc. ; et je défie le matérialisme d'en tirer logiquement une seule conclusion en faveur de sa thèse.

La vie est inséparable de l'intelligence, et l'une et l'autre ont besoin, pour se produire, se manifester, d'un instrument matériel, d'un support ou *moule organique* qui, lui-même, *ne s'est pas fait tout seul...,* mais qui, une fois formé, d'après les lois du législateur suprême, attire à lui, selon ces mêmes lois, comme l'aimant attire le fer, l'espèce d'intelligence sympathique à cette espèce d'organisme. (1) Des modes infinis de combinaison de ces trois

---

(1) C'est l'âme elle-même qui, en vertu de sa force plastique, se construit sa propre demeure, se façonne l'organisme qui lui convient.

éléments constitutifs des êtres animés résultent les différences spécifiques innombrables de ceux-ci. — Un seul
principe élémentaire ne suffit pas pour constituer la vie
animale, il en faut plusieurs ; de même qu'il faut plusieurs
nombres pour établir une arithmétique, et plusieurs tons
pour former une musique. — Comment une vérité aussi
simple peut-elle rester incomprise de certains savants!...

XI. Destinée des êtres dans la nature. — *Hasard* ..,
combinaisons fortuites, essais avortés. — Tout ce qui
existe n'est que le reste de tendances nombreuses et
infinies de la nature obéissant à un *instinct* absolu qui la
domine. — C'est pourquoi elle commet nombre d'*inepties*
(non conformes au but...) — Le *plan n'existe pas*,
ce n'est qu'une *apparence*. — Les forces agissent
nécessairement, aveuglément, et de leur concours résultent les êtres. — La série n'est qu'un résultat et non
une *idée* de la nature. — Animaux nuisibles, inutiles,
maladies, intempéries, etc., etc., tout cela prouve à l'é-
vidence que la nature agit le plus souvent en dépit du
bon sens. »

L'homme est un peu trop enclin à tout rapporter à sa
chétive personnalité, à faire de son petit *moi* le point de
convergence de l'univers ; c'est pourquoi il n'aperçoit pas
toujours très-clairement les *fins*, qui peuvent être fort
loin de la portée de sa courte vue ; c'est pourquoi les
nombreuses inepties de la nature ne me semblent prouver
qu'une chose : l'ineptie de ses vils insulteurs.

Hasard d'un côté, *combinaisons, essais, tentatives dirigés par un instinct dominateur absolu* de l'autre : Choisissez... Il me semble pourtant bien difficile de faire des

essais, des *tentatives* sans viser à un *but*, à une *fin* quelconques... — Et cet *instinct absolu dominant la nature*
(lisez matière) *souveraine!...* — De grâce, messieurs les
matérialistes, réformez donc le langage reçu, si vous
voulez vous faire comprendre. *Le plan n'existe pas*, dites-
vous ? — Mais vous venez précisément de nous opposer le
Plan fondamental commun, d'après lequel a été établie
l'*échelle organique*, si savamment graduée, selon vous...
et d'autres.— Est-ce que ce magnifique plan ne serait plus
maintenant qu'une APPARENCE ?... de la fantasmagorie, au
nom d'une philosophie qui s'intitule *positive!....* — C'est
par trop fort ! — Non, la *série n'est pas une idée de la
matière*, attendu que la matière ne saurait avoir des idées ;
— oui, elle est un *résultat*, parce qu'elle ne peut être
autre chose ; mais le résultat *de qui ? de quoi ?...* — *Résultat* est synonyme d'*effet*, si je ne me trompe ; or, tout
effet émane d'une *cause* antérieure et supérieure, qui le
contient. — Reste à déterminer le genre de cause de la
série. Serait-ce le *Hasard ?* — Le hasard, étant zéro, ne
saurait produire que zéro. Une *force* ou une combinaison
de forces ? La force, dépourvue de toute direction intelligente, enfantera toujours et nécessairement le désordre ;
et pourtant la série est le type de l'ordre !... — Il nous
faut donc absolument remonter à l'IDÉE immatérielle, si
nous voulons atteindre la vraie *cause du résultat sériel.* —
Chose bizarre ! — Ce que l'on conteste à l'univers-
matière, le haut privilége de l'*idée*, on ne croit pas pouvoir se dispenser de l'accorder à l'homme-matière, imperceptible atome perdu dans l'immensité !... Allons, on
veut décidément nous conduire à l'ANTHROPOLATRIE... —

C'était bien la peine de détrôner Dieu pour mettre à sa place un *mammifère monodelphe et bimane!!!*

XII et XIII. Cerveau et ame. — Pensée. — « L'âme n'est qu'un produit du cerveau. — La pensée est le mouvement de la nature (Moleschot). — Il y a le même rapport entre la pensée et les vibrations électriques des filaments du cerveau qu'entre la couleur et les vibrations de l'éther (Hueschke). La pensée est l'enchaînement de forces diverses réunies en unité, l'effet d'une concurrence de beaucoup de substances douées de forces et de qualités. — Électricité latente. — Les nerfs *créent* l'électricité. — Le cerveau et l'âme se prescrivent mutuellement, de la manière la plus absolue, et se trouvent dans un rapport inséparable et casuel : Point de pensée (*exprimée...*) sans matière. »

Pourquoi faire intervenir ici le *mythe* de l'âme, puisque la *pensée,* qui est censée la manifester, n'a d'autre source que la matière, ou les *vibrations des filaments du cerveau,* ou mieux encore, comme l'exprime le *célèbre philosophe,* avec cette précision et cette clarté qui le distinguent, l'enchainement de forces diverses réunies en unité, l'effet de beaucoup de substances douées de forces et de qualités !!! Comprenez-vous bien, ami lecteur ?...

La matière ne peut engendrer que matière, parce qu'elle ne contient que cela ; or, la pensée n'a aucune des *qualités* qui caractérisent la matière ; elle provient donc nécessairement d'une autre source. La véritable et unique cause productive de la pensée, c'est la substance spirituelle , l'ame ; seulement, l'âme a besoin , pour s'exprimer sensiblement, matériellement, d'un instrument de manifestation matériel disposé *ad hoc*, le *cerveau*, instrument *passif*, qu'il faut se garder de confondre avec la cause *active* de la pensée. Hé ! sans doute, l'âme dépend de l'organe cérébral, quant à sa manifestation, mais non quant à son *existence*. — Le cerveau ne *crée* pas plus l'âme que les nerfs ne *créent l'électricité*. — Si l'auteur n'avait eu à sa disposition qu'un bâton et de l'eau claire, au lieu d'une plume et de l'encre, aurait-il pu écrire les belles choses qui ont fondé sa *célébrité ?*

Quand les aliénistes modernes les plus éminents, quand des hommes tels que MM. Lelut, Leuret, Gratiolet, etc., qui ont passé leur vie à étudier, dans des établissements spéciaux, tous les genres d'aberration que peut offrir l'intelligence humaine, sous l'influence perturbatrice des causes les plus variées, viennent vous dire que la physiologie du cerveau est à peine ébauchée et qu'il y a impossibilité absolue, dans l'état actuel de la science, de déterminer les rapports de la pensée avec son organe d'expression, on est stupéfait de la légèreté, pour ne rien dire de plus, avec laquelle le pédantisme matérialiste d'outre-Rhin traite cette redoutable question...

On ne trouve, le plus souvent, à l'autopsie, aucune différence appréciable entre le cerveau de l'aliéné et celui de l'homme qui a conservé l'intégrité de sa raison ; voilà ce qu'affirment tous les médecins consciencieux qui se sont spécialement occupés des maladies mentales. D'où ils concluent, très-rationnellement, que, dans les cas exceptionnels où l'on rencontre des altérations sensibles, celles-ci doivent être considérées plutôt comme l'effet consécutif et éloigné de la folie persistante, que comme leur cause directe. La vie intellectuelle est donc bien indépendante de la vie végéto-organique.

Si le cerveau du fou ressemble au cerveau du sage, celui du *singe*, et même de beaucoup d'autres espèces animales, n'en diffère pas notablement. On peut même dire que tous les cerveaux ont entre eux la plus grande analogie de structure et de disposition. Et pourtant, quelles différences de résultat! — Quel abîme, par exemple, entre l'intelligence du singe et celle de l'homme, avec des cerveaux en apparence identiques! — Pourquoi cet écart, presque infini, entre les effets, quand les causes sont à peu près les mêmes? — Pourquoi le singe, avec un cerveau humain, n'a-t-il pas une intelligence humaine? — Pourquoi ce vénérable patriarche du genre humain n'a-t-il jamais su faire autre chose que des grimaces? — Pourquoi ne progresse-t-il pas, comme *sa descendance?* — Pourquoi n'a-t-il jamais eu l'idée de cultiver les arts, les lettres, la philosophie, les sciences, de se livrer à l'industrie, au commerce, à l'agriculture, de parcourir le monde en touriste, de traverser les mers sur des véhicules de son invention? — Pourquoi n'a-t-il ni parole, ni écriture, ni aucun autre signe représentatif de la pensée? — Pourquoi, en un mot, son instinct est-il exactement borné, comme celui du dernier des insectes, à la satisfaction de ses besoins matériels?

La réponse à ces questions, fort embarassante pour le matérialisme, devient très-facile si, au lieu de considérer le cerveau comme la cause créatrice de l'âme, on le réduit à son rôle naturel d'*instrument* de manifestation au service de celle-ci. On s'explique alors parfaitement *pourquoi*

l'instrument cérébral, foncièrement le même chez l'homme
(fou ou raisonnable) et les espèces animales supérieures,
parce qu'il a à diriger, ici et là, des fonctions organico-
vitales analogues, donne des résultats si différents, selon
la *capacité* de l'esprit qui s'en sert. — Nous reviendrons
sur cet important sujet, à propos de l'*existence personnelle après la mort.*

Il ne faut pas confondre l'âme avec la pensée, c'est-à-
dire la substance avec le mode, l'être avec la manière
d'être. La pensée, c'est le *verbe* de l'âme, ou plutôt l'âme
elle-même, s'exprimant, se manifestant au dehors. Celle-
ci peut donc, sans cesser d'être *une*, se produire sous des
formes multiples ; mais ces formes, ne pouvant avoir des
qualités opposées à celles du fond dont elles émanent, ne
sauraient, dans aucun cas, être composées ; ce sont les
modes simples d'une substance simple.

On ne peut se représenter l'âme que comme une unité
essentiellement indivisible et inaltérable, à quelques conditions d'existence qu'elle soit soumise. Or, le cerveau
qui, dans l'hypothèse matérialiste, est censé *produire*
l'âme, n'est autre chose en définitive, qu'une masse de
matière organisée d'une certaine façon, partageant, dès
lors, toutes les qualités essentielles de la matière en général, la *divisibilité*, notamment, par suite de laquelle la
matière reste toujours composée. On aura donc beau
enchaîner et *réunir* autant de *forces* ou de *substances
douées de forces et de qualités* que l'on voudra, on ne
parviendra jamais à faire sortir de cet ensemble, composé
d'éléments composés, le principe un, simple et indivisible
qui produit la pensée.

Sans doute, le cerveau, comme tout autre organe,
conserve exactement sa forme jusqu'à la dissolution de
sa substance et ne paraît pas subir, sous ce rapport, des
modifications sensibles, dans les diverses périodes de la
vie; mais cette identité de forme du cerveau est la conséquence forcée du mouvement continu de composition et
de décomposition de toutes ses parties, qui ne peuvent
durer et conserver leurs rapports primitifs qu'à la condition de se renouveler sans cesse; à tel point que le cerveau de la minute suivante n'est déjà plus celui de la
minute précédente. — Le matérialisme devrait bien,
puisqu'il affiche la prétention de faire table rase de toutes
les vieilles théories spiritualistes, nous expliquer comment de ce va-et-vient incessant des molécules cérébrales
peut naître l'unité intellectuelle, le *moi* humain, toujours
identique à lui-même, qui se souvient du passé et prévoit
l'avenir, qui a la conscience de son être et de la valeur
morale de ses actes.

De toutes les facultés de l'âme, la *mémoire* est peut-
être celle qui s'harmonise le moins bien avec le système
matérialiste. Par quel *mécanisme* merveilleux les événe-
ments passés viennent-ils se représenter à nous, comme
s'ils étaient présents? .. — Un fait, dont j'ai été témoin
dans mon enfance, il y a 40 ou 50 ans, et que des milliers, des millions d'autres faits, n'ayant aucune espèce
de rapport avec celui-là, m'avaient complétement fait
oublier, me revient tout-à-coup, avec toutes les circonstances de temps, de lieu, de personnes, etc., qui l'ont
accompagné : Est-ce que le tableau compliqué de ce fait
serait resté latent dans mon cerveau, pendant un demi-

siècle, pour réapparaître fortuitement, avec des couleurs aussi vives que la première fois, sous l'influence de certaines *vibrations des filaments* de cet organe ? Mais, d'abord, mes souvenirs n'ont rien de *fortuit*, puisqu'ils ne viennent que quand ma volonté les évoque ; mais, ensuite, ma substance cérébrale s'est renouvelée sept ou huit fois en entier, dans l'intervalle qui sépare le fait de son souvenir, et la matière qui le composait primitivement sert peut-être aujourd'hui à *boucher un trou de muraille*, comme celle qui composait le corps du *grand César* (Shakespeare). Quels rapports peuvent donc avoir les molécules constituantes de mon cerveau actuel avec les molécules constituantes de mon cerveau d'autrefois ?... La molécule qui s'en va transmettrait-elle à celle qui vient les impressions qu'elle a reçues ?

Peut-être y a-t-il au centre de la masse encéphalique un point particulier de convergence où viendraient *se réunir en unité* toutes les *forces et qualités* de ses *filaments ?* Je le veux bien..., moyennant la condition que ce point ne soit pas un *point mathématique*, une sorte d'*Archée*, à cheval sur la *selle turcique;* car, s'il est quelque chose de plus, il ne peut être, dans l'hypothèse, qu'un point *matériel*, partageant, comme tel, toutes les propriétés de l'organe dont il fait partie, et alors la question reste entière.

La mémoire, comme toutes les autres facultés mentales, est essentiellement *active*, parce qu'elle émane d'un principe qui est l'activité même. Si donc l'âme se souvient du passé, ce n'est pas parce que le passé vient à elle, mais parce qu'elle va au passé, parce qu'elle le *rappelle*.

En un mot, la mémoire, c'est le *moi* se reconnaissant lui-même devant les faits qui ne sont plus, tel qu'il était au moment où ces faits se sont produits. — La *conscience*, c'est le moi se repliant sur lui-même pour s'affirmer et se juger.

La comparaison du prétendu rapport entre la pensée et les *vibrations électriques des filaments du cerveau*, avec le rapport entre le son et les vibrations de l'éther, n'est pas très-exacte ; d'abord parce qu'on ne connaît guère mieux le cerveau que l'éther ; ensuite, parce que si l'on comprend les vibrations d'un corps dans un milieu moins dense que lui, comme celles des cordes d'un instrument dans le milieu aérien, on ne comprend guère les vibrations de ce même corps dans un milieu solide, compacte et exactement limité par une boîte inextensible, tel que le cerveau ; enfin, parce qu'il n'y a aucune relation entre le son et la pensée. Le son n'est rien en dehors de nous, il n'existe que par rapport à notre sens de l'ouïe ; de sorte que si nous étions privés d'oreilles nous n'aurions aucune idée de son. Il n'en est pas de même de la pensée, qui se confond avec l'être pensant.

XIV. Siège de l'ame. — « L'âme a son siége dans le cerveau. Magnétisme, somnambulisme, spiritisme, etc.. la science ne doute plus que tout cela, ainsi que la sorcellerie, la possession, la clairvoyance, etc., ne soient de la pure jonglerie et collusion. — Malheureusement, on ne peut se débarrasser de ces stupidités, qui, chassées par la porte, rentrent par la fenêtre (Chassez-le... merveilleux, il revient au galop...), malgré l'*immutabilité des lois de la nature*, qui les repousse absolument. — Il n'y a que des superstitieux, des niais et des enfants qui aient vu des esprits, des revenants et des miracles. »

C'est chose vraiment merveilleuse de voir avec quel ton dédaigneux et superbe la science du xixe siècle repousse tout ce qui dépasse l'infime niveau de ses connaissances ! Voilà bien l'*enfance*, avec son invincible entêtement et ses mille petits travers... — Oh ! que le xxxvie siècle en rira, s'il s'en souvient !...

Singulière logique que celle du positivisme matérialiste ! — Au lieu de procéder du connu à l'inconnu, seule voie capable de conduire à la vérité philosophique, il marche dans un sens diamétralement opposé. Erigeant arbitrairement en *lois immuables et éternelles* les quelques effets secondaires, tertiaires..., que la science est parvenue à saisir dans l'ordonnance générale de l'univers, il a bâti sur cette frêle base son échafaudage doctrinal, dont il ne restera plus trace dans un demi-siècle... — Avant de nier d'une manière si tranchante et si absolue ce qu'on nomme le *surnaturel*, il faudrait au moins connaître le *naturel* et l'ensemble des lois primordiales qui le régissent. — En est-on là ? — Qui oserait sérieusement le prétendre ? — Or, si le rationalisme matérialiste ne connaît à fond, ni la nature, ni ses lois directrices, de quel droit vient-il, au nom de ces *inconnues*, contester l'existence de phénomènes attestés par des milliers de témoins éclairés, qu'il est aussi impertinent qu'absurde d'accuser en bloc de *jonglerie* et de *collusion*, et mutiler l'histoire pour la plier à ses théories hasardées ?... — Le fait existe *avant* l'explication du fait, ce me semble, et il n'en dépend d'aucune façon ; commençons donc par le commencement, c'est-à-dire par la constatation du fait, l'*explica-tion* viendra ensuite, si possible. — Mais, dans le cas où elle ne viendrait point, ceci n'empêcherait nullement le fait d'exister, et, pourvu qu'il réunit toutes les conditions de certitude voulues, de s'imposer d'autorité à notre croyance.

Le *magnétisme*, le *somnambulisme magnétique*, le *spiri-tisme*, etc., aussi vieux que le monde, qui restera tou-jours une énigme pour leurs aveugles contempteurs, ré-sultent de phénomènes *sensibles* que de bons yeux et un peu de *bonne foi* suffisent pour constater. Tout esprit exempt de préjugés hostiles et de théories préconçues n'hésitera pas à les admettre, chaque fois qu'ils se pré-senteront à son observation revêtus des caractères de certitude exigibles en pareil cas. — Un *fait*, en tant que *fait*, ne se distingue point d'un autre fait. — Mais les faits dont il s'agit ont le malheur d'être en discordance avec certaines idées, et comme on tient, avant tout, à faire prévaloir ces idées, on leur sacrifie impitoyablement tous les faits contradictoires. Reste à savoir si le but poursuivi sera atteint, si le règne de la *déraison* doit être éternel.

Lorsqu'on connaîtra mieux la constitution complexe de l'homme et ses nombreux rapports, soit avec lui-même, soit avec ce qui l'entoure, soit avec le monde visible, soit avec le monde invisible, bien des phénomènes réputés *surnaturels* paraîtront très-*naturels*, et ceux qui auront l'esprit assez droit et la conscience assez libre pour se rendre à l'évidence des faits démontrés, quels qu'ils soient, ne recevront plus les épithètes insultantes de *supersti-tieux*, de *niais* et *d'enfants*. — SURNATUREL ! Voilà encore un mot dont je conteste le sens, attendu qu'il ne se rapporte à rien de réel. — Eh ! où voulez-vous que se passe un *fait*, un *phénomène* quelconque, si ce n'est DANS la nature ? Trouvez-lui donc une place *ailleurs*... (1).

XV. — IDÉES INNÉES. — « L'idée est le produit exclusif des sens. — *Rien dans l'entendement qui n'y soit entré par les sens.* — Le sourd-muet, être incomplet, n'a aucune idée de la parole et du son. — L'INFANTICIDE EST LICITE !... »

Simples instruments matériels au service de l'âme, les sens sont les *excitateurs*, et non pas les *créateurs* des idées. — L'auteur ignore évidemment que les sens sont *doubles*, qu'outre le sens matériel externe, il y a le sens *fluidique interne*, en rapport direct avec l'âme et pouvant fonctionner indépendamment du premier, ainsi que cela a lieu chez le somnambule, qui voit, les yeux fermés, à travers les corps opaques, et à des distances hors de la portée de la vision physique. L'homme ne voit donc pas tout du *même œil*, puisqu'il en a deux, parfois en complet désaccord ; de sorte que l'un est souvent obligé de redresser les erreurs de l'autre.

« Les *idées* résultent de la perception des rapports, vrais ou faux, que l'esprit découvre dans les objets auxquels il s'applique ; elles sont une pure opération de l'âme, qui seule a puissance de les créer ; et dès lors elles ne peuvent provenir, ni des objets extérieurs, ni des

(1) Voy sur les phénomènes dits *surnaturels merveilleux* (*Tables tournantes, dansantes, parlantes, spiritisme, somnambulisme*, etc.,) la note qui termine ce livre.

sens, ni de ces deux sources réunies.. Les sens jouent simplement ici le rôle de causes *occasionnelles*. L'œil voit un objet, aussitôt il transmet l'image qu'il en a reçue au foyer cérébral, qui la transmet à son tour au sens visuel interne de l'organisme fluidique, par l'intermédiaire duquel l'intelligence le perçoit et s'exerce sur lui. » *(Trilogie)*.

L'exemple du sourd-muet ne signifie rien, attendu que, malgré la privation de deux sens sur cinq, il n'en est pas moins apte à recevoir une instruction complète et à atteindre un haut degré de développement intellectuel. — S'il n'a pas l'*idée de la parole et du son*, il a celle de l'ordre et de l'harmonie. que ses sens *internes*, stimulés par d'autres excitants, suffisent pour réveiller en lui. Il y aurait ici une curieuse expérience à faire : l'aveugle-né, en état de somnambulisme magnétique. peut-il *voir* et désigner un objet déterminé, à la demande du magnétiseur ?... Mais j'oubliais que la science. qui a la prétention de tout savoir et de tout juger *a priori*. ne croit, ni au magnétisme, ni au somnambulisme. ni à tout ce qui n'est pas matériellement visible, palpable et pondérable... Et si, par hasard, la *transmigration ascendante des âmes*, dont on va nous parler tout à l'heure, et que bon nombre de hautes intelligences ont admise et admettent encore aujourd'hui, était plus qu'une hypothèse !... est-ce que l'origine des *idées innées* ne cesserait pas à l'instant d'être un mystère...

L'Infanticide est licite. nous dit l'illustre docteur !... — A merveille ! Mais pourquoi s'arrêter en si beau chemin ?... Pourquoi ne pas innocenter aussi. au nom des mêmes principes, l'homicide, le fratricide, le parricide, le régicide, le vol, le viol et toute la série des crimes et attentats prévus par le Code pénal? — Quelle différence essentielle y a-t-il entre l'enfant et l'adulte, entre le père, la mère, l'époux et l'étranger, entre le chef de l'État et le vagabond?... Est-ce que tout cela est autre chose qu'un peu de boue pétrie d'une certaine façon?... — Ah! Monsieur Büchner, si vous êtes aussi convaincu que vous vous efforcez de le paraître, si votre conscience ne ment pas en secret à vos paroles, je vous déclare sur mon honneur que j'y regarderais à deux fois avant de m'aventurer seul avec vous dans une forêt noire, mon portefeuille garni de billets de banque!...

XVI. — Idée de Dieu. — « C'est l'anthropomorphisme, ou idéal humain, production de la fantaisie et de la conception humaines. — Le Dieu surnaturel n'est rien autre que le moi surnaturel, l'être subjectif de l'homme sorti de ses limites et placé au-dessus de son être objectif (Feuerbach). — Les peuples sauvages, à l'état de nature, n'ont pas l'idée de Dieu, qui vient exclusivement des Juifs. — Chaque nation se fait un Dieu à son image, et un paradis selon ses passions. »

Voici l'homme-matière *scindé en deux parties*, maintenant, l'une étroitement confinée au logis commun, l'autre franchissant ses limites, courant par monts et par vaux, escaladant les cieux et s'élançant sur l'aile légère de la fantaisie, jusque dans les profondeurs les plus cachées de la *matière universelle* à la recherche du *grand inconnu*...

— Mais les deux moitiés n'en font pas moins très-bon ménage pour cela : « Ma bien-aimée sœur, dit la *subjec-*

tive à l'*objective*, tandis que, poussée par mon humeur aventureuse, je parcours les hautes et obscures régions du *surnaturel*, où règne en souveraine absolue l'*imagination*, avec ses innombrables légions de fantômes, toi, plus modeste, et surtout plus *positive*, tu te fais un devoir de garder et d'administrer la maison, sans jamais sortir de tes humbles attributions ; et lorsque je reviens me reposer auprès de toi des fatigues de mes excursions vagabondes, je te trouve toujours prête à me prodiguer les soins les plus tendres, les plus empressés. Mais voici venir l'heure où ton sublime dévouement va recevoir sa récompeese... Sais-tu ma bonne sœur, que je viens de faire une magnifique trouvaille ?... Ecoute-moi bien, car la chose en vaut la peine : — Un jour que j'errais, rêveuse et pensive, sur les confins du vaste royaume des *chimères*, situé sous le 101° ciel, le hasard, qui passait par là, me conduisit jusqu'au pied du trône de la charmante souveraine de ces parages enchantés, où l'on ne connaît d'autre loi que le *caprice*. — J'essayerai, plus tard, de te dépeindre les splendeurs et les magnificences inouïes du palais de la Reine des fantômes, auprès duquel lep lus beau palais terrestre ne serait qu'une misérable écurie de ferme ; j'ai hâte d'arriver au fait. — « Audacieuse et téméraire mortelle, me dit la Reine, fixant sur moi des regards qui voulaient en vain paraître courroucés, qui t'a permis de pénétrer dans mon empire ? — Reine auguste, c'est le *hasard* qui m'y a poussée, répondis-je timidement. — Soit, mais que viens-tu faire ici ? — Y chercher Dieu, que je n'ai pu trouver nulle part ailleurs. » — Un immense éclat de rire accueillit cette

niaise réponse. « Ah ! tu cherches Dieu, reprit la Reine !
J'ai pourtant ouï dire que les dieux n'étaient pas rares
dans les régions inférieures que tu habites. — Cela est
vrai, puissante Reine, mais leur nombre, grâce au progrès
des lumières, va diminuant chaque jour, et il est à croire,
au train dont vont les choses, que tous ces dieux, sans
même en excepter le Dieu des chrétiens, le plus difficile
à balayer, ne tarderont point de s'éclipser devant le soleil
de la science. Aussi, en prévision d'une débâcle prochaine,
les fantaisistes libres penseurs se sont-ils mis en quête
d'une divinité nouvelle, qui puisse aller à la taille du
grand xix⁰ siècle. — Et tu ne t'es pas encore aperçue,
pauvre hallucinée, que ce que tu cherches bien loin de
toi en est infiniment près !... que le dieu inconnu, à la
poursuite duquel tu cours depuis si longtemps, *n'est rien*
autre que... TOI-MÊME... N'es-tu pas le *moi* surnaturel
du moi naturel qui soigne en ce moment ton pot-au-feu ?
Le *subjectif* nomade, *sorti de ses limites*, de l'objectif sé-
dentaire, resté enfermé dans les siennes ? N'es-tu pas
l'IDÉAL HUMAIN, en un mot, enfant légitime de la *fantaisie*,
qui t'a bercée et nourrie... d'illusions ? — Et maintenant
que tu as reçu la révélation de ta sublime destinée, hâte-
toi de redescendre sur la terre et d'annoncer aux pauvres
humains que leur vrai Dieu est enfin trouvé... Va, mon
enfant, et sois digne de la haute mission dont tu es revê-
tue... Ah ! j'oubliais !... Quelle est la région de ta petite
planète qui t'a vu naître ? — L'Allemagne, noble Reine.
— Je m'en doutais..., il y a longtemps que j'entretiens
des relations avec ce pays là...

Tu le vois, ma sœur, je suis bien le Dieu que cherche
le xix⁰ siècle, et je me nomme IDÉAL... Quel beau nom !

— Mais, attendu que tout est commun entre nous, comme nous ne formons réellement, toi et moi, qu'un seul et même être, il est évident que tu participes de ma divinité, que tu es dieu au même titre que moi ; nous sommes donc un seul dieu en deux personnes, le *subjectif* et l'*objectif*. Il ne s'agit plus maintenant que de faire valoir nos droits, au nom de la *libre pensée.* »

Ceci, lecteur, est le grand mystère moderne de la *dualité idéale*, substitué à la vieille trinité divine ; est-il plus compréhensible ?... — Je vous le disais bien que nous aboutirions finalement à l'*anthropolatrie*. — L'homme est dominé par un besoin invincible d'*adoration ;* puisqu'il ne veut plus rien adorer en dehors de lui, il faut bien qu'il en vienne à s'adorer lui-même...

Les détracteurs systématiques de notre noble espèce ne manquent jamais, dans leur bienveillante appréciation, d'opposer à leurs adversaires le *sauvage*, l'homme dit à *l'état de nature*..— C'est tout simplement prendre pour type de l'homme fait l'enfant qui vient de naître. Sous le rapport intellectuel et moral, le sauvage représente en effet l'enfance de l'humanité, l'état rudimentaire de l'espèce, comme l'enfant représente l'état rudimentaire de l'individu. Il n'y a donc pas plus lieu de conclure de l'homme à l'état de nature brute à l'homme civilisé, que de l'enfant à l'adulte. — De ce que l'enfant naissant ne parle pas encore s'ensuit-il que la parole ne soit pas un attribut caractéristique et distinctif de l'espèce humaine ?

L'idée de Dieu est *innée* chez l'être humain, quel qu'il soit ; elle tient à sa nature même, au sentiment intime de sa faiblesse et de son infériorité, d'où naît l'idée corrélative d'une puissance supérieure qui le domine. — Mais la manifestation de l'idée divine et les diverses formes qu'elle peut revêtir dépendent de l'état de l'organe cérébral. — Très-obscure, sinon tout à fait latente, chez le sauvage au crâne rétréci et déprimé, l'idée de Dieu se dessine de plus en plus clairement, à mesure que l'enfance humanitaire parcourt ses évolutions ascendantes, et l'objet que cette idée représente apparaît sous une forme progressivement plus parfaite. — Il y a loin du Dieu *cruel et vengeur* qui s'enivre avec délices de la fumée des sacrifices sanglants, décrète la loi du talion, ordonne le carnage, le massacre et l'extermination en masse, au Dieu souverainement juste, bon et miséricordieux, qui vient dire aux hommes, par la bouche de la grande victime expiatoire de leurs iniquités : « Vous êtes tous frères, enfants du même Dieu ; soyez donc parfaits comme votre père céleste est parfait ; aimez-vous les uns les autres, faites le plus de bien que vous pourrez à tous vos semblables indistinctement, même à ceux qui vous font du mal. » Il est vrai qu'une conception aussi haute de la divinité ne serait jamais sortie du cerveau humain, si une puissance révélatrice supérieure n'était venue l'en tirer ; telle est du moins ma conviction profonde. — Je vais plus loin : je crois fermement que nul progrès, moral ou social, n'est possible en dehors de la *révélation divine*, personnifiée dans certaines intelligences d'élite, suscitées en temps opportun. — L'initiative des grands initiateurs ne vient pas de leur propre fond, et ils le savent bien... ; c'est à tort que la tourbe des sots, des pédants et des flatteurs leur en fait un mérite personnel et exclusif.

D'après le *philosophe* allemand, l'idée de Dieu n'aurait existé chez aucun peuple avant les Juifs, de qui elle émane exclusivement, dit-il. C'est là une grave erreur, démentie par toute l'histoire religieuse de l'antiquité. Sous une forme ou sous une autre, l'idée d'une puissance intelligente, supérieure à l'homme et cause première des grands phénomènes de la nature, s'est développée *sur place* chez tous les peuples, par l'influence des *initiateurs* que la Providence n'a jamais manqué de susciter parmi eux, comme elle ne manquera jamais d'en susciter partout où le besoin de quelque grande vérité morale, sociale ou religieuse, travaillera l'humanité. Car, qu'on le sache bien, un seul homme de génie fait plus, en quelques années, pour le genre de progrès qu'il a mission d'accomplir, que toutes les médiocrités scientifiques, philosophiques, etc., réunies, dans un siècle. Je suis heureux de retrouver cette haute pensée, qui est depuis longtemps la mienne, dans un ouvrage récemment publié sous un nom auguste.

Il faut bien distinguer Dieu d'avec *les dieux*, dans la théologie païenne. Au-dessus de cette foule de divinités secondaires, représentées par une symbolique plus ou moins grossière et ridicule, ou indécente et obscène, la théogonie des anciens peuples laisse toujours apercevoir une figure dominante qui efface, par sa grandeur, toutes les autres et nous révèle, même au sein de l'idolâtrie la plus incohérente, l'idée d'un Dieu unique. — Que cette idée-mère ait été plus ou moins profondément altérée dans la suite des temps, cela tient à deux causes principales : L'enfance morale des nations et la fourberie intéressée, des castes sacerdotales et princières, liguées pour exploiter à leur profit, par la terreur, les masses ignorantes. La TERREUR ! voilà le mot d'ordre transmis de génération en génération par le despotisme religieux et politique, presque jusqu'à nos jours... un Dieu *fort, redoutable, vengeur, exterminateur*, voilà ce qu'il fallait pour troubler les imaginations enfantines des peuples primitifs. — Mais ce Dieu était si haut et l'homme si bas, que l'on ne crut pouvoir mieux faire, pour rapprocher les distances, que d'inventer une armée de dieux inférieurs, intermédiaires entre le ciel et la terre ; et chaque intérêt chaque passion fournit son contingent ; le meurtrier, le voleur, le parjure, l'impudique s'abritaient derrière leurs divins patrons. Aussi, que de sacrifices, que de victimes, expiatoires ou propitiatoires, immolées à ces terribles dieux !

Quant au petit peuple Juif, comment aurait-il pu, *seul* au milieu des nations idolâtres, conserver pure et intacte l'idée d'un Dieu unique, de son JÉHOVAH, principe et fin de tout ce qui est, sans l'intervention incessante des hommes *inspirés* qui jouent un si grand rôle dans son histoire ? — Je défie bien tous les *critiques* du XIXᵉ siècle d'expliquer par des moyens purement humains, cette étrange exception, surtout si l'on veut bien remarquer que le peuple, à la *cervelle assez dure*, paraît-il, qui en a été favorisé, avait un invincible penchant pour l'idolâtrie... — Et pourquoi ce privilége unique en faveur d'une pauvre petite nation restée d'ailleurs si en arrière des civilisations grecque, romaine et autres ? — Pourquoi !... Parce qu'il était écrit, dès le commencement, et mille fois répété depuis, que, dans le sein de cette nation, restée vierge de tout culte impur, devait s'incarner la plus grande RÉVÉLATION dont Dieu ait honoré l'espèce humaine. — Après ce glorieux enfantement et surtout après avoir méconnu, renié et livré au bourreau le fruit de ses entrailles, la race d'Israël n'avait plus de raison d'être comme nation ; elle devait se dissoudre et se disperser sur tous les points du globe, le front maculé du sang de sa grande victime, que ses monceaux d'or ne laveront jamais...

XVII. EXISTENCE PERSONNELLE APRÈS LA MORT. — « Tout ce qui a commencé doit finir. — Simple produit de la matière organisée, l'âme disparaît avec la dissolution du corps. — Sommeil et mort ; leurs rapports. — Le rêve, résultat d'une perturbation, n'indique qu'un demi-sommeil, le sommeil complet est exempt de songes ; c'est la mort réelle momentanée. — *Abolition* de l'intelligence par certaines maladies.— L'âme n'est qu'un *procès vital.* — L'*âme universelle* est une autre utopie qui équivaut à l'anéantissement. — La lumière, pas plus que l'âme, n'est une matière, mais un effet du mouvement de celle-ci. La *transmigration ascendante des âmes* n'est qu'une hypothèse ridicule ; on ne peut rien concevoir de plus parfait, de plus subtil que le corps humain. — L'*horreur du néant* est une idée moins effrayante que celle de la vie éternelle. — Sentimentalisme et philosophie réaliste. — La croyance à l'immortalilite de l'âme s'en va. »

Tout ce qui commence doit finir, dites-vous : oui, comme *combinaison,* non, comme *élément.* — Si l'idée absurde d'un monde constitué par un seul principe élémentaire, la *matière*, pouvait germer quelque part ailleurs que dans le cerveau d'un matérialiste, la thèse de la non-survivance de l'âme serait peut-être soutenable, mais la saine raison n'a pas encore abdiqué, Dieu merci, devant la démence, et tant que le bon sens sera la règle et la folie l'exception, on continuera, malgré les clameurs discordantes d'une coterie de faux savants, de croire à l'existence substantielle et indépendante de l'âme humaine.

Revenons aux principes. La nature, dans son ensemble et dans tous ses détails, résulte de la *combinaison*, en modes infiniment variés, de plusieurs éléments foncièrement distincts. J'en admets *trois : l'esprit*, le *fluide* ou *force* et la *matière ;* y en aurait-il davantage ? Je l'ignore ; mais ceux-ci me paraissent suffire pour expliquer l'univers et ses innombrables phénomènes. Ces éléments sont *toujours* et *nécessairement combinés, jamais isolés.* — Ont· ils été *créés* ex nihilo, *tirés du néant ?...* (1) — Si je n'é-coutais que ma raison, je répondrais hardiment par la négative ; car le néant, n'étant rien, ne contient rien, et

(1) Tirer du néant! Je ne sais trop d'où a été *tirée* cette locution, qui est un véritable non-sens ; mais on la chercherait en vain dans la Genèse, dont l'auteur, quel qu'il soit, avait sans doute compris que le *néant* n'avait pas un rôle bien important à jouer dans l'œuvre de la création « Dieu créa le ciel et la terre... ; — Dieu dit : que la lumière soit faite, et la lumière fut faite, etc. » — En d'autres termes, Dieu fit que ce qui n'existait pas existât, et non point que ce qui était dans le néant en sortît. — Comment?... Mystère à jamais impénétrable pour l'esprit humain, qui croit s'en venger en le *ridiculisant !* — Le plus grand acte que puisse faire l'homme, en face des sublimes et incompréhensibles harmonies de l'univers, c'est un acte de profonde humilité. —

ma raison ne peut concevoir la possibilité d'*en tirer quelque chose*. — Ma raison ne comprend pas davantage l'*activité* essentielle, infinie, dans l'*inaction*, — et pourtant tel devait être son rôle, *avant* la création, alors qu'il n'y avait *rien*. Il faudrait donc, dans cette hypothèse, interpréter le mot *création* dans le sens de TRANSFORMATION et dire que Dieu crée éternellement le monde en le modifiant, le transformant sans cesse...

Ainsi argumente ma raison, et l'on conviendra que ses déductions ne pèchent pas contre la logique. Mais, ma raison est faible et bornée, et l'objet auquel elle s'applique représente l'*infini absolu*... N'est-ce pas folie à elle que de vouloir poser des limites à ce qui n'en a pas? — Pauvre raison! que tu raisonnes mal, parfois, surtout quand tu veux embrasser plus que tu ne peux *étreindre!*...

— Aie donc la franchise d'avouer, si ton petit orgueil peut le permettre, qu'il est sage de *s'abstenir* devant certaines questions...

L'ordre universel naît de la coordination naturelle des trois principes élémentaires, dont les inférieurs, le fluide et la matière, instables et mobiles par essence, sont subordonnés au supérieur, l'esprit, substantiellement un et indivisible, et partant fixe et immuable. Or, la destruction d'une substance, d'un être, n'étant autre chose que la désagrégation de ses particules constituantes, il est évident que la substance spirituelle, qui ne se compose pas de parties, est indestructible, *immortelle*.

Assimiler le *sommeil* à la *mort*, c'est prouver que l'on ne connaît ni l'un ni l'autre des deux termes de comparaison. Le sommeil est le repos périodique des organes sensitifs, qui ont besoin de reparer les forces dépensées par l'exercice de la veille. — C'est un état physiologique, naturel, dont la répétition a pour but essentiel l'entretien de la vie. — La mort, au contraire, est l'abolition de toute activité vitale par la cessation de tout fonctionnement organique. Ici, les liens mystérieux qui unissent l'âme et le corps sont définitivement rompus ; là, ils ne sont que relâchés.

Le RÊVE est le *souvenir*, pendant la veille, des actes de l'âme pendant le sommeil. Sans doute, ce souvenir suppose un sommeil léger, troublé, *incomplet* ; sans doute, le sommeil profond, calme, *complet, est exempt de songes ;* mais de ce que, dans certaines conditions physiologiques, les opérations de l'âme ne laissent aucune trace durable dans le cerveau s'ensuit-il que ces opérations n'ont pas eu lieu ? — L'*oubli* serait-il une preuve logique de la non-existence des faits auxquels il se rapporte ?...

Le matérialisme aura beau faire, il ne parviendra jamais à expliquer rationnellement, par ses théories physico-chimiques, les phénomènes de l'ordre psycho-fluidique, le sommeil et le rêve, par exemple. Afin de comprendre ces phénomènes, il faut, avant tout et nécessairement, avoir des notions exactes sur la constitution de l'homme et ne pas faire abstraction de ses principaux éléments. Or, nous savons que, pour le matérialisme, l'être humain se réduit à une *machine* exclusivement soumise aux lois de la mécanique.

Répétons-le donc encore, l'homme résulte de l'union combinée et harmonisée de trois principes élémentaires, essentiellement différents et distincts, et quant à leur nature, et quant à leur origine. Le principe *moyen*, celui qui sert de trait d'union aux deux autres et constitue réellement le *nœud vital*, est double, ou plutôt a une double application : 1° par rapport à l'élément spirituel, auquel il forme une enveloppe fluidique immédiate, 2° par rapport à l'élément matériel, dont il dirige le fonctionnement organique, sous les noms divers de *principe vital, fluide vital, nerveux, force vitale, fluide magnétique, électricité animale*, etc. — A l'état de veille, ces deux fluides, intimement unis, sont synergiques, concourent ensemble au même but, et l'âme ne peut s'exprimer que par l'intermédiaire de l'organe matériel de la pensée, le cerveau. Mais il n'en est pas de même pendant le sommeil ; ici tandis que la force vitale continue à entretenir la régularité des fonctions purement organiques, l'autre partie de l'élément fluidique spécialement affectée à l'âme, dont elle est inséparable, n'ayant plus à diriger les fonctions sensitives, momentanément suspendues, reste le seul instrument de manifestation intellectuelle. — Il suit de là que plus cette sorte de *bifurcation* de l'élément fluidique est prononcée (si elle était absolue, la mort en serait le résultat nécessaire), plus le sommeil est profond, complet, et *vice versa*. Mais aussi, l'âme sera d'autant plus libre dans l'exercice de son activité propre, que les liens physiques dont elle dépend, pendant la veille. seront plus relâchés.

Ceci admis, il est facile de comprendre que le souvenir des actes de l'âme, pendant le sommeil, dépend absolument du degré de participation du cerveau ; de sorte que ce souvenir, plus ou moins prononcé dans le demi-sommeil, sera tout à fait nul dans le sommeil complet.

Ai-je besoin de faire remarquer que l'âme ne saurait être affectée par le sommeil ? Essentiellement *active*, l'âme doit toujours agir ; et elle agit toujours en effet, avec ou sans l'intermédiaire de ses instruments de manifestation physiques.

Pour l'âme, quelles que soient les conditions où elle se trouve, il n'y a ni repos, ni sommeil ; — pour l'âme, la mort n'est qu'un changement d'état, une simple métamorphose. Si elle perd son organisme matériel, lourd et grossier vêtement qui ne pouvait qu'apporter des entraves à son immense activité, il lui reste son organisme fluidique, enveloppe éthérée, à l'aide de laquelle elle acquiert la faculté de lui donner l'extension que comporte sa nature. Qu'y a-t-il, en réalité, entre le mort et le vivant ? — un cadavre ; rien de plus. Serait-ce là pour l'un et pour l'autre une barrière infranchissable, le lugubre signal d'une séparation éternelle, absolue ? Je ne le pense pas ; ma conviction profonde, parfaitement motivée, est, au contraire, qu'ils restent unis ensemble par les liens d'une étroite solidarité. Il me serait même facile, si les bornes de cette courte analyse pouvaient me le permettre, d'indiquer, à l'aide des notions que j'ai puisées dans l'étude de la constitution de l'homme, la manière dont s'établissent naturellement les rapports réciproques des deux mondes terrestre et extra terrestre.

Si la mort elle-même n'a aucune prise sur l'intelligence, comment la *maladie* pourrait-elle l'*abolir* ?... On confond toujours, et à dessein, l'intelligence avec sa *manifestation* — Le talent du peintre est-il dans son bras ou dans son esprit ? — Et si celui-là vient à être frappé de paralysie,

est-ce que le talent de l'artiste sera aboli, par ce seul
fait?... — On me dira sans doute que c'est dans le cerveau
que résident les facultés de l'âme; soit, mais le cerveau
lui-même, qu'est-il autre chose qu'un instrument matériel, partant inerte et passif?...

*L'âme universelle est une autre utopie qui équivaut à
l'anéantissement*, dit l'auteur. — Voilà, si je compte
bien, la seconde appréciation raisonnable que j'ai pu
découvrir dans son livre (la première se rapporte au *mépris du corps*). — Mais la raison se trouve assez mal à
l'aise dans son cerveau.

« La lumière, pas plus que l'âme, n'est une matière,
mais un effet du mouvement de celle-ci, » ajoute-t-il aussitôt. — Eh ! non, en vérité, la *lumière et l'âme* (singulier
rapprochement!..) ne sont point une matière, puisque
l'une est un fluide, et l'autre un esprit. — Est-il aussi clair
qu'elles ne soient qu'un simple *effet du mouvement de
celle-ci ?...* — Voyez-vous la locomotive qui glisse sur ses
rails, avec une vitesse calculée ? — Eh bien ! sachez ,
c'est le docteur Büchner qui vous l'affirme, d'abord, que
cette superbe machine s'est fabriquée *toute seule*, et que
pas n'est besoin, pour l'expliquer, de recourir à un *doigt
arbitraire fabricateur;* ensuite, qu'elle *s'est donné* elle-
même son propre *mouvement*, lequel mouvement l'a *dotée*,
à son tour, de sa *direction*, c'est-à-dire de l'intelligence
(représentée par le chauffeur et le mécanicien) qui règle
sa marche.... — Enfin, que tout cela, construction, mouvement et direction, n'a ni *fin*, *ni but*, attendu que,
d'après certain oracle d'outre-Rhin, *rien dans la nature*
(et la locomotive y est, évidemment) *n'a été fait aux*

fins !... — Que l'on me permette de ne pas insister là-dessus ; il est des absurdités à tel point révoltantes, qu'il suffit de les exposer pour en faire justice.

Abordons un autre sujet, celui de la *transmigration ascendante des âmes.* — Que ce ne soit là qu'une simple *hypothèse,* dont la démonstration (*a priori)* paraît à peu près impossible, je ne prétends pas le contester. Mais, cette hypothèse a été soutenue (non sans quelques sérieux motifs, apparemment) par les plus beaux génies de tous les temps : Pythagore, Socrate, Platon, Fourier, J. Reynaud, etc., etc. ; or, il me semble qu'une idée qui se présente dans le monde philosophique avec de pareils patrons peut braver les dédains du positivisme moderne. — Ceci, toutefois, ne suffirait point pour entraîner ma conviction sur un problème encore si obscur, et, malgré tout le respect que je professe pour les grands noms, je ne m'inclinerai jamais qu'à bon escient devant leur autorité : *Amicus Plato, sed magis amica veritas.* — Cherchons donc la vérité, avant tout.

La question de la *transmigration des âmes* est subordonnée à celle des *destinées* humaines, qui dépend elle-même de la connaissance de l'homme, point de départ obligé et base fondamentale de toute philosophie.—Qu'est l'homme ? — d'où vient-il ? — où va-t-il ? — Voilà le triple problème qu'il faut commencer par résoudre, avant de songer à discuter celui de la transmigration des âmes, qui n'en est qu'une conséquence *pratique.* Or, je crois avoir démontré, autant du moins que peut le comporter un pareil sujet :

1° Que l'homme terrestre est un être complexe, résultant de l'union temporaire de trois éléments distincts : *esprit, fluide et matière*, le premier combiné au troisième par l'intermédiaire du second qui, sans changer de nature, reçoit une double application, l'une par rapport à l'élément matériel, dont il dirige le mouvement organico-vital, l'autre par rapport à l'élément spirituel, auquel il constitue un organisme fluidique permanent, destiné à lui servir en tout temps d'instrument de manifestation, médiat pendant la vie, immédiat après la mort ;

2° Que, par cela même qu'il est spontanément perfectible et soumis, dès lors, à la grande loi du progrès moral, qui oblige tous les êtres intelligents, l'homme a dû débuter dans la vie par l'état le plus simple et le plus élémentaire, pour s'élever ensuite graduellement et indéfiniment à des états de plus en plus parfaits, conservant toujours intacte sa personnalité ;

3° Que le principe spirituel, qui constitue seul le *moi* humain, est impérissable, immortel parce qu'il est substantiellement fixe et immuable, à l'opposé des deux autres, dont la mobilité et l'instabilité forment le caractère distinctif. — Les divers changements que paraît subir l'âme, dans une foule de circonstances, n'affectent que sa *forme*, et sont le résultat direct des modifications sans nombre que peuvent éprouver les deux autres éléments, dont elle dépend, quant à sa manifestation.

Ces trois points établis, nous avons à rechercher par quelles voies l'homme peut atteindre le but final auquel sa destinée l'appelle, c'est-à-dire s'élever graduellement et indéfiniment vers la perfection absolue. N'oublions point que l'âme humaine, en vertu de son *activité* essentielle, ne saurait jamais rester inactive, comme elle ne saurait perdre définitivement, en vertu de la loi du *progrès* qui la domine, le prix de ses mérites acquis.

Mais d'abord, qu'est ce que le PROGRÈS ? car tout le monde ne l'entend pas de la même manière. — Pour le matérialiste, pour celui qui croit ou feint de croire que l'homme est détruit tout entier par la mort, le progrès consiste dans l'art d'accroître incessamment la somme des jouissances physiques : « La vie est courte, et il n'y a rien au delà, dit le sensualiste, tâchons donc de nous la faire bonne ; après nous le déluge !.. » — Tel est le progrès matériel, le seul à peu près que l'on prenne au sérieux, du haut en bas de l'échelle sociale, dans ce fameux XIXᵉ siècle, dont la modestie est assurément le moindre défaut. — Est-il besoin de remarquer que ce genre de progrès offre une infinité de variantes, selon les tempéraments, les passions, les positions, les intérêts ? Toutefois, les divergences cessent et l'accord le plus parfait s'établit parmi les adeptes, lorsqu'il s'agit du grand moyen de réalisation des mille nuances de ce progrès : L'ARGENT !!! —Aussi, l'enrichissement à tout prix, *per fas et nefas*, est devenu le mot d'ordre des idolâtres de la matière, et le *Dieu écu* voit chaque jour augmenter le nombre de ses adorateurs, depuis le moine escamoteur d'héritages, jusqu'au juif cinq cents fois millionnaire, se donnant l'accolade sur le même autel, trafiquant dans le même temple...; je voulais dire la même *boutique*. — Quelle touchante fraternité !

En opposition avec le progrès matériel, qui est celui de l'*égoïsme*, du chacun chez soi et pour soi, source immonde de tous les vices, il y a le *progrès moral*, fort négligé de nos jours, malgré les hommages hypocrites dont il est l'objet, surtout de la part de ceux qui y croient le moins. C'est celui des cœurs simples et droits, que n'a pu atteindre la contagion de l'épidémie régnante ; c'est celui des esprits élevés, des intelligences d'élite, qui ont reçu la noble mais ingrate, mission de veiller à la garde du dépôt sacré des grandes vérités morales destinées à régénérer le monde. — Ce progrès, éminemment expansif, tend à faire sortir de plus en plus l'homme des étroites limites de sa personnalité, à subordonner le *moi* au *nous*, à unir et non à diviser.

Considérant que tous les hommes ont la même nature, la même origine et la même fin, il les proclame égaux en droits devant la justice et les convie tous au même banquet fraternel, sans distinction de race, de nation, de culte, de caste, de naissance, de fortune, de position sociale, d'opinion, etc., etc.

Il ne faudrait point croire, toutefois, que ces deux progrès, en apparence si opposés, fussent absolument antipathiques et exclusifs l'un de l'autre ; ce serait méconnaître les lois directrices de la nature humaine. Le progrès matériel, malgré le but qu'on lui suppose à bon droit de limiter les destinées de l'homme au bien-être physique, et le dédain superbe qu'affectent ses adeptes pour le *sentimentalisme*, n'en procède pas moins, en définitive de l'intelligence. Or, l'intelligence, quel que soit l'objet auquel elle s'applique, tend forcément à se développer, à élargir le cercle de ses connaissances, et, par là, elle devient plus apte à s'assimiler la vérité morale, son aliment naturel. — Si le peuple américain, qui expie depuis trois ans, par une guerre fratricide, horrible, sauvage, le plus grand crime des temps modernes, l'odieux ESCLAVAGE, parvient à éviter le joug du despotisme militaire, qui nous est toujours réservé, dans des circonstances analogues, à nous pauvres européens, confits dans l'ignorance et le culte de la force brutale, il devra surtout cet avantage aux immenses progrès matériels qu'il a accompli depuis moins d'un siècle. — Maintenant, quel que soit le dénouement politique de ce long et terrible drame, que l'Union se reconstitue ou non, un grand résultat moral sera acquis : l'infâme trafic humain aura définitivement disparu de la terre de Washington, et l'homme de couleur aura conquis ses droits (1).

De ce jour mémorable datera pour ce peuple phénoménal une ère nouvelle, dont la grandeur étonnera le monde. — Alors, commencera sérieusement sa mission civilisatrice, et, avant que la vieille Europe soit *russifiée*, le continent américain sera démocratisé...

Que l'on ne se récrie pas trop contre ces prédictions, au moins aussi certaines que celles de feu Mathieu (de la Drôme) — Ceci ne peut surprendre que ceux qui n'ont jamais calculé les conséquences naturelles de la *loi du progrès*, dont la plus importante sera, dans un avenir plus ou moins éloigné, mais infaillible, le NIVEAU DE CIVILISATION parmi les peuples. — Car il faut que ce niveau s'établisse ; soit que ceux qui ont plus *donnent* à ceux qui ont moins, soit que ceux qui ont moins *prennent* à ceux qui ont plus.

(1) Ceci était écrit avant le triomphe définitif du Nord et la reconstitution de l'Union américaine.

C'est là la condition préalable, absolue de cette *paix générale*, fondée sur la fraternité et la solidarité universelles,
vers laquelle tend invinciblement l'humanité. — Là où la
force soutient le droit, comme en Amérique, la tâche sera
facile; mais chez nous, où le redoutable instrument du
mélange représente la barbarie, les difficultés seront
énormes; et il faudra bien du sang et des larmes pour
nous laver de tous les maux engendrés par notre civilisation bâtarde, pâle flambeau qu'éteindra bientôt le souffle
glacial du vent du nord... — L'occasion était belle, naguère, en soutenant le droit contre la force, en arrachant
une noble et généreuse victime à la tyrannie, de porter
la lumière au sein des ténèbres; nous ne l'avons pas
voulu, notre froid égoïsme, la peur de troubler la quié-
tude des *satisfaits*, de froisser les opinions rétrogrades,
de contrarier les partisans du laisser faire, laisser passer,
ont retenu dans le fourreau l'épée destinée à l'agression
légitime; elle n'en sortira que pour la défense inutile... Et
ce siècle-ci ne passera pas avant que le cosaque du Don
ne vienne abreuver son coursier dans les eaux de la Seine...
— L'Europe civilisée y perdra, sans doute, mais l'Europe
barbare y gagnera, et, somme toute, notre abaissement
sera un progrès.

Une aussi grave conclusion ne sera pas acceptée par
tout le monde, je le sais. — On est si porté à l'optimisme
quand on est aveuglé par l'égoïsme ! — Cependant, si
l'on veut bien jeter un regard, même superficiel, sur la
situation précaire de la vieille Europe, régie par des
constitutions équivoques, divisée, déchirée par cent
partis contraires, tous plus violents, plus intolérants.

plus exclusifs, plus absolus les uns que les autres, égarée, démoralisée par de fausses doctrines philosophiques, sociales et religieuses, amollie, corrompue par le sensualisme pratique ; si l'on veut bien, dis-je, considérer cet état général, où prédominent les éléments de faiblesse et de dissolution, et tenir compte, en outre, des rivalités nationales, qui empêcheront toujours les peuples occidentaux de réunir leurs efforts contre l'ennemi commun puis le comparer à la puissante unité russe, n'ayant qu'une foi et qu'une loi, représentées par un seul homme, chef absolu de la religion et de l'état, qui pourra bientôt, par ses grandes voies stratégiques, rassembler rapidement et lancer sur nous, à un moment donné, des millions de barbares aguerris et disciplinés, on verra que mes sinistres prévisions n'ont rien de trop hasardé.

On s'est beaucoup scandalisé, naguère, de l'ovation faite à la marine russe par la population de New-York : c'est que l'on n'a pas compris la mystérieuse sympathie qui existe entre la Russie et l'Amérique, destinées à opérer, chacune à sa manière, la fusion des peuples de l'ancien et du nouveau monde, qui seule peut inaugurer dans le monde l'ère de la fraternité universelle (1). Les moindres circonstances ont leur valeur dans cet ordre de considérations : D'où vient cette aptitude singulière et bien connue des Russes à apprendre et à parler toutes les langues étrangères ?...

Ceci, à propos de la *transmigration des âmes*, pourra

(1) Les Russes de St-Pétersbourg fêtent, à leur tour, en ce moment (août 1866), leurs amis de New-York : l'entente cordiale est donc parfaite entre les futurs *fusionnistes...*

paraître un hors-d'œuvre; mais..., ce n'est qu'une *apparence*..., du moins aux yeux de ceux pour qui la transformation périodique et ascendante de l'âme constitue le moyen le plus naturel de réalisation du progrès moral. Et nous allons voir qu'ils ne manquent pas de bonnes raisons à l'appui de leur thèse. En effet, sans tenir compte des spéculations négatives du matérialisme, qui ne méritent réellement pas d'être prises au sérieux, ils se trouvent en présence de trois hypothèses :

1° La fixation définitive du sort de l'âme après la mort, représentée par l'*enfer et le paradis* des chrétiens et de la plupart des autres sectes religieuses. c'est-à-dire par l'*immobilité éternelle*, soit dans la souffrance, soit dans le bonheur, immobilité également contraire, et à la justice de Dieu, qui ne peut appliquer à des fautes ou à des mérites *temporels* des peines ou des récompenses *éternelles*, attendu qu'il n'y a pas équation entre le temps et l'éternité, — et à la nature de l'homme, qui est essentiellement active et indéfiniment perfectible. — Je ne parle point du *juste milieu* appelé PURGATOIRE, qui, n'étant qu'une expiation temporaire, doit finalement aboutir à l'immobilité dans la béatitude contemplative ;

2° Le perfectionnement de l'âme, à l'état d'esprit, sans incarnation nouvelle ; hypothèse dont on va comprendre les difficultés ;

3° Enfin, l'incarnation et la désincarnation alternatives, divisant la marche ascendante de l'homme dans la voie du progrès en *deux temps*, un temps d'action et de lutte destiné à soutenir l'épreuve du libre arbitre, un temps de repos et de résipiscence ayant pour but de la préparer.—

Ce ne serait là, du reste, qu'une application particulière de la grande loi d'*intermittence* ou de *périodicité d'action*, loi générale, absolue, en vertu de laquelle tous les phénomènes de la nature, sans exception, s'accomplissent en deux temps, plus ou moins égaux ou inégaux, de repos et de mouvement.

La vie terrestre n'est donc qu'une *étape* sur la route incommensurable du progrès humain, ajoutent les partisans de la réincarnation. Or, cette étape, imperceptible instant dans l'éternité, est évidemment trop courte pour permettre à l'homme d'arriver par elle seule au terme de ses destinées ; et, fût-elle infiniment plus longue, le résultat serait le même, sinon pire. Les passions dominantes, et chacun a la sienne, loin de s'éteindre, ne font que s'enraciner par le temps ; un seul remède est capable de les guérir : la privation absolue de leur aliment naturel. — Si l'avare voyait toujours de l'or à amasser, non-seulement il resterait toujours avare, mais il le deviendrait de plus en plus. Il faut donc que l'objet de sa vile passion disparaisse temporairement à ses yeux, afin qu'il puisse dans une pleine et entière liberté d'appréciation, seul à seul avec sa conscience, dont il ne pourra plus étouffer la voix accusatrice, établir le bilan de sa situation morale et se préparer à de nouveaux combats dans une phase nouvelle de sa vie active.

Mais, dira-t-on, même en admettant comme démontrée l'hypothèse, toute gratuite, de la pluralité des existences corporelles, de quelle *utilité* pourraient être pour l'homme, au point de vue de son avancement moral, ces transformations périodiques, puisqu'il ne lui en reste aucun souvenir ? — A cette objection, plus spécieuse que solide, on peut répondre que le souvenir des existences passées, rendu d'ailleurs physiologiquement impossible par le changement d'organisation à chaque incarnation nouvelle, entraverait la progression de l'âme, au lieu de la favoriser. Certes, l'homme a bien assez de son fardeau du jour, sans traîner inutilement après lui la longue et lourde chaîne d'un passé plus ou moins misérable. — Et puis, quel surcroît de perturbation dans nos pauvres sociétés, déjà si troublées, si chacun y rapportait, en reparaissant sur la scène, le triste cortége de ses passions mauvaises, de ses antipathies, de ses haines, de ses envies, de ses ambitions, etc., etc. — L'impossibilité physiologique du souvenir des existences antérieures résulte de ce que chaque nouvel organisme reste complétement étranger aux actes accomplis par l'âme, à l'aide d'autres instruments de manifestation. Hé ! comment l'homme pourrait-il conserver le souvenir de ses autres vies, quand il ne peut pas même garder celui de ses rêves ? Cependant, il n'y a que le sommeil entre deux veilles, tandis qu'entre deux vies il y a la mort.

Au reste, quelque rationnelle, quelque vraisemblable même que soit, aux yeux des spiritualistes éclairés, la croyance à la *transmigration ascendante des âmes,* ses partisans sont loin de la considérer comme un dogme essentiel à leur doctrine ; car Dieu pourrait fort bien mettre à la disposition de l'homme d'autres moyens de perfectionnement. Ce qu'ils proclament comme une vérité absolue, c'est l'insuffisance de la vie terrestre pour l'accomplissement des destinées humaines. Il est évident que la *justice distributive* est fort incomplète sur la terre, où trop souvent le vice est couronné de fleurs et la vertu couverte d'opprobres ; il faut donc bien qu'elle soit complétée ailleurs, cette justice, n'importe *comment.*

Que le docteur Büchner *ne puisse rien concevoir de plus parfait, de plus subtil que le corps humain,* cela ne prouve pas précisément en faveur de la richesse de son imagination, tout allemande qu'elle est. — L'ex-professeur de Tübingen oublie, d'ailleurs, que ce qu'il nous donne ici comme un chef-d'œuvre incomparable, il nous le représentait tout à l'heure comme un exemple des nombreuses *bévues et inepties* de la nature agissant au hasard et sans but...

Mais, en admettant la dernière venue des deux hypothèses contradictoires, celle de la perfection, pourquoi ce privilége en faveur du corps humain ? Est-ce que tout dans la nature, animée et inanimée, n'est pas *relativement* parfait ? — Est-ce que les corps du quadrupède, de l'oiseau, du poisson, de l'insecte, de tous les êtres, en un mot, qui composent la série animale, le cèdent en perfection et en beauté *physiques* à celui de l'homme ? ne serait-ce pas plutôt le contraire qui aurait lieu ?... Voyons :

N'est-il pas vrai que l'homme, grâce à la supériorité de son intelligence, est *indéfiniment perfectible ?* — Or, s'il va se perfectionnant sans cesse, il ne peut donc jamais être parfait... — D'autre part, est-il moins certain que l'animal, à quelque espèce qu'il appartienne, est incapable de se perfectionner par lui-même, reste forcément *stationnaire ?* — Or, s'il ne peut se perfectionner spontanément, il faut donc qu'il ait été primitivement créé parfait,

par rapport au but auquel il est destiné... — Et c'est bien
ainsi en effet que l'observation nous le montre. Que l'on
parcoure tous les degrés de l'immense échelle animale,
on verra que. l'homme excepté, chaque espèce possède
en soi. et au degré le plus parfait. tous les organes nécessaires à la satisfaction de ses besoins propres. dirigés par
un instinct sûr et infaillible, qu'il apporte en naissant et
auquel il n'a rien à ajouter.

Ce défaut absolu d'initiative intellectuelle, de la part de
l'animal, nous explique la rapidité de son développement
organique , si lent et si pénible pour l'homme. placé
dans de tout autres conditions.— Il suit de là que l'*état
de nature* qui, chez ce dernier, correspond à l'état le plus
imparfait. représente, au contraire. chez l'animal. l'état le
plus parfait, l'état *normal*.— A part quelques rares exceptions relatives aux espèces animales douées d'un instinct
sympathique pour l'homme, et qui ont peut-être été dé-
tournées. pour la plupart du moins. de leur but naturel. la
domesticité, loin de perfectionner les animaux qui y sont
soumis, tend au contraire à les dégrader. — Ajoutons que
les résultats obtenus par cette voie sont l'œuvre exclusive
de l'homme et se limitent à ses intérêts.

La *beauté* se confond ici avec la perfection. qui consiste,
chez l'animal. je le répète, dans l'exactitude de ses rapports organiques avec son but spécial.. Or. nous savons
que cette exactitude de rapports, cette conformité de
l'être à son but. existe dans toutes les bêtes ; d'où il est
permis de conclure que toutes les bêtes, même celles qui
passent pour *laides*, sont réellement *belles*.

Quant à l'homme, s'il tient. à une immense distance, le

premier rang parmi les êtres animés, sous le rapport intellectuel, il occupe incontestablement le dernier, au point de vue organique. Et, en supposant qu'il eût pu, dès l'origine, arriver sain et sauf au terme de son déve_ loppement, il y a longtemps qu'il aurait disparu de la surface du globe, s'il n'avait eu d'autres moyens de conservation et de défense qu'un instinct purement animal servi par le plus chétif et le plus imparfait des organismes.

L'homme n'est vraiment beau, grand, fort que par son intelligence. — La plus belle tête humaine sera toujours celle dont les traits, réguliers ou non, exprimeront le plus énergiquement les nobles facultés de l'âme.

Au reste, quand même le corps humain serait *tout ce qu'on peut imaginer de plus parfait, de plus subtil, de plus beau,* ceci ne pourrait s'appliquer qu'à l'homme terrestre. Or, il y a, dit-on, en dehors de notre petite terre, dans cet espace infini qui renferme la *matière universelle,* d'innombrables planètes d'une importance bien supérieure à la sienne ; et ce serait vraiment faire injure à ces magnifiques globes, auprès desquels le nôtre fait si maigre figure, que de leur refuser l'honneur d'être habités par des êtres intelligents. Le temps n'est plus où notre pauvre planète était considérée comme le centre et le but de la création. Ceci admis, faut-il de bien grands efforts de raison et d'imagination pour se représenter les habitants de Jupiter, par exemple, doués d'un organisme plus parfait que la lourde et grossière enveloppe que nous traînons misérablement dans ce bas monde ?

Pour conclure, où est la *raison* des différences capitales que nous venons d'indiquer entre l'homme et l'animal ?

— *Pourquoi* cette noble intelligence, qui élève si haut l'espèce humaine, est-elle servie par un organisme si défectueux ?... Il n'y a qu'une réponse à cette question ; et elle est péremptoire : Si l'homme, incontestablement le premier des êtres animés qui peuplent le globe, est si mal organisé pour la vie terrestre, c'est parce que sa destinée dépasse les bornes de cette vie. — Il ne faut pas tant d'esprit que cela pour vivre de la vie purement matérielle ; la brute, qui en vit exclusivement, et d'une manière si parfaite, nous le prouve bien.

Dire que la *croyance à l'immortalité de l'âme s'en va,* c'est méconnaître la marche naturelle de l'humanité, soutenir qu'elle recule, au lieu d'avancer, c'est nier le progrès. Ce qui *s'en va*, ce qui disparaîtra définitivement, dans un avenir plus ou moins prochain, c'est le double obscurantisme matérialiste et religieux, tendant, l'un à fausser la raison, l'autre à l'anéantir. Je reviendrai là-dessus dans ma *conclusion*. La secte matérialiste croit avoir dit son dernier mot en opposant dédaigneusement le *réalisme* au *sentimentalisme ;* essayons de dissiper cette illusion.

N'admettre comme *réel* que la matière, c'est faire exclusivement dépendre l'existence des choses du témoignage des sens, devenu ainsi l'unique fondement de la certitude philosophique, le *criterium* indispensable de toute vérité. Il n'y a de vrai, de positif, de *réel,* dit le matérialiste, que ce que moi, homme, je puis voir, entendre, goûter, palper, sentir ; tout le reste n'est rien, n'existe pas, faute d'affirmer son existence devant le tribunal suprême de mes sens, que j'institue seuls juges de l'être et du non-être. — De sorte que cinq individus qui seraient privés, l'un de la vue, l'autre de l'ouïe, celui-ci du goût, celui-là de l'odorat, le cinquième du tact, seraient parfaitement en droit de nier, chacun en ce qui le concerne, à peu près toute la création... — Et comment s'y prendrait le matérialisme pour leur *prouver la réalité* de ce qu'ils s'obstineraient à considérer comme purement imaginaire ou sentimental ?... — Prouver ! Est-ce que le matérialisme a le droit de prouver quelque chose ?... — On ne prouve que par la *raison*, ce me semble ; or, le matérialisme nie la raison dont il fait une simple *propriété* accidentelle de la *matière*, un *résultat éphémère de son mouvement*, quelque chose comme le son produit par les *vibrations* d'un corps... — Ou la raison a une existence propre et indépendante, ou elle n'est rien ; si elle n'est rien, laissons-la donc dans son néant, et... allons brouter l'herbe.

XIX. Force vitale. « La vie s'exécute exclusivement par des opérations physico-chimiques. — Il n'y a pas de *principe vital* (suranné !). Nulle différence essentielle entre le monde organique et le monde inorganique, régis par les mêmes lois. Si nous connaissons moins bien les lois organiques, c'est parce qu'elles sont plus compliquées ; mais on finira par les débrouiller. — N'avons-nous pas déjà, pour atteindre ce but, le *mouvement vibratoire des cellules*, l'*endosmose* et l'*exosmose*, l'*électricité*, etc.? — En attendant, nous devons considérer les *prétendues forces vitales* comme absurdes. — Vivre n'est qu'une forme particulière de la mécanique (Virchow).—La cause de la force vitale est perdue (comme celles de Dieu et de l'âme)... — Il n'y a de différence essentielle entre les mondes organique et inorganique, que celle qui résulte du mode d'agrégation atomique. »

La question du *principe vital* ayant été traitée d'une manière spéciale dans l'essai *de philosophie médicale* qui précède, je crois inutile d'y revenir ici. Si l'illustre auteur daigne accorder quelque attention à ce travail consciencieux, il trouvera peut-être que la cause de la *force vitale* n'est pas aussi *désespérée* qu'il semble le croire, et il pourra sentir le besoin de chercher en faveur de sa thèse des arguments un peu plus solides que l'autorité d'un Virchow... — Non-seulement la *vie* suppose un *principe vital*, indépendant de l'organisme physique et soumis lui-même à l'action d'un autre principe d'ordre supérieur, l'intelligence, mais la plus simple combinaison chimique ne se comprend même pas sans l'intervention d'une force étrangère aux éléments de cette combinaison. — Dire que les *corps organisés et non organisés ne diffèrent entre eux que par le mode d'agrégation atomique*, c'est énoncer un *fait*, un *résultat*, rien de plus ; si les atomes constituants d'un corps quelconque sont agrégés d'une certaine façon plutôt que d'une autre, c'est apparemment en vertu d'une cause agrégative, active, spéciale, qui est dans les atomes, il est vrai, mais n'en provient pas ; autrement cette cause serait le produit de son propre effet, ce qui est absurde.

XX. Âme animale. — « Différence de *quantité* et non de *qualité*. — L'animal est le diminutif de l'homme. »

Soit ! — Je veux bien accorder cela, *sous toutes réserves* : l'âme animale et l'âme humaine sont de même essence, et dès lors, elles ne peuvent différer que par le degré de perfection. Je vais plus loin : qui sait même si la première, après une innombrable série de transformations ascendantes, n'est pas destinée à atteindre la seconde ?... — Mais, ce rapport essentiel entre l'âme de la bête et celle de l'homme n'est pas un motif suffisant pour les *nier* l'une et l'autre, en les réduisant au rôle de simples propriétés de la matière...

XXI. Libre arbitre. — « Nul !... — L'homme subit fatalement les lois inflexibles de la nature ; il va, non pas où il veut, mais où son cerveau le pousse. — Le matérialisme s'appuie sur des faits visibles et palpables, ses adversaires sur des conjectures et des hypothèses : — Le transcendantalisme est l'égarement de la raison humaine. »

Etant donné un appareil mécanique, du genre animal et de l'espèce homme, déterminer la nature et la direction de ses mouvements : tel est le grand problème de dynamique spéciale que vient poser le matérialisme devant le siècle ; problème dont la solution résume, selon lui, toute la science anthropologique. — Le libre arbitre d'une machine... Quelle idée saugrenue ! Et dire que cette idée stupide a pu se développer jusqu'ici dans le foyer cérébral d'une infinité de machines humaines, de celles surtout qui passent pour le mieux organisées ! c'est à ne pas y croire... — Il est vrai que l'idée du char à roues de bois a précédé de bien des siècles celle de la diligence, qui a précédé celle de la locomotive ; espérons donc que bientôt il ne sera pas plus question de l'idée du libre arbitre de l'homme que de l'idée du char à roues de bois. Voici déjà que le *hasard*, ce puissant créateur de toutes choses, ce principe fécond de tous les progrès, vient de faire sortir des chantiers de la Germanie une machine en chair et en os perfectionnée, portant le nom de Büchner, qui va enfin purger la raison humaine des *égarements* engendrés par le *transcendantalisme*.

En attendant le succès de la grande entreprise Büchner et Cᵉ, que le *célèbre philosophe* veuille bien me permettre une petite observation : Je trouve qu'il traite un peu sévèrement ces pauvres machines 'de vieux modèle, qui ont le malheur de ne pas marcher dans le sens de celle qu'il représente. Car enfin, si mon mécanisme à moi, par exemple, est monté pour le *sentimentalisme* et le *transcendantalisme*, je ne suis pas *libre*, il vient de me le déclarer lui-même, de lui donner une autre direction. Or, si je n'ai pas la faculté de penser autrement que je ne pense, d'agir autrement que je n'agis, en quoi donc mérité-je d'être aussi vertement tancé ? — Tout cela est-il assez absurde ?...

Le véritable tour de force de l'auteur c'est sa prétention de tirer des doctrines que nous venons de passer en revue une MORALE supérieure à celle qui découle des des principes spiritualistes. — Comprend-on une *morale* chez un être réduit à l'état de *machine*, privé de toute liberté de pensée et d'action, n'ayant l'idée, ni de Dieu, ni de l'âme, ni de la justice, ne connaissant, ni droit ni devoir, ni bien ni mal, ni vrai ni faux : étranger, dès lors, à ces nobles sentiments d'honneur, d'amour, de fraternité, d'abnégation, de dévouement, etc., source unique de toute vraie *force*, de toute vraie *gloire*, de toute vraie *grandeur* humaines.

CONCLUSION

Le fini ne saurait jamais embrasser l'infini:

C'est pour avoir méconnu cette vérité élémentaire,
c'est pour avoir tenté, dans son téméraire orgueil, de
déchirer de vive force le voile impénétrable des éternels
mystères, c'est, en un mot, pour avoir outrepassé les
bornes de la raison humaine, que le criticisme matérialiste a refait le chaos intellectuel et moral. — S'irritant
de son impuissance à atteindre le bout de la chaîne sans
fin dont la main du créateur tient le premier anneau, il
l'a brisée, dans un accès de fureur impie, à la limite de
sa courte vue ; puis il s'est écrié triomphalement : « J'ai
trouvé la clef de la science universelle, j'ai vaincu le spiritualisme et fait justice de tous les préjugés dont il est
la source. Dieu est un mythe et l'âme humaine un souffle ;
il n'y a de vrai, de réel, que ce qui est accessible aux
sens de l'homme ; au delà, c'est le *transcendantalisme*, le
sentimentalisme, le néant. La matière est tout, et tout est
matière ou propriété de la matière. L'univers et ses
lois sont l'œuvre exclusive du hasard, opérant sur le
chaos. » — Tels sont, en résumé, les *principes matérialistes*, en dehors desquels, nous dit-on, tout ce qui a été

écrit *ne vaut pas l'encre employée à l'écrire ;* et nous savons que l'auteur se fait un mérite de ne reculer devant aucune de leurs *conséquences.* — Or, de ces conséquences, voici celles qui se rapportent plus particulièrement aux destinées de l'homme et de la société.

Si l'homme est tout matière, rien que matière, on peut le considérer, nous venons de le voir, comme une véritable machine, ne différant guère des machines ordinaires que par la plus grande complication de son mécanisme. Et c'est bien ainsi qu'on l'entend : « Vivre n'est qu'une forme particulière de la mécanique, » nous disait tout à l'heure un certain Virchow ; — « la pensée, c'est le mouvement de la matière, » nous avait déjà dit un autre adepte (Moleschot). — Inutile d'observer que la machine humaine, une fois détruite, soit par l'usure, soit par une cause accidentelle, il n'en reste absolument rien que des éléments, des atomes désagrégés, destinés à concourir à la formation d'autres agrégats.

Réduit à ces proportions, l'homme n'est évidemment pas *libre*, ne peut pas être libre ; car toutes ses pensées, tous ses actes étant le résultat nécessaire, forcé et exclusif du jeu de son mécanisme organique, il lui serait absolument impossible d'aller à droite, par exemple, quand celui-ci est monté pour le pousser à gauche, et *vice versa.* — Si l'homme n'est pas libre, il ne saurait être *responsable*, et s'il n'est pas responsable, il ne mérite dans aucun cas, ni blâme, ni louange, ni peine, ni récompense. Dès lors, où est l'objet de la Justice ?... — Justice ! encore un mot à reléguer, avec ceux de Dieu et de l'âme, parmi les vieilles défroques du spiritualisme !

Puisque les actes humains sont parfaitement indifférents, *neutres*, par la raison qu'ils sont purement mécaniques, on comprend que toute distinction entre ce qu'on est convenu d'appeler le bien et le mal, la vertu et le vice, la bonté et la méchanceté, la franchise et la duplicité, la charité et l'égoïsme, etc., doit disparaître. — Encore une assez longue kyrielle de mots à mettre au rebut, comme vides de sens ! — Une réforme radicale du langage est vraiment urgente pour l'intelligence des *nouveaux principes*.

En exposant, en divulguant les dits *principes* par toutes les voies de publicité possibles : Presse, chaire, banquets, etc., le matérialisme a évidemment pour but de les faire accepter par ceux à qui il s'adresse, c'est-à-dire par tout le monde. Eh bien ! supposons un instant que ce but soit atteint, supposons que les théories matérialistes aient pénétré et convaincu les masses, qu'en adviendra-t-il ?... — Le personnage que nous allons mettre en scène va nous le dire. C'est un élève très-distingué de la nouvelle école, qui a su profiter des leçons de ses maîtres... Le voici devant la cour d'assises ; écoutons son interrogatoire :

« D. — Accusé X..., vous êtes prévenu, 1° d'avoir assassiné votre père ; 2° d'avoir étranglé vos deux jeunes enfants ; 3° d'avoir poignardé votre femme, en lui plongeant dans la région du cœur un long stylet qui a traversé cet organe ; 4° d'avoir empoisonné votre meilleur ami, de concert avec sa femme, devenue votre maîtresse ; 5° d'avoir fait périr ensuite celle-ci par une série de moyens habilement combinés, après vous être assuré de

sa fortune. — A ces cinq chefs principaux d'accusation,
il faut ajouter une foule d'actes et attentats contre la religion, la morale, la propriété, les lois, l'autorité constituée, etc., dont l'ensemble, la suite et les circonstances
qui les ont accompagnés dénotent chez leur auteur un
degré de perversité heureusement fort rare. — Vous
êtes d'autant plus coupable que la famille honorable à
laquelle vous appartenez n'avait rien négligé pour votre
education, et que la remarquable intelligence dont la nature vous a doué vous ouvrait la voie d'un brillant avenir.
Vous avez préféré mettre ces précieux avantages au service du crime qu'à celui de la vertu... En attendant que
l'heure de la justice de Dieu ait sonné pour vous, celle des
hommes vient, dès aujourd'hui, dans l'intérêt de la vindicte publique, vous demander compte de cette préférence:
qu'avez-vous à lui répondre ?

« R. Commençons par éliminer des débats les considé-
rants inutiles et les mots vides de sens. — La *belle éducation* que j'ai reçue de ma famille avait imposé à ma
jeune intelligence, comme articles de foi, c'est-à-dire *sans
preuves*, la croyance en Dieu et à l'immortalité de l'âme ;
mais la *science* est venue démontrer à ma raison, mûrie
par l'âge, que c'étaient là deux énormes erreurs, inven-
tées par les prêtres et les tyrans, dans le but d'exploiter
l'ignorance des peuples. — Or, ces deux bases de ce
qu'on appelle la *religion* et la *morale* venant à manquer,
que reste-t-il donc pour étayer celles-ci? — Rien,
absolument rien. Le matérialisme scientifique, faisant table
rase de ces rêveries d'un autre âge, ne reconnaît que la
matière universelle, éternelle, infinie, dont le hasard,

après des essais et tâtonnements sans nombre, est parvenu à faire le monde, tel que nous le voyons aujourd'hui, avec les lois immuables qui le régissent. Identiques pour l'universalité des êtres de la nature, à quelque règne qu'ils appartiennent, ces lois se résolvent toutes dans la *mécanique*. — En résumé, Dieu et l'âme sont des hypothèses, la religion et la morale des mensonges. Il n'y a dans l'espace infinie que matière et propriétés de la matière.

« Maintenant, j'arrive au fait.

« Oui, j'ai tué mon père, ma femme, mes enfants, mon ami et sa femme, — total : cinq tués. J'ai tué mon vieux père, parce que j'étais pressé de jouir de sa succession ; — j'ai tué ma femme, parce qu'elle me querellait sans cesse sur ce qu'elle appelait mes crimes et mes débordements ; — j'ai tué mes petits enfants, parce qu'ils étaient devenus pour moi une charge et un embarras ; — j'ai tué mon excellent ami, parce qu'il constituait un obstacle entre sa femme et moi ; — enfin, j'ai tué cette dernière, parce que j'avais plus besoin de sa fortune que de sa peau, dont je commençais d'ailleurs à me lasser. Quant aux autres peccadilles mises à ma charge, elles sont si peu de choses à côté du reste, que ce n'est vraiment pas la peine d'en parler. — Voilà mes aveux, voilà mes motifs ; ils me semblent de nature à faciliter et à abréger considérablement la besogne de la justice.

« Reste la question principale, celle de la *culpabilité :* Suis-je coupable ?... — Mes juges disent oui, mes maîtres disent non ; — j'adopte l'avis de mes maîtres. Je ne suis pas coupable, parce que je ne suis pas *libre* ; je ne suis pas libre parce que je ne suis qu'une *machine*, dont le mécanisme règle et dirige les mouvements Faites donc marcher l'aiguille d'une horloge de droite à gauche quand ses rouages sont engrenés de manière à la pousser en sens inverse. — Mon mécanisme, à moi, est organisé pour tuer ; voilà pourquoi j'ai tant tué, et je tuerais sans doute encore si mes mouvements n'étaient pas entravés. — Je serai tué, à mon tour, par représailles, ou, comme on dit, pour la *vindicte publique* et l'exemple, cela est certain ; mais, que m'importe ! — Quelques années de plus ou de moins dans une vie d'homme, qu'est-ce que cela, s'il n'y a rien au-delà ?... — Il s'agit beaucoup moins, d'après mes principes, de vivre que de bien vivre ; donc, *courte et bonne !* voilà ma devise. — Après tout, ceci est peut-être pour moi un avantage ; car qui sait si je ne serais pas mort, trois mois, six mois après le jour marqué pour mon exécution, des suites d'une longue et douloureuse maladie ? — Vous allez m'expédier tout de suite, j'aime mieux cela.

« Mais, dites-moi, Messieurs les juges, *au nom de qui et de quoi* allez-vous faire tomber ma tête ? — Au nom du *Dieu vengeur* ? — Il n'y a ni Dieu vengeur ni autre. — Au nom de la *morale* outragée ? — On ne peut outrager ce qui n'existe pas. — Au nom de la loi ? — La *loi* n'est que l'expression des intérêts de ceux qui l'ont faite. — Au nom de la *justice* ? — Ses balances sont fausses. — Tout cela constitue pourtant bien, si je ne me trompe, ce qu'on nomme la *sanction morale*. — Que vous reste-t-il donc, à défaut de cette sanction, pour motiver votre jugement ? La force matérielle, si vaillamment défendue par feu

Proudhon, et devant laquelle je m'incline, parce qu'elle représente seule le droit positif et effectif. — Ah ! si j'étais plus fort que vous, les rôles seraient changés. . Le droit alors serait de mon côté, et je saurais bien vous imposer le devoir de vous y soumettre.

« Le triomphe de la justice, c'est d'amener ses victimes au *repentir*, par la voie de la conscience ; je la préviens qu'elle ne le remportera pas sur moi Le *repentir !*... Mais, pour se repentir, il faut être convaincu d'*avoir péché*. La *conscience !*... mais c'est un *ressort de montre*, selon la belle expression d'un illustre savant.

« Voilà ma défense, toute ma défense, qui n'est pas faite, j'en conviens, pour intéresser mes juges en ma faveur. Je monterai donc bravement à l'échafaud, affirmant haut et ferme, jusque sous le tranchant du fer homicide, les grands principes pour lesquels mon sang va couler ! »

Le crime a aussi sa logique, comme on voit, grâce aux *principes matérialistes*. — Et quelle logique !... — Ainsi, tuer son père ou sa mère, par exemple, c'est tout simplement briser une vieille machine ; et cet acte est parfaitement innocent, puisqu'il émane d'une autre machine d on tous les mouvements sont réglés par son genre de mécanisme. — Comprenez-vous, maintenant, pourquoi le docteur Büchner nous disait que l'*infanticide est licite ?*...

Chose étrange ! ces coryphées du matérialisme, ces maîtres de la science du néant, qui repoussent avec une sorte d'horreur tout ce qui se rapporte à l'ordre moral, ont sans cesse sur les lèvres et au bout de la plume les mots qui en exprimant l'idée : Droit, devoir, justice, charité, fraternité, solidarité, dévouement, honneur, gloire, loyauté, noblesse de sentiments, etc., etc.; et nous savons qu'ils ne sont pas les derniers, lorsque l'occasion s'en présente, à inscrire sur leur drapeau l'immortelle devise de notre grande révolution : *Liberté, égalité, fraternité*, qui ne peut signifier autre chose que le rayonnement de l'âme affective au-delà des limites de la personnalité. — Est-ce inconséquence? — Est-ce hypocrisie? — Peut-être l'une et l'autre.

Que l'on y prenne garde! — Le matérialisme c'est l'égoïsme; c'est la froide et sèche concentration de l'individu en soi, d'où procèdent toutes les iniquités sociales et humaines. Croyez-vous que l'on soit bien disposé à faire des sacrifices à ses semblables quand on les considère comme de pures machines?... à respecter la loi, le droit, la justice, à aimer jusqu'au dévouement sa famille, sa patrie, l'humanité, lorsque tout cela n'a pas plus d'importance et de valeur réelles à vos yeux que le mécanisme d'un joujou d'enfant?... Allons donc! Les *pratriciens* de la doctrine, qui peuplent les bagnes et les prisons, pourront vous le dire... — Ils ont pris la chose *au sérieux*, ceux-là... Je laisse seulement à décider la question de savoir lequel est en réalité le plus coupable, du pratricien ou du théoricien, du maître qui enseigne ou du disciple qui exécute...

A ceux qui trouveraient ces conclusions exagérées, je répondrai : En l'absence de toute influence morale, indiquez-moi, pour diriger les actes humains, d'autres stimulants que les appétits sensuels, un autre but que les jouissances physiques, un autre frein que la force brutale. — Si nous n'en sommes pas arrivés là, si nous n'y arriverons très-certainement jamais, savez-vous à quoi cela tient?...

— A ce que nous vivons toujours, quoiqu'à notre insu trop souvent, et que nous vivrons longtemps encore, j'espère, de la fortune morale amassée par nos pères, durant soixante siècles. Mais, que l'on y songe, le jour où, par impossible, l'homme en serait réduit, pour tout aliment, à dévorer les fruits amers de l'arbre de la science nouvelle, ce jour-là, celui qui domine et transforme la terre par son intelligence serait descendu au niveau de la brute, et les nations pourraient être comparées à un troupeau de bêtes féroces s'entr'égorgeant autour de leur proie...

Fort bien, me dira-t-on; mais, est-ce au nom des principes matérialistes qu'a été institué le tribunal de la *sainte inquisition*, dont le terrible *tribunal révolutionnaire* ne fut qu'une pâle copie? — Est-ce au nom du matérialisme et de l'athéisme que la France *très-chrétienne* et l'Espagne *très-catholique* ont torturé, roué, brûlé tant de milliers de créatures humaines, coupables de ne pas croire à la parfaite orthodoxie d'une religion représentée par le crime en tiare, en mitre et en capuchon, ou... de posséder trop de fortune et de puissance?... — Est-ce au nom du matérialisme qu'a été ordonné et consommé l'horrible massacre de la *Saint-Barthélemy?* — que la dévote maîtresse du *grand roi* a fait signer à son royal amant la *révocation de l'édit de Nantes?* — que les noirs enfants de Loyola ont aiguisé les poignards de Jacques Clément et de Ravaillac? — que l'humble, pure, sainte et héroïque vierge de Domremy a été conduite au bûcher? — Est-ce au nom du matérialisme qu'un Paul II, un Sixte IV, un

Innocent VIII, un Alexandre Borgia et autres monstres de perversité ont souillé de boue et de sang l'humble chaire de Pierre le pêcheur, transformée en trône? — Est-ce au nom du matérialisme que, de nos jours encore, violant le sanctuaire de la famille, on arrache les jeunes enfants des bras de leurs mères, sous prétexte de conversion, on *escamote* les héritages, on jette le trouble dans les consciences, les familles, les états, partout? — Enfin, est-ce au nom du matérialisme que les jésuites et leur sequelle ont dicté au faible Pie IX cette niaise et véhémente *encyclique*, qui semble datée du xve siècle?...

Hélas! non, il faut être juste, avant tout, et rendre à chacun ce qui lui appartient; non, la philosophie matérialiste n'est, ni coupable, ni même capable de cet horrible système de persécution, de torture, de meurtre, d'extorsion, etc., aussi savamment combiné que froidement exécuté. — Il lui manque pour cela deux qualités essentielles, entre autres : *l'esprit de domination absolue*, et l'*hypocrisie*; plus, et ceci est de la plus haute importance, une *constitution à la Loyola*, destinée à broyer la raison humaine sous la meule de la règle monacale. — Le matérialiste est un pauvre fou, plus digne de pitié que de haine, dont les égarements n'auront jamais une grande portée; il ne devient dangereux que dans ses crises de fureur, et alors même, le mal qui en résulte trouve son remède dans ses excès.

Voici trois quarts de siècle que l'absolutisme religieux et politique, soutenu par les satisfaits de tous les régimes, renégats des grands principes d'émancipation pour lesquels ont combattu leurs pères, exploite à son profit le *terrorisme* révolutionnaire. — Sans prétendre justifier des actes de tous points condamnables et justement condamnés, je crois qu'il est possible, qu'il est même souverainement équitable de leur accorder le bénéfice de certaines *circonstances atténuantes,* que l'on a grand soin de dissimuler. Or, si l'on veut bien tenir compte de ces circonstances, que je vais indiquer, je dis qu'en fait de criminalité, Marat, Hébert, Danton, etc., ne vont pas à la cheville d'Alexandre Borgia et de ses pareils.

La terreur fut un accès passager de fureur populaire, une violente, mais courte réaction contre dix siècles de persécutions sanglantes, d'exactions, de spoliations arbitraires, en un mot, de violation brutale de tous les droits humains ; et non pas un système froidement combiné et passé à l'état de coutume légale. — La terreur n'immolait pas ses victimes pour s'enrichir de leurs dépouilles, mais à titres de réprésailles. Sa *vengeance* fut terrible, sans doute, mais ce ne fut qu'une vengeance, légitime en principe ; et la grandeur du but qu'elle poursuivait rend moins odieux les moyens extrêmes auxquels elle eut le tort de recourir pour l'atteindre. — Enfin la terreur eut le *courage du crime,* ... elle préféra commettre une insigne folie en supprimant Dieu, qu'un acte d'infâme hypocrisie en dressant l'échafaud en son nom.

Si cette appréciation comparative est exacte, et je la crois telle, qu'a donc à reprocher le fanatisme ultramontain au fanatisme révolutionnaire ?... Ah ! qu'ils se donnent l'accolade fraternelle, plutôt, car ils sont plus proches parents qu'ils ne pensent... — Celui-ci fut *athée,* observe-t-on ; oui, un moment, mais qu'y a-t-il là de si étrange ?... — Et moi aussi, moi le plus convaincu des croyants, je me déclarerais athée à l'instant même, si je n'avais à adorer que le Dieu de l'*inquisition* et des *jésuites*. Ceci veut dire que l'athéisme rationaliste procède en ligne directe et légitime du faux théisme ultramontain : entre un Dieu impossible et l'athéisme, la raison outragée, dans un moment d'égarement, a choisi l'athéisme, voilà tout.

Il ne faut pas confondre la Révolution avec la Terreur, sa plus mortelle ennemie. Mais les rapports de l'Église avec l'Inquisition paraissent beaucoup plus intimes. — La Révolution a toujours désavoué la Terreur, qu'elle a subie malgré elle : — l'Église n'a jamais désavoué l'Inquisition, qu'elle a ordonneé et sanctifiée; et elle déclare, aujourd'hui encore, qu'elle ne peut changer d'avis sur son compte, *non possumus!* Aussi, voyez la différence des résultats : Tandis que la Révolution, après avoir traversé la plus épouvantable crise sociale dont l'histoire fasse mention, lègue à l'avenir, dans sa célèbre *déclaration des droits de l'homme*, l'évangile de la démocratie, qui doit émanciper les peuples, l'Église, après des efforts gigantesques pour établir sa suprématie, aboutit misérablement à l'*Encyclique*, ce dernier trait de l'immobilisme clérical lancé dans le vide par le bras débile du dernier pape roi, *Telum imbelle, sine ictu...*

Me voilà parfaitement à l'aise, comme on voit, entre les deux extrêmes : la terreur et l'inquisition ; à égale distance du jésuite et du sans-culotte, de l'ultramontanisme et du matérialisme C'est de ce point intermédiaire, où il est aussi difficile d'atteindre que se maintenir, et où il faudra pourtant bien que nous finissions par nous rallier tous, si le progrès moral n'est pas une utopie ; — c'est de ce *juste-milieu,* où siége la sagesse, *in medio virtus,* et d'où la raison, affranchie de tout préjugé, de tout esprit de système, de parti, de secte, de caste, ainsi que de toute passion égoïste, voit plus clairement son but essentiel, la vérité philosophique, et peut mieux sonder l'abîme où tendent à nous précipiter les folies de l'orgueil humain, que je viens, en terminant, dire au positivisme athée et matérialiste :

En dehors et au-dessus de la matière visible, tangible, pondérable, il y a le fluide et l'esprit invisibles, impalpables, impondérables, qui la meuvent et la dirigent nécessairement.

La matière n'a pu se *former, s'arranger,* s'harmoniser, se *légiférer toute seule,* d'abord parce qu'elle est essentiellement inerte et passive ; ensuite, parce que, dans le cas contraire, elle serait en même temps sa propre cause et son propre effet ; enfin, parce que l'effet serait infiniment supérieur à sa cause génératrice, double conséquence également absurde.

Le *hasard,* qui joue un si grand rôle dans les théories matérialistes, est un mot qui devrait être banni du langage scientifique.

Or, si la matière n'a pu, soit *toute seule,* soit avec le concours de cette puissance inconnue que l'on nomme *hasard,* passer de son état primitif de *masse informe,* de chaos, à celui que nous avons l'habitude d'admirer, nous simples mortels qui ne sommes pas encore initiés aux mystères de la métaphysique matérialiste, il nous faut bien recourir à une cause étrangère, assez puissante pour avoir produit cet immense résultat. — Et, attendu que l'édifice universel, nonobstant l'avis contraire (*et contradictoire*) de quelques cerveaux malades, décèle partout, dans son ensemble comme dans ses plus petits détails, une FIN, un *but*, force nous est bien aussi d'admettre que cette cause à effets infinis, soit dans leur nombre, soit dans leurs formes, et tendant tous vers un but déterminé, que nous n'avons pas le droit de nier, par cela seul qu'il échappe le plus souvent à notre esprit borné, est infiniment intelligente. Et c'est ainsi qu'avec un peu de *bon sens* nous arriverons logiquement, forcément, à la constatation de l'existence d'un Dieu créateur et ordonnateur de l'univers.

Ah ! vous aviez cru, audacieux sophistes, qu'il suffisait, pour écarter la main créatrice, d'ériger en *lois éternelles* et *immuables de la nature,* quelques *effets* plus ou moins indirects et éloignés de ces lois, dont la constance apparente a séduit votre vanité scientifique. . Prétention ridicule ! — Avant d'oser formuler les *lois de la nature*, il faudrait au moins avoir quelques notions précises sur la nature elle-même, c'est-à-dire sur l'ensemble de la création et ses innombrables rapports. Les possédez-vous, ces notions?... — Vous savez sans doute beaucoup de choses, du moins vous le proclamez bien haut ; mais, hélas, vous ignorez la plus essentielle : vous ne savez pas que *vous ne savez rien*... Tâchez donc de savoir cette petite chose-là, si votre orgueil le permet ; tout le monde y gagnera, vous mêmes d'abord, puis ceux qui ont la sottise de vous prendre au sérieux.

Le vrai savoir suppose avant tout des PRINCIPES, au même titre qu'un édifice, construit pour durer, suppose des fondements solides; or, an lieu de principes, vous n'avez que des *négations* pour supporter votre échafaudage scientifique; comment l'empêcherez-vous de s'écrouler? — Il est plus facile de démolir que de rebâtir; par quel équivalent allez-vous remplacer Dieu, cette *hypothèse* dont vous déclarez n'avoir nul besoin?... — Par le *hasard*? — Nous connaissons la valeur de cet agent merveilleux. Par les *lois éternelles et immuables de la nature*? — Comment la nature, qui ne fut *d'abord* qu'une *masse informe*, et qui a été *soumise depuis* (par qui?...) *à de perpétuels changements*, peut-elle *s'être dotée elle-même* de LOIS ÉTERNELLES ET IMMUABLES?... Il est vrai que l'on établit ici une distinction entre le fond et la forme, celui-là étant censé fixe et celle-ci mobile; mais cette distinction, appliquée à la matière, essentiellement *divisible* et dès lors incapable d'être ramenée à l'*unité*, est absolument fausse. L'immuabilité ne peut pas plus sortir de la muabilité que l'ordre du désordre; elle appartient à Dieu seul, l'unité indivisible absolue, le foyer d'intelligence créatrice éternellement fixe, qui remplit, anime et vivifie l'espace de son inépuisable rayonnement. — Les *lois de la nature* sont l'expression de sa libre volonté; et, attendu qu'il ne saurait exister d'autre volonté supérieure à la sienne, je ne vois pas trop ce qui pourrait l'empêcher de modifier ces lois quand et comme il lui plaît. J'admire l'outrecuidance de certains esprits forts qui, en vertu sans doute de leur complète ignorance des lois naturelles, prétendent poser des limites à la toute-puissance de leur auteur !...

Hélas ! savants ou non, il faut bien en prendre notre parti, le monde et ses lois sont restés jusqu'ici pour nous un mystère, et il est même assez probable que ce mystère ne nous sera jamais complétement dévoilé, parce que l'esprit humain ne pourra jamais s'élever à sa hauteur. — Quant à moi, si j'ose hasarder ici quelques timides conjectures, fruit de longues et pénibles études, de profondes méditations et surtout d'observations rigoureuses, tirées d'un ordre de faits un peu trop dédaignés par la science, je n'ai d'autre prétention que d'indiquer la voie qui, au point où nous sommes, me semble la plus propre à nous rapprocher du but.

Ces réserves faites, je dis, ou plutôt je répète : l'intelligence est là où sont le mouvement et la vie ; or, le mouvement et la vie sont partout dans la nature, qui n'existe que par eux ; l'intelligence est donc aussi partout. — La *nature* est essentiellement *complexe ;* pour la comprendre il est nécessaire de la décomposer, puis d'étudier chacun des éléments qui la composent et d'en déduire leurs rapports réciproques. — La matière a pour caractère distinctif l'*inertie ;* si elle pouvait être un instant seule dans l'univers, ce serait la *mort universelle* momentanée. Si elle est toujours en mouvement, ce n'est pas parce qu'elle *se meut,* comme on le dit improprement, mais parce qu'elle subit l'influence d'un autre élément, la force fluidique, dont le caractère essentiel est l'*activité,* mais l'activité *aveugle, sans but ;* de sorte que si la matière universelle pouvait être soumise à l'action exclusive de cet élément, elle représenterait exactement le *chaos.* De là la néces-

sité d'un troisième élément, l'esprit, doué à la fois d'activité et d'intelligence, ayant pour fonction de diriger, de
régler l'action du fluide sur la matière. — L'intelligence
est donc bien PARTOUT, puisque le monde ue peut vivre,
durer, qu'à la condition de se transformer sans cesse
dans toutes ses parties.

Il s'agirait maintenant de déterminer, de préciser le
rôle de l'intelligence dans ce travail continu de transformation. — Peut-on dire que Dieu lui-même vient présider
directement à l'accomplissement de tous les phénomènes
de la nature, grand et petits, sans exception? Ce serait, je
crois, un peu trop ravaler la majesté divine, qui ne peut
pas plus descendre, ce me semble, aux menus détails du
gouvernement de l'univers, que le chef d'un grand empire
à ceux de l'administration de ses états.

Faut-il croire que le monde marche et marchera éternellement en vertu d'une impulsion primitive, une fois
donnée, comme une montre une fois montée, en supposant que celle-ci fût douée du *mouvement perpétuel?*
— Mais, de cette impulsion unique serait résulté un mouvement uniforme, invariable, constant, et le monde n'aurait d'autre loi que la *fatalité;* ce que démentent a la fois
les fréquentes perturbations sidérales signalées par l'astronomie, les bouleversements profonds qu'a subis notre
planète, et les progrès de tout genre dus à l'initiative de
l'esprit humain. — Et puis, conçoit-on un mouvement
continu sans une impulsion continue?

Reste une troisième hypothèse, celle du gouvernemen
du monde par l'intermédiaire d'une innombrable série
d'êtres intelligents, organisés chacun pour la fonction spé-

ciale qui lui est dévolue, et s'élevant par gradations insen-
sibles, depuis l'animalcule *infinitésimal,* chargé de mouvoir un globule sanguin, jusqu'à l'Esprit supérieur qui
dirige un système planétaire de premier ordre ou
préside à la formation d'un globe. Ainsi donc, l'intelligence, non pas cette intelligence *universelle, anonyme*
des panthéistes, qui n'est qu'une utopie, mais l'intelligence *individuelle, personnelle,* présiderait d'une manière directe et effective à tous les phénomènes de la
nature indistinctement; ainsi, la combinaison de deux
atomes ne pourrait s'opérer sans l'intervention d'un agent
spirituel!...

Ce n'est là qu'une *hypothèse,* je le répète; et je ne vois
pas qu'il soit possible de procéder autrement que par
hypothèse, en pareille matière. Mais, à mesure que la
science, armée du flambeau de la philosophie, son guide
naturel, pénétrera plus avant dans l'étude de l'enchaînement des causes secondes, cette hypothèse, qui peut
paraître aujourd'hui ridicule, deviendra peut-être une
vérité des plus évidentes et des plus fécondes. — La
microscopie, qui nous a déjà révélé tant de mystères dans
le monde des infiniment petits, n'a pas dit son dernier mot.
— Que pourrait nous faire voir un nouvel instrument
d'optique capable d'un grossissement cent fois supérieur
à celui du plus puissant microscope inventé jusqu'ici!...

Le monde inanimé vit donc du monde et par le monde
animé. Et celui-ci, de quoi vit-il? — De l'un et de l'autre,
mais surtout de lui-même, de sa propre substance animale. — L'animal vit de l'animal; le plus fort dévore le
plus faible, pourvu que son instinct devine chez lui l'a-

liment qui lui convient, et qu'il ne soit pas de son espèce, cas prévu par l'auteur de la nature, en vue de la conservation de celle-ci. Mais, tandis que le fort impose fatalement au faible sa dure loi, il la subit à son tour de la part de myriades d'ennemis invisibles qui, suppléant à la force individuelle par le nombre, vivent de sa substance et finiront par la détruire en se détruisant eux-mêmes mutuellement.

Que dure l'existence de ces êtres microscopiques qui circulent par milliards dans tous les liquides animaux et végétaux, remplissent la trame de tous les tissus organiques et sont les agents directs du mystérieux travail de la nutrition? Moins que l'intervalle qui sépare deux pulsations du cœur, le temps d'éliminer une molécule et de la remplacer par une autre... Là commence et finit leur humble tâche...

La même loi s'appliquerait-elle, jusqu'à un certain point, au règne minéral?... qui sait!... — Quand je considère ces admirables *cristallisations,* aux lignes si pures. si régulières, si harmoniquement symétriques, et en même temps si variées dans leurs formes, qui défient l'art le plus perfectionné, je ne puis me défendre de voir là la main d'ouvriers pour le moins aussi habiles que ceux qui construisent une ruche à miel; je dis *pour le moins,* car si le *système* est vrai, la perfection du travail mécanique doit être en raison inverse de la perfection intellectuelle de l'être qui l'accomplit... Ceci, du reste, n'est qu'un exemple, et non pas une exception, car je les aperçois partout à l'œuvre, ces constructeurs en sous-ordre de l'univers, bravant toutes les températures et tous les milieux au sein des glaces éternelles du pôle comme dans les brasiers inextinguibles des volcans, *suivant leur mode d'organisation.*

Maintenant, quel rôle joue l'homme dans cette grande harmonie de la nature animée? — Comment a-t-il atteint le haut rang qu'il occupe sur le globe? — A-t-il débuté dans la vie sous l'humble forme d'un infusoire, d'un vibrion, d'une monade, pour s'élever graduellement de là, en passant par tous les moules organiques intermédiaires, jusqu'au type humain? — Peut-être! Mais que le matérialisme ne se hâte pas trop de battre des mains en nous voyant prendre au sérieux une hypothèse qui lui est chère : entre sa manière de l'interpréter et la nôtre il y a un abîme. — Faire procéder l'homme de l'infusoire, c'est, pour le matérialisme, prouver irréfutablement la non-existence de l'âme. L'infusoire n'a pas d'âme, dit-il, cela est clair comme le jour (le jour du matérialisme est bien *sombre!...*), donc, l'homme, qui en provient, n'en a pas non plus. — Et qui vous a démontré que l'animalcule est dépourvu d'un principe spirituel?... Est-ce qu'il ne vit pas de sa vie propre et indépendante? — Est-ce qu'il ne se meut pas spontanément? — Or, tout être qui se meut selon sa volonté suppose nécessairement un principe intelligent destiné à diriger ses actes, quels qu'ils soient. Comment donc, ce principe éliminé, le matérialisme s'y prendra-t-il pour expliquer son échelle ascendante des êtres animés, la transformation de l'espèce inférieure en espèce supérieure, la métamorphose du *singe en homme*, par exemple, *qui en procède*, nous dit-il, ainsi que le *progrès* général?... Il n'y a que l'esprit qui progresse.

la matière ne progresse pas, ne peut pas progresser, elle n'est que l'instrument passif du progrès, dont l'initiative appartient à l'intelligence.

Que si l'on admet, au contraire, l'incarnation périodique et ascendante de l'âme, dans des organismes progressivement plus compliqués, comme moyen de perfectionnement, tout s'explique à merveille. Un et indivisible, le principe spirituel est impérissable; intelligent et libre il doit progresser indéfiniment, et il ne peut progresser qu'à l'aide d'instruments de manifestation de plus en plus parfaits.

Il faut nous défaire de ce préjugé, né du sentiment exagéré de notre supériorité, qui nous porte à établir une ligne de démarcation *absolument* infranchissable entre l'homme et les espèces animales inférieures. Cette barrière ne concerne peut-être que l'organisme physique, qui reste à peu près fixe, quoi qu'on en dise, toutes les fois que l'art n'intervient pas pour l'altérer, et nullement le principe spirituel, qui ne peut avancer sans le franchir.

Certains spiritualistes veulent bien admettre ce mode de progression de l'âme, depuis le degré le plus infime de de l'animalité jusqu'à l'homme; mais, arrivés là, ne voyant plus rien au-dessus de ce type, ils n'osent passer outre. C'est une inconséquence. Hé! pourquoi l'unité spirituelle, parvenue au degré d'âme humaine, cesserait-elle de poursuivre sa marche ascendante? Est-ce qu'il ne lui reste pas encore assez d'étapes à franchir, du plus bas au plus haut degré de perfection humaine, du féroce anthropophage à saint Vincent de Paul ou à Fénelon, par exemple?

Mais enfin, dira-t-on, il y a un terme à cette ascension de l'âme ; une fois arrivée à l'extrême limite de la perfection humaine ici-bas, où ira-t-elle ? — L'*activité* essentielle ne connaît pas le repos. Lorsque l'âme aura acquis un degré d'épuration incompatible avec l'existence terrestre, elle ira recommencer une vie nouvelle dans un monde meilleur ; puis, quand ce monde lui-même n'aura plus de place digne d'elle, elle émigrera dans un autre, supérieur encore, et ainsi de suite indéfiniment. Jésus n'a-t-il pas dit : « Il y a plusieurs demeures dans la maison du Père céleste ? » Or, cette *maison* c'est l'immensité, ces demeures sont les mondes innombrables qui se meuvent dans son vaste sein.

Et l'ENFER ?... — l'enfer !... lequel ? car il y en a deux, fort différents l'un de l'autre. — Le véritable enfer est dans la conscience du coupable, livrée par la justice réparatrice aux tourments expiatoires du remords ; il n'exclut pas l'espérance et ne ferme pas à tout jamais la voie de la réhabilitation. — L'enfer supposé *éternel* siège exclusivement dans le cerveau ténébreux des fanatiques et l'imagination troublée des ignorants. — De ses entrailles ardentes sont sortis l'absolutisme théocratique, l'intolérance religieuse, la sanglante Inquisition, l'ultramontanisme et le jésuitisme, qui ont soufflé sur le monde la discorde, la haine et la vengeance, obscurci les intelligences et corrompu les cœurs, puis, enfanté à leur tour, par une réaction légitime, le scepticisme et l'indifférentisme, et finalement provoqué l'explosion de ces affreuses doctrines négatives, anti-religieuses, anti-sociales, anti-humaines, fondées sur l'athéisme et le matérialisme, que la philosophie rationnelle, éclairée par la révélation positive, peut seule combattre aujourd'hui.

Est-ce à dire que le christianisme ait perdu désormais toute influence moralisatrice et soit devenu inconciliable avec la civilisation moderne ? Dieu me garde de proférer une pareille hérésie ! Le christianisme, c'est la loi d'amour et de charité, loi éternelle, en dehors de laquelle nul progrès n'est possible sur la terre. — Malheureusement, le christianisme de l'Evangile, qui se résume tout entier dans cette loi, n'est pas celui de l'*Encyclique*... On peut même dire que celui-ci, grâce aux interprétations arbitraires et surtout aux fausses applications qu'a subies le texte sacré, dès les premiers siècles de notre ère, de la part de ses dépositaires infidèles, est devenu la négation à peu près absolue de celui-là. — De là l'impuissance radicale de l'Eglise en face des redoutables ennemis qui l'assiégent de toutes parts ; de là ces colères et ces emportements, ces diatribes violentes et injurieuses contre les idées nouvelles, c'est-à-dire contre la progression naturelle de l'esprit humain, qui éloignent d'elle l'élite des intelligences ; de là ces lamentations stériles, ces cris de détresse sans écho, qui, en accusant sa faiblesse, présagent sa décadence ; de là, enfin, ces efforts désespérés dignes d'une meilleure cause, pour sauver du naufrage... quoi ? — une misérable *motte de terre*, source de maux sans nombre, à laquelle elle se cramponne comme à sa dernière planche de salut, et que le flot qui monte va bientôt engloutir.

Que fera-t-elle alors ?... s'obstinera-t-elle dans son immobilité, en se voilant la face et se posant en victime des iniquités du siècle ? C'est indubitable ; mais l'indifférence générale ne tardera point de la convaincre que la cause désespérée qu'elle défend n'est pas à la hauteur de ses prétentions au martyre : et elle finira par comprendre que la seule chance qui lui reste de ressaisir sa légitime influence dans le monde moderne, c'est de remonter à sa source, de se retremper dans les pures et saines doctrines évangéliques, qu'elle a si profondément altérées.

Sur ce terrain, l'Eglise régénérée se rencontrera avec la philosophie rationnelle spiritualiste, qu'elle a si longtemps traitée en ennemie, et de cette réconciliation datera l'ère féconde de l'unité religieuse, fondee sur l'unité de Dieu et l'unité de la nature humaine. Je dis *unité de Religion* et non pas unité de *culte*, car il faut se garder de confondre le fond avec la forme, faute capitale du catholicisme qui, bien moins préoccupé des intérêts du ciel que de ceux de la terre, a constamment subordonné les grands principes de morale évangélique, communs à toutes les sectes religieuses, aux pompes extérieures du culte et noyé la loi fondamentale dans une foule de dogmes de fantaisie, à l'usage des ignorants et des hypocrites.

En résumé : La créature intelligente a le devoir de reconnaître, d'aimer et d'adorer le Créateur, comme le fils a le devoir de respecter, d'aimer et d'honorer son père ; mais, de même que le fils peut exprimer ce devoir d'une infinité de manières, de même la créature a la faculté de manifester le sien sous diverses formes. — Donc, unité de dogme et variété de culte, selon le génie particulier de chaque peuple, et tolérance universelle : telle est la formule de la religion de l'avenir.

NOTE SUPPLÉMENTAIRE

Sur les phénomènes Psycho-dynamiques, connus sous les noms de Spiritisme et de Somnambulisme magnétique.

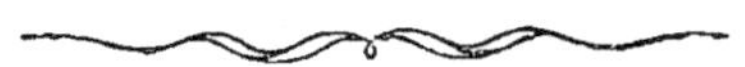

La critique matérialiste, de toutes les nuances (et elles sont nombreuses!...), a débité, depuis quelques mois, tant de sottises, d'absurdités, d'inepties, sur le SPIRITISME, sans en savoir, bien entendu, le premier mot, qu'il me sera bien permis, j'espère, à moi qui l'ai consciencieusement étudié sous ses diverses formes, d'intervenir dans le débat.

Ne dois-je pas, d'ailleurs, à ma double dignité personnelle et professionnelle de chercher à dissiper les craintes plus ou moins sérieuses, qu'ont pu concevoir certaines âmes charitables sur l'intégrité de ma raison, fortement soupçonnée déjà par l'orthodoxie médicale, qui ne croit pas plus aux *globules*, que les libres penseurs ne croient aux *tables tournantes*, et traitent les homœopathes à peu près de la même façon que ceux-ci les spirites ? — J'étais donc, dès avant de me livrer à l'étude des phénomènes psycho-fluidiques qui constituent le spiritisme, le somnambulisme, etc., un *halluciné*, un *illuminé*, un *fou*, et, comme conséquence obligée, un *charlatan* et un *jongleur*.... Oui, j'étais et je suis encore tout cela, pour le moins, aux yeux de quelque cent mille disciples de Galien, pour qui l'action des *doses infinitésimales*, s'ils pouvaient y croire, serait tout aussi *merveilleuse* et *surnaturelle* que l'influence des esprits.

Il est vrai que les orthodoxes ne se traitent guère mieux entre eux qu'ils ne traitent les dissidents... Est-ce jalousie de métier, comme on le dit depuis longtemps (*invidia medicorum*, etc.) ? — Il faut bien croire que vieux proverbe ne ment pas. — Toutefois, quoique plus saillant chez les médecins, par le motif que la jalousie d'une profession est en raison directe de l'ignorance de ceux qui l'exercent, cet échange de gentillesses est loin d'être particulier à l'espèce ; et si l'on veut y regarder de près, on le trouvera à peu près partout : en religion, en politique, en philosophie, en littérature, dans les sciences, dans les arts, etc., etc. ; de sorte qu'il serait fort difficile de rencontrer un homme qui ne soit fou pour quelqu'un et traité par lui comme tel. Les mathématiciens font seuls exception à la règle, et voici pourquoi : andis que l'objet des mathématiques, simple et uniforme, ne présente qu'une seule et même face à tous les observateurs, ce qui exclut toute divergence d'opinion celui des autres branches des connaissances huma nes, essentiellement complexe et polymorphe, en offre plusieurs ; et, attendu que chacun ne peut apercevoir, du point de vue particulier où il se place, que le côté qu'il considere, l'accord entre les observateurs devient par le fait impossible.

Il serait sage, en pareil cas, de borner son appréciation à ce que l'on voit, et de réserver son jugement sur ce que l'on ne voit point ; mais ainsi ne l'entend pas l'orgueil humain. qui se flatte d'embrasser la vérité tout entiere , lorsqu'il n'en tient et ne peut en tenir qu'une infiniment petite partie. De là tant de faux jugements, de là cette success.on non interrompue de systèmes contradictoires et éphémères, nés la veille et enterrés le lendemain, qui constituent dans leur ensemble la triste histoire des aberrations de notre pauvre espèce : véritable tour de Babel, dont chaque assise s'écroule à mesure qu'elle est posée ; ce qui a fait dire avec raison qu'il n'y a pas d'absurdité qui n'ait été soutenue avec plus ou moins de talent et de conviction par quelque philosophe. — Inutile de faire observer que le dernier venu se croit en droit d'envoyer à Charenton ceux qui l'ont précédé. En somme, l'accusation de folie s'est tellement atténuée, à force de se généraliser, qu'il y aurait vraiment excès de susceptibilité à la prendre pour une injure ; n'en parlons plus.

Ce sont pourtant deux ou trois prestidigitateurs américains, deux ou trois drôles, se disant spirites et *médiums*, qui sont venus provoquer, dans le camp du matérialisme, cette violente explosion de colères, et déchaîner la meute braillarde des clowns et pasquins de la secte.

Voyons, prétentieux aristarques, de Saverne et autres lieux, beaux diseurs de riens, quand vous ne dites pas des injures ou des mensonges, frappez fort, puisque votre tempérament l'exige, mais du moins tachez de frapper juste, et n'insultez pas les gens qui voient certaines choses d'un autre œil que vous.

Que diable ! on est *libre penseur* ou on ne l'est pas ; vous déclamez chaque jour avec une fureur nouvelle contre l'*intolérance* en général et contre l'intolérance religieuse en particulier ; c'est fort bien, mais sous peine d'inconséquence, commencez par vous montrer vous-mêmes un peu plus tolérants envers ceux qui, pour un motif ou pour un autre, ne partagent point votre manière de voir. Eh quoi ! parce qu'il me plaît, en vertu de ma *liberté de penser*, qui en vaut bien une autre, j'imagine, de croire à la réalité des phénonomènes dits *spirites*, que j'ai vus, avec cinq ou six millions d'autres (c'est vous-mêmes qui établissez ces chiffres, qui ne sont pas exagérés), vous me traînez dans la boue, vous me faites le point de mire de vos plus sales injures, de vos plus plus amères railleries, de vos plus mordants sarcasmes ! vous me rejetez, comme un vil paria, avec plus de dégoût et d'indignation encore, s'il est possible, que l'Église ne rejette les libres penseurs !... Il est vrai que l'Église expédie sans miséricorde les mécréants en enfer, tandis que vous vous contentez de m'envoyer à Charenton, ce qui est un peu plus anodin. C'est égal, la pénitence ne laisse pas que d'être assez dure. Il n'y a qu'une petite difficulté à cela : Nous sommes 5 *ou 6 millions*, d'après votre propre estimation, que j'accepte : or, comme vous ne faites aucune espèce de distinction entre les adeptes, qui diffèrent pourtant beaucoup sur la manière d'interpréter la chose, ainsi que je le démontrerai bientôt, il est évident qu'il va falloir, pour loger tout ce pauvre monde à la même enseigne, donner au célèbre établissement des proportions gigantesques, celles d'une enceinte qui engloberait Paris, Londres et Pékin, je suppose. — Et c'est au moment où l'état, gêné dans ses affaires, se bat les flancs pour faire ici et là des économies de bouts de chandelles, en vue d'équilibrer son budget, que vous venez proposer une pareille mesure ! y songez-vous ! — Et notez que, même avec ce Charenton monstre, vous seriez fort loin encore d'atteindre votre but : car, s'il est vrai, comme l'a dit le sage de la Bible, et comme l'a traduit en action un autre sage bien connu, que le nombre de ceux qui n'ont pas la raison saine est incalculable *infinitus stultorum numerus*, où trouver assez de sages pour garder tant de fous !...

En présence de cette difficulté, qui n'est sans doute pas la seule, et puisque malheureusement chacun de nous a ses travers, sa marotte, je suis d'avis que nous ferions mieux de nous passer des infirmités qui tiennent à notre nature même, et de nous constituer en société générale de tolérance mutuelle. Nous ne brûlons plus, nous ne torturons plus les dissidents, il est vrai, mais n'est-ce donc rien que la flétrissure morale dont nous les rendons victimes !...

Évidemment, ceci ne regarde point les Davenport, coupables d'autre chose, on devrait bien se le rappeler, que du *délit d'opinion*. C'étaient des fourbes qui ont voulu mystifier le public et que le public a mystifiés : ils ont subi la peine du talion, qui ne pouvait être mieux appliquée. Mais qui avaient à faire, je le demande, le spiritisme et les spirites dans cette affaire, toute personnelle ?... La *confusion*, très-volontaire, que l'on a tenté de faire ici ne peut-elle pas être considérée à bon droit comme un véritable tour de passe-passe, exécuté avec la baguette des escamoteurs américains, au préjudice d'une grave question philosophique, perfidement défigurée par la critique nihiliste, et d'une foule d'honnêtes gens qui cherchent consciencieusement dans sa solution la clef du redoutable mystère de la mort ? — Il ne faut point se le dissimuler, en effet, c'est bien au nom du nihilisme que nos hardis frondeurs combattent le spiritisme. Reste à savoir s'il ne vaudrait pas mieux, au pis aller, croire au spiritisme que de ne croire à rien.

Il y a jongleurs et jongleurs, comme on voit ; mais de tous les jongleurs, les plus dangereux, incomparablement, sont les jongleurs littéraires, qui savent dissimuler, sous les artifices d'un argot à leur usage, le poison du scepticisme, du matérialisme et de l'athéisme, destructeur de tous les principes sur lesquels reposent exclusivement l'ordre social et la morale.

De quoi s'agit-il, au fond ? d'un ordre de faits, faussement appelés *surnaturels*, parce que la science actuelle, encore enveloppée dans les langes de l'enfance, n'a pu parvenir jusqu'ici à les rattacher aux lois naturelles connues. Essayons donc de démontrer brièvement : 1° *L'existence* de ces faits ; 2° Leur *mode de production* ; 3° Leur *but providentiel*.

I. Je ne connais que deux moyens d'arriver à la certitude des faits, l'un direct, le témoignage de ses propres sens, l'autre indirect, le témoignage d'autrui. Isolément, chacun de ces moyens, supposés revêtus des caractères d'authenticité et de véracité requis, a une valeur incontestable ; réunis et corroborés l'un par l'autre, ils sont au-dessus de toute contradiction comme de toute critique.

Vous avez vu et bien vu, je suppose, et vous m'assurez qu'une infinité d'autres ont également vu ; que pourrais-je opposer à cette affirmation, s'il me plaisait de la contester ! — Un démenti pur et simple ! Ce serait une insulte gratuite ; — une discussion plus ou moins savante ! Les faits, en tant que faits, ne se discutent pas, ils se *constatent.* — Alléguerais-je l'éternel *impossible,* ou, ce qui est plus probant encore, l'ABSURDE ! Mais, un savant de premier ordre, que je n'ai garde de contredire (Arago), me dit qu'en dehors des mathématiques pures, nul mortel n'a le droit de prononcer le mot *impossible,* et quant à l'*absurde,* on peut toujours le renvoyer à son auteur. — Qu'on le sache bien, en fait de phénomènes observables c'est-à-dire appréciables par les sens, seuls moyens de constatation dont l'homme dispose, l'affirmation d'un témoin *positif,* qui *a vu,* pèse plus dans la balance que la somme des négations de cent mille contradicteurs, quels qu'ils soient, qui *n'ont point vu.* Que sera-ce si, au lieu d'un seul témoin positif, il s'en présente des milliers, des millions, pris dans toutes les classes de la Société, assez éclairés pour éviter d'être dupes d'une mystification, assez consciencieux pour ne pas duper les autres !....

C'est faux ! s'écrie la science, en se voilant les yeux : — et la raison, s'il vous plait ! — D'abord, je ne l'ai pas vu ; — voulez-vous le voir ! — Non ! non ! — Pourquoi ! — parce que c'est absurde, et que l'absurde est impossible ; — Et si vous le voyiez, par hasard ! — Je n'y croirais pas davantage ; — Toujours, parce que, selon vous, la chose est absurde, et partant impossible ! — Evidemment : — Soit, mais alors daignez au moins me dire ce que vous entendez par le mot impossible. — L'impossible, rationnellement parlant, c'est tout ce que moi, science, je ne comprends pas, et même ce que je ne veux pas essayer de comprendre, comme étant en opposition directe avec les lois de la nature. — A merveille ! — il ne me reste plus qu'une petite observation à vous soumettre : voyons, vous science sceptique et railleuse, qui invoquez constamment les *lois de la nature*, connaissez-vous TOUTES ces lois ?... — Si vous dites oui, par cette affirmation même, vous barrez le chemin à tout progrès ultérieur, vous plantez au bout de votre petit champ une borne infranchissable à vos héritiers, vous dressez sur les confins de votre étroit horizon les colonnes d'Hercule scientifiques : « Tu n'iras pas plus loin, » dit l'Eternel aux flots de l'Océan ; « Raison humaine, tu t'arrêteras juste à la limite que je t'ai assignée, » dit la science ; on n'est pas plus modeste !...

Lorsque, il y a quelques années, le merveilleux phénomène des *tables tournantes* fut importé d'Amérique en Europe, les académiciens, les savants, les esprits forts commencèrent tout naturellement par le nier ; ce qui n'empêcha point les tables de tourner, au contraire ! *eppur si muove...* Alors, les interprètes officiels de la science, comprenant que persister quand même, en présence de faits innombrables, dans le parti pris de la négation pure et simple, c'était s'exposer à plus d'un désagrément, entreprirent d'expliquer la chose, qui d'une façon, qui d'une autre. Mais les *tables* n'avaient pas dit leur dernier mot ; en reponse à ces explications qui n'expliquaient rien, si ce n'est la fatuité scientifique, après avoir *tourné*, elle se mirent à marcher, à sauter, à danser, à s'élever en l'air et à s'y maintenir, *contre les lois de la pesanteur*, puis à faire acte d'intelligence, à compter, à parler, à écrire..., en un mot, après s'être élevées physiquement, les *tables* s'élevèrent moralement parfois à des hauteurs que ne fréquente guère le matérialisme.— Que restait-il, après cela, aux contradicteurs ! — La RAILLERIE..., et Dieu sait s'ils en usèrent, s'ils en usent encore ! — Le *bon mot* a remplacé le *muscle craqueur* et autres niaiseries scientifiques de ce genre.

Bien différente a été l'attitude du clergé ! — Le clergé, qui connaît son histoire, n'a garde de contester des faits dont fourmillent les annales de l'antiquité, sacrée et profane, et qui constituent l'un des plus solides appuis des religions. Mais, pour des motifs de discipline, ou, si l'on veut, de doctrine ecclésiastique que je n'ai point à examiner ici, au lieu d'attribuer ces phénomènes à l'influence normale de l'esprit humain dégagé de ses entraves corporelles, il les met exclusivement sur le compte du malin et se prive ainsi de la seule démonstration en faveur de la survivance de l'âme, capable de triompher des sophismes du positivisme moderne.

II. Essayons maintenant de réduire à sa juste valeur le fameux IMPOSSIBLE, en expliquant, *par les lois naturelles*, le mode de production des phénomènes psycho-fluidiques, qui relient le monde visible au monde invisible et établissent entre eux une étroite solidarité morale.

Pour comprendre le *mécanisme* (que l'on me passe le mot) de ces phénomènes, il est indispensable de se rappeler l'analyse que nous avons faite de la constitution complexe de l'homme, résultant, comme nous avons essayé de le démontrer, d'une combinaison spéciale des trois éléments formateurs des êtres. — De ces trois éléments constitutifs, le plus intéressant à étudier est sans contredit l'élément *fluidique*, d'abord, parce qu'il est le moins connu, ensuite parce que son rôle ici parait assez compliqué, en raison de ses applications, aussi diverses que nombreuses. Indépendamment du principe vital organique, spécialement affecté à la vie végétative, dont il a été question ailleurs, il y a le principe *périsprital*, qui a des rapports plus directs avec l'âme, à laquelle il forme un organisme fluidique immédiat, désigné sous les divers noms de *corps spirituel* (saint Paul), de *char de l'âme* (Leibnitz), d'*âme animale*, etc., et que les spirites (qui ne l'ont pas *inventé*, comme on voit) appellent PÉRISPRIT, par comparaison avec le *Périsperme* qui recouvre immédiatement la graine végétale. Cette enveloppe éthérée, dont nous ne pouvons nous représenter la forme, parce qu'elle est sans analogue dans la nature observable, mais que la raison nous force d'admettre, sous peine de ne rien entendre en psychologie, est et doit être *permanente*, ne meurt pas et ne doit pas mourir, comme l'organisme matériel, accompagne et doit accompagner l'âme partout et toujours, parce que partout et toujours l'âme a besoin d'un instrument de manifestation approprié à son état. Pendant la vie, elle tend naturellement, en vertu de sa force d'expansion intrinsèque, à se dégager des liens qui l'unissent temporairement à l'organisme physique, autour duquel elle rayonne plus ou moins activement, suivant une foule de circonstances, qu'il est difficile de déterminer. Le *somnambulisme magnétique*, dont on peut bien critiquer les applications, trop souvent abusives, mais qu'il est impossible de nier comme *fait*, va nous montrer jusqu'à quel degré d'intensité peut atteindre, chez l'homme vivant, ce rayonnement fluidique.

L'état somnambulisque est, comme chacun sait, une sorte de sommeil artificiellement provoqué chez un individu par un autre individu, qui tient en sa puissance sa vie de relation ; ce qui suppose, de la part de l'expérimentateur, une volonté assez forte pour dominer celle de son sujet, et chez celui-ci, une organisation apte à subir l'influence de cette volonté. — Moyennant ces conditions, le phénomène se produira toutes les fois qu'on le voudra. Seulement, la volonté, pur attribut de l'esprit, étant incapable d'exercer seule et par elle-même son activité, a besoin, pour se produire, se *réaliser*, et d'un *medium dynamique*, ou force fluidique, et d'un véhicule matériel, ou support de cette force, destinés l'un et l'autre à lui servir de moyens d'action. Ceci posé, voyons comment les choses se passent.

Je veux plonger dans le sommeil magnétique une personne

dont je connais la prédisposition organique à ce genre de sommeil, et que je suis sûr de pouvoir maitriser ; aussitôt, et par le seul fait de ma volonté bien déterminée, mon fluide, accumulé à la surface de certains de mes organes (yeux, mains) s'en échappe par rayonnement et va soutirer le fluide analogue du sujet : puis, il le neutralise en se combinant avec lui. Dès cet instant, le somnambule ne vit plus que de sa vie végétative, sa vie de relation : sa vie intellectuelle l'a à peu près abandonné pour passer sous ma domination absolue ; il ne s'appartient plus, il m'appartient. Chez lui, les fonctions sensoriales ne s'exécutent plus par les sens physiques, mais directement par les sens internes de l'organisme fluidique devenu libre. — Voilà pourquoi l'homme en état de somnambulisme voit, les yeux fermés, à travers les corps opaques, peut instantanément se transporter à de grandes distances et rendre un compte exact de ce qui s'y passe ; on a donné à ce phénomène le nom de *seconde vue*. Evidemment, si le somnambule voit ce qui se passe à cent lieues de distance, c'est qu'*il y est en réalité ;* et pourtant son corps est là qui n'a pas bougé de place...

Hé bien ! qu'y a-t-il dans ce fait, dont personne ne doute aujourd'hui (excepté l'Académie et la secte intéressée des matérialistes), de moins extraordinaire, de moins *merveilleux* que dans celui des communications d'outre-tombe ! — Tranchez le *fil* par lequel l'organisme fluidique du somnambule tient encore à son organisme matériel (ce qui est moins difficile qu'on ne pense...), et vous aurez un *esprit désincarné,* doué sans doute, après cette séparation complète, d'une vue bien autrement puissante et clairvoyante ; puis demandez-vous s'il est plus difficile à cet esprit de mettre son fluide organique en rapport avec le vôtre, *après qu'avant* sa désincarnation.

Dans le sommeil naturel, tandis que le corps se repose

pour réparer ses forces, le fluide organisé qui préside à la vie de relation s'échappe aussi incomplétement de sa prison, toujours en compagnie de l'âme, dont il est *inséparable ;* mais, n'étant plus dirigé par une volonté libre, il ne peut que se livrer à des excursions vagabondes, sans ordre et sans but ; de là ces *rêves* fantastiques, qui accompagnent et souvent troublent le sommeil. — Pourquoi ces *rêves !* — Pourquoi l'âme ne se repose-t-elle pas périodiquement, comme le corps ? — Parce qu'elle *ne peut pas* se reposer ; essentiellement *active*, l'âme doit toujours agir, avec ou sans direction déterminée, suivant l'état où se trouve l'organisme physique dont il dépend pendant la vie.

Tout ceci se réduit, en définitive, à un *rayonnement fluidique* à travers la matière, organisée ou non organisée, selon que le fluide rayonnant s'applique à la nature vivante ou à la nature brute. Dans les communications d'outre-tombe, les rapports s'établissent, soit directement par le cerveau et les organes des sens, soit indirectement par l'intermédiaire de certaines organisations plus spécialement propres à faciliter la combinaison des fluides, et appelées *mediums.* — Entre l'homme incarné et l'homme désincarné, il n'y a donc vraiment que l'épaisseur de la chair, un atome de matière ! — Serait-ce là une barrière infranchissable ? — Les phénomènes magnétiques et somnambuliques admis, est-il plus difficile de concevoir le rayonnement fluidique à travers *deux obstacles* physiques, c'est-à-dire deux corps, ainsi que cela a lieu dans la production de ces phénomènes, qu'à travers *un seul,* comme dans les communications et manifestations extra-mondaines ?

Il me semble que ces considérations, que je livre avec confiance à l'appréciation impartiale des esprits sérieux, sont de nature à réduire à de bien minimes proportions le prétendu SURNATUREL, ce grand cheval de bataille du scepticisme. — *Il n'y rien de surnaturel dans la nature...* — Si, trop souvent, nous ne pouvons saisir les liens qui rattachent certains effets à leurs causes, cela ne tient point, comme nous avons la simplicité de le croire, à une déviation des lois de la nature, mais à notre ignorance de ces lois, qui sont, sinon absolument, du moins relativement immuables. Le champ du *surnaturel* et du *merveilleux* ira se rétrécissant de plus en plus, à mesure que celui des connaissances humaines s'agrandira. Que de phénomènes, classés autrefois parmi les *miracles*, s'expliquent tout naturellement aujourd'hui par les sciences physico-chimiques! — Le psycho-fluidisme fera disparaître jusqu'aux derniers vestiges des vieilles erreurs à cet égard.

La clé de tous les faits dits *surnaturels* ou *merveilleux*, et compris sous les dénominations générales de *thaumaturgie*, de *magie*, de *sorcellerie*, de *démonologie*, d'*esprits* frappeurs, etc., etc., est, je le répète, dans la constitution même de l'homme, si mal étudiée jusqu'ici, surtout en ce qui concerne son *organisme fluidique*. Lorsque l'homme se connaîtra mieux, saura ce qu'il est réellement, il ne s'étonnera plus des effets, plus ou moins étranges, qui peuvent résulter de l'influence réciproque des fluides humains, et l'action incessante des morts sur les vivants, ainsi que celle qu'ils exercent sur les corps physiques, cessera d'être pour lui un mystère.

Quoi de plus simple, par exemple, que le phenomènes des *tables*, exécutant spontanément toutes sortes d'évolutions, plus ou moins intelligentes ! Lorsque ma main soulève une table ou tout autre corps pesant, la force, dirigée par ma volonté, qui est dans cet organe, neutralise une autre force tendant à ramener le corps à la surface du sol, l'ATTRACTION. Il y a là évidemment une violation de la plus générale, de la plus absolue des lois qui régissent la nature physique ; cependant, il ne viendra à personne l'idée de voir dans ce petit fait, qui se répète à chaque instant, un phénomène *surnaturel*. Mais, que l'instrument de la force qui agit sur la table, au lieu d'être une main en chair et en os, soit une main fluidique, invisible, impalpable, impondérable, aussitôt on criera au *merveilleux* ou à l'*impossible*, ou à la *jonglerie*, selon le point de vue où il plaira aux contradicteurs de se placer. Comme si la plupart des phénomènes de la nature, et des plus ordinaires, n'étaient pas le résultat d'influences dynamiques, inappréciables à nos sens ? — Comme si l'*électricité*, qui est peut-être la force-mère d'où procèdent toutes les autres, et dont nous ne connaissons encore qu'un petit nombre d'effets, n'enfantait pas tous les jours de nouvelles merveilles ? On oublie trop que la matière, essentiellement inerte et passive, reçoit le mouvement et ne se le donne pas ; c'est pourquoi la science, qui croit encore à l'activité de la matière, a inventé tant d'explications matérielles pour rendre compte du mouvement des *tables*, le *muscle craqueur*, par exemple, qui est bien certainement la plus énorme des bêtises que l'on ait débitées sur ce sujet inconnu. Il est vrai qu'elle provient de la plus sotte espèce du genre savant, la *médecine*... — Tout cela ne mérite pas plus d'attention que les plates bouffonneries de certains *critiques*, qui ont adopté pour système de tout faire passer sous le niveau du ridicule.

Qu'elles se meuvent automatiquement ou intellectuellement, les *tables* ne sont et ne peuvent être que les instruments passifs d'une force étrangère, dont il n'est pas sans intérêt, quoi qu'en dise la critique burlesque, de rechercher l'origine.

On a dit, et c'est là l'objection la plus sérieuse, en apparence du moins, que les reponses obtenues par l'intermédiaire d'une table, d'un crayon, etc., n'étaient qu'une sorte de *réflexion* de la pensée de l'interrogateur, qui se répondrait ainsi à lui-même. Ce genre de monologue, cette conversation avec soi-même, à l'aide d'un corps physique, serait déjà, il faut en convenir, quelque chose d'assez *peu naturel* pour mériter une certaine attention...; mais, il y a bien d'autres difficultés, dont la plus grave est que l'interprète inanimé, loin de reproduire toujours la pensée du questionneur, est fort souvent d'un avis diamétralement opposé. — En attendant donc que la science veuille bien nous donner des explications un peu plus satisfaisantes, nous allons essayer de compléter les nôtres.

Nous avons vu que l'âme humaine est pourvue d'un double organisme, l'un matériel et périssable, l'autre fluidique et permanent, destiné à lui servir d'instrument de manifestation, pendant ses phases extra-mondaines. Devenue libre de tous liens physiques, après la mort, cette enveloppe gazéiforme, en raison de sa nature éminemment expansive, peut, à la volonté de l'esprit qu'elle sert, se dilater, se condenser, prendre une infinité de formes. Ceci admis, qu'y aurait-il de si étrange à supposer que ce corps fluidique, ramené à un certain degré de concentration, fût capable d'agir sur la matière à peu près comme nos gaz agissent sur les machines auxquelles ils s'appliquent, et même se montrer à nous sous une forme sensible (*visions, apparitions*) ! — Seulement, dans ce dernier cas, il y a *erreur des sens*, c'est-à-dire que les objets perçus comme des réalités ne sont que des *apparences*...—Comment redresser ces erreurs ! Par la RAISON, ce juge souverain au tribunal duquel tout doit être soumis en dernier ressort. Si l'homme n'avait d'autre guide que ses sens, en quoi différerait-il de la brute ! — Il y a pourtant de soi-disant philosophes qui prétendent tirer de cette source bourbeuse toutes les connaissances humaines !... — Seul et sans le contrôle incessant de la raison, d'où il tire toute sa valeur, le témoignage des sens est radicalement incapable de conduire à la certitude.

Il ne suffit donc point de voir, d'entendre, de toucher, etc., pour avoir le droit d'affirmer l'existence ou le mode d'existence des objets auxquels se rapportent ces diverses perceptions ; l'être intelligent, sous peine de vivre d'illusions et d'erreurs dans un monde fantasmagorique, doit JUGER sa vision, son audition, son tact, etc.

Une tour disparaît tout à coup de devant mes yeux ; j'ai beau regarder, chercher, je ne vois, je ne trouve plus qu'une place vide... Si je ne m'en rapportais qu'à mes sens, je serais tenté de croire que la tour s'est réellement évanouie comme une ombre ; mais j'en appelle à ma raison, qui me démontre, de la manière la plus positive, l'impossibilité de cette subite disparition.

Un ami que je pleure, depuis dix ans, se présente inopiment devant moi ; c'est bien lui, tel que je l'ai connu autrefois : même taille, même attitude, même traits, etc., mes sens me l'attestent du moins. Mais ma raison récuse ce témoignage, car elle ne saurait admettre que les morts puissent se montrer à nous revêtus de l'enveloppe charnelle qu'ils avaient de leur vivant. Ce n'est donc là que l'*apparence*, le FANTÔME du corps, et non le corps lui-même de mon ami, qui ne pouvait s'y prendre autrement pour me donner la preuve physique de sa présence, *d'ailleurs très-réelle.*

Une main invisible, insaisissable, vient presser la mienne ; je ne puis me défendre tout d'abord de croire à l'existence de cet organe, tant l'apparence ressemble à la réalité ; mais la réflexion m'avertit bientôt qu'une main *charnelle* ne saurait appartenir à l'organisme fluidique d'outre-tombe.

Ces sortes d'*illusions*, qui sont loin d'être rares, résultent de combinaisons fluidiques particulières, opérées dans le cerveau, point de départ des fils conducteurs qui vont porter à chaque organe sensitif son fluide spécial modifié. Organe central de la circulation nerveuse, le cerveau remplit, par rapport au fluide animalisé. un rôle analogue à celui du cœur. par rapport au liquide vital. le sang.

On comprend. du reste. que le mode d'action de l'esprit désincarné varie suivant la nature de l'objet auquel celui-ci s'applique. Mais quel que soit cet objet. les effets de l'influence qu'il subit se produisent toujours. je ne saurais trop le répéter. *conformément aux lois naturelles.* Si les morts. par exemple. agissent sur les vivants. ce qui est incontestable, quoique fort contesté. ce ne peut être qu'à la condition absolue de se servir. à titre d'agent auxiliaire. du fluide nerveux de ces derniers. dont le genre et le degré de *réceptivité* détermineront le mode et l'intensité d'action des premiers. Le résultat de cette action peut varier à l'infini. depuis la simple *inspiration* ou *intuition.* jusqu'à la véritable *possession.* jusqu'à l'*obsession* complète. espèce d'aliénation mentale beaucoup plus commune qu'on ne pense. et qu'il serait fort intéressant d'étudier comparativement avec la folie pathologique.

III. « Mais. en fin de compte. disent les railleurs. que signifietout ce sabbat: Ces tables qui tournent. qui sautent. qui dansent. qui frappent du pied. ces crayons qui écrivent tout seuls sous la main passive et tremblante d'un *médium*. ces banalités sur la morale vulgaire. écrites en *style de portier* et signées des noms les plus illustres! où est le but de cette comédie ridicule. dont le résultat le plus saillant a été jusqu'ici d'augmenter la population des maisons de fous. et qui finirait. si elle devait durer. par abêtir l'espèce humaine! »

Le spiritisme. il faut bien en convenir. a son côté ridicule : mais il partage cet inconvénient avec toutes les choses humaines. ou *humanisées.* Nous sommes d'ailleurs d'un pays où l'on *rit* beaucoup. de tout et à propos de tout. et je n'ai pas la prétention de réformer cet heureux tempérament. Mais. qu'il me soit du moins loisible, à moi qui quoique franc gaulois, ne ris qu'à certaines heures, d'envisager la question par son côté sérieux.

Tout ce qui est a sa raison d'être, son but et sa fin, malgré l'avis contraire de certains esprits biscornus. Or, je crois avoir, non-seulement démontré l'*existence* des phéno- mènes spirites, mais encore expliqué, jusqu'à un certain point, leur *mode de production;* il ne me reste donc plus qu'à indiquer leur but essentiel, qui est, hâtons-nous de le déclarer, de combattre et, si faire se peut, de détruire le *ma- térialisme*, d'extirper, jusque dans ses racines les plus pro- fondes, ce chancre vorace, qui ne respecte rien et tend fata- lement à la dissolution de la société, par l'abrutissement de l'individu.

Ne nous abusons point, ce brillant vernis de civilisation qui nous éblouit, et dont nous sommes si fiers, n'est qu'un mirage trompeur et perfide, derrière lequel s'ouvre l'abîme....

« Le monde marche, marche pourtant, » s'écrient avec emphase les *éclaireurs du progrès!* — Eh! parbleu! je le vois bien qu'il marche, puisqu'il s'agite si fort, mais. où va-t-il ?... Voilà ce qu'il nous importe surtout de savoir. — Je constate avec vous les merveilles toujours croissantes de l'industrie, du commerce, de l'agriculture, de la locomotion , de la télégraphie; j'admire comme vous ces villes transfor- mées, ces campagnes sillonnées de routes et de canaux, ces mers et ces fleuves domptés, ces isthmes et ces montagnes percés, etc., etc. — Mais à côté de ces magnifiques résultats, fruit précieux des investigations de la science, on ne peut s'empêcher d'apercevoir certaines choses qui sont loin de faire autant d'honneur à l'illustre siècle : cette soif insatiable de l'or, cette fureur toujours plus ardente d'enrichissement rapide et à tout prix, qui engendre l'*égoïsme* et les vices sans nombre dont il est la source; — ces spéculations honteuses, cet agiotage scandaleux, ces jeux effrenés de bourse, qui se traduisent en escroqueries, d'une part, en désastres et en désespoirs, de l'autre ; ce luxe inouï, devenu général, d'où naissent tant de puériles rivalités, qui forcent à vivre seul ou à se ruiner, et introduisent trop souvent, hélas! dans les familles le désordre et le déshonneur ; — cette ridicule passion du sport, des courses et autres nobles passe-temps, qui élèvent le chien et le cheval presque au-dessus de l'homme et tiennent une si large place dans la vie oisive et inutile des fils de parvenus.

Et cette littérature excentrique, boursoufflée et malsaine, qui corrompt à la fois le langage et les mœurs ! — Et ce théâtre dégradé, dégénéré, devenu pour le public une école d'immoralité cynique et grossière, où l'on applaudit : *Psit! Psit! complet, vlan! ça y est ! Rocambole! Barbe-Bleue*, la *Lanterne magique, la Belle Hélène. la Biche au bois*, et cent autres stupidités ou obscénités de ce genre. — Et ces arts matérialisés, où le froid réalisme a remplacé partout le beau idéal ! — Et cette science prétentieuse qui se noie misérablement dans le détail des faits, faute de savoir ou de pouvoir les rattacher à un principe supérieur ! — Et cette philosophie ténébreuse et fangeuse, qui porte dans ses flancs impurs le scepticisme, le matérialisme, le panthéisme, le nihilisme, destructeurs de la morale et de l'ordre social! — Et ces pompes mondaines appliquées à la religion du Christ, qui attirent plus de curieux que de fidèles. et font plus d'hypocrites que de vrais croyants !... Terminons là cette énumération, déjà trop longue...

En somme, s'il y a des symptômes réels de progrès, il y a aussi, en compensation, des signes non moins positifs de décadence, de sorte que, si nous avançons d'un côté, nous reculons de l'autre, sans nous rapprocher sensiblement du but, auquel personne ne vise, du reste. — Essayons de donner la raison de ce fâcheux antagonisme.

Il y a dans l'homme deux éléments actifs bien distincts, et qui, bien que émanant de la même source, n'ont pas toujours la même direction : l'*esprit* et le *cœur*, l'un spéculatif, l'autre affectif. — Au premier appartient surtout le progrès matériel, au second reviennent à peu près tout le bien et tout le mal dont la somme compensée marque les étapes du progrès moral. L'accord parfait et dirigé vers le plus grand bien, le bien général, entre ces deux éléments d'un même principe, représente l'idéal vers lequel l'homme doit incessamment tendre, sous peine de déchéance.— Malheureusement l'averson que manifestent la science et la philosophie modernes pour ce qu'elles appellent dédaigneusement le *sentimentalisme* n'est pas de nature à favoriser cette harmonie si désirable ; elles sont trop *positives* pour accorder, dans leurs profondes spéculations, une petite place au sentiment moral qu'elles abandonnent aux dévôts et aux imbéciles...— Cependant il ne serait pas sans intérêt de savoir si la VERTU, que l'on n'ose encore positivement nier, bien que cela ressorte implicitement des doctrines en faveur (rappelons-nous l'*homme-machine* dépourvu de libre-arbitre..) procède plutôt de l'élément spéculatif de l'âme que de son élément affectif, de l'esprit que du cœur; si saint Vincent de Paul, par exemple, eût été plus grand avec la science de Newton, de Leibnitz et de Descartes, renforcée de toute celle de l'Institut, qu'avec son immense amour de l'humanité.. ; ou si un saint Vincent de Paul pourrait jamais sortir des entrailles gangrénées du matérialisme...

On fait, en ce moment, une rude guerre à l'*ignorance*, que l'on rend responsable de tous les vices qui souillent la société; de sorte que si, d'après les *éclaireurs de la civilisation*, cette *plaie honteuse* venait à être complètement cicatrisée, si tout

le monde savait lire et écrire, l'âge d'or renaîtrait sur la terre.
C'est, selon moi, un peu exagérer les choses : si tout le monde
savait lire, tout le monde lirait, très-probablement, n'est-ce
pas ? Or, qu'auriez-vous à lui donner, pour satisfaire ce nouveau besoin, ardents apôtres de l'instruction universelle ?..
Les productions immorales ou puériles de vos littérateurs, de
vos romanciers, de vos journalistes, de vos feuilletonistes,
vos vaudevillistes, etc., *illustrees*, bien entendu, afin de
mieux faire pénétrer le poison dans l'âme par les yeux ?...
Les doctrines abrutissantes de vos philosophes, athées et
matérialistes, de vos faux savants, de vos *fins critiques?* Ah !
mieux vaudrait cent fois l'ignorance que toutes ces turpitudes,
qui nous poussent fatalement à la barbarie par le mensonge
et la corruption ?

Sans nier la part, très-réelle et très-importante, de l'instruction littéraire et scientifique dans l'amélioration générale de
l'espèce humaine, je crois qu'il ne faut point oublier celle
qui revient à l'instruction morale et religieuse, en dehors de
laquelle on pourra faire beaucoup de savants et de littérateurs distingués, mais bien peu d'honnêtes gens (1). Je n'admets qu'avec réserve les *statistiques criminelles* exclusivement basées sur le défaut d'instruction: la bonne ou la mauvaise *éducation morale* fourniraient à cet égard des éléments
d'appréciation beaucoup plus concluants. Il n'est pas encore
bien démontré, d'ailleurs, qu'il y a plus d'immoralité *réelle*
dans les basses que dans les hautes régions de la société,
que le vice monte plutôt qu'il ne descend... — Est-ce que les
Praslin, les Bocarmé, les La Pommeraie, et tant d'autres

_____

(1) Il serait curieux de savoir jusqu'où pourrait s'élever une littérature purement matérialiste, d'où seroient absolument exclus tous les
mots exprimant, d'une manière directe ou indirecte, les idées
spiritualistes : Dieu, âme immortelle, providence, etc...!

illustres scélérats étaient dépourvus d'instruction ! — Est-ce
que Lacenaire ne savait pas lire! — Est-ce que les fripons
dorés et décorés qui exploitent la Bourse ne connaissent
pas leurs quatre règles? — Est-ce que les industriels qui
émettent des actions sur des valeurs fictives, les fabricants
qui frelatent leurs produits, les gros marchands qui volent les
petits et les petits qui volent leurs pratiques ne savent pas
compter? — Est-ce que les fils de famille qui filent la carte
dans les tripots et se font un point d'honneur de renier leurs
dettes n'ont pas été à l'école? — Est-ce que les libertins de
bon ton, les débauchés de profession, qui apportent le
déshonneur et la honte dans les familles, séduisent et plon-
gent dans le vice les pauvres filles du peuple, sont des ignorants? — Est-ce que les écrivains mercenaires qui vendent
leur prose au plus offrant et combattent, aujourd'hui, dans un
journal blanc ou bleu, la thèse qu'ils soutenaient, hier, dans
un journal rouge, n'ont pas fait leur rhétorique!... Ah ! si la
loi pouvait saisir tous les vrais coupables!... — Mais non, il
y a une immense catégorie de criminels qui, non-seulement
lui échappent, mais savent faire tourner leurs crimes au profit
de leur fortune et de leur considération.

Sur une fausse nouvelle, adroitement répandue, un fin
boursier vole un million dans une heure : quel beau coup de
Bourse! quel habile homme! s'écrie la foule en admiration,
et tout est dit..., la justice n'a rien à y voir. — Un malheureux
pressé par la faim, dérobe un pain dans la boutique d'un
boulanger : pris en flagrant délit, il est traîné en prison, jugé
et condamné comme voleur... — Ainsi le veulent nos mœurs
de *civilisation avancée!* Le vice d'en bas conduit presque
toujours à l'infamie; le vice d'en haut mène le plus souvent
aux honneurs et à l'opulence.

Je sais bien ce que l'on va m'objecter : On me dira que le
clergé, qui vise au monopole de l'instruction morale et reli-

g.euse, n'en fournit pas moins son contingent à la justice criminelle. — Je commence par déclarer que je ne prétends, pas plus ici qu'ailleurs, me poser en champion du clergé. La manière dont j'ai apprécié ses tendances devrait, ce me semble, ne laisser aucun doute, à cet égard, dans l'esprit de mes lecteurs. Quoique spiritualiste et même sincèrement religieux, on peut être *libre penseur*, et avoir assez d'indépendance dans l'âme pour se défendre de pactiser avec ce que l'on croit être l'erreur, quelle qu'en soit la source. — Cette réserve faite, je réponds : Oui, malheureusement, ceux qui prêchent par état la morale religieuse ne conforment pas toujours leur conduite à leurs principes, et trop souvent le scandale des méfaits de quelques-uns d'entre eux vient retentir devant les tribunaux. — Qu'est-ce que cela prouve! — Deux choses : d'abord, que l'homme, quelqu'il soit, prêtre, moine ou laïque, est sujet à faillir, précisément parce qu'il est homme *omnis homo mendax..., errare humanum est* ; il s'est bien rencontré un infâme traître que la critique moderne a réhabilité et placé en tête des saints de son calendrier ...) parmi les treize disciples de Jésus, pourquoi ne s'en trouverait-il pas parmi les millions d'individus des deux sexes, qui appartiennent au clergé, à un titre quelconque! — Ensuite, que la morale religieuse d'aujourd'hui n'est plus celle d'hier...: qu'elle s'est tellement altérée tellement éloignée de sa source divine et de la raison, qu'elle inspire des doutes même à ceux qui l'enseignent. — On dit que l'Église ne progresse pas! qu'elle reste immobile devant le siècle qui marche! Ceci mérite une distinction : dogmatiquement, non, l'Eglise ne progresse pas, elle s'en tient, quoiqu'il advienne, à son *non possumus*; matériellement, bien des gens qui s'inquiètent de son avenir sont d'avis, au contraire, qu'elle pourrait aller un peu moins vite... et ne pas tant se mêler aux adorateurs du *veau d'or*, qui semblent lui dire en ricanant : Allons, pauvre vieille, ôte ton masque, et allons nous prosterner ensemble devant le *Dieu-matière;* tu le sers en secret, nous l'encensons au grand jour, c'est là, formalisme dogmatique à part, la seule différence qui nous sépare.

En résumé, voici l'état de notre situation actuelle :

1° Décadence morale réelle, malgré certaines apparences contraires qui ne peuvent séduire que les esprits superficiels;

2° Impuissance moralisatrice des religions officielles, pour les causes sus-énoncées;

3° Envahissement progressif des idées matérialistes (1), qui sont la négation de toute morale.

Appelées à subir tôt ou tard des réformes profondes, les religions ne périront pas, parce qu'elles portent dans leur sein un principe de vie que rien ne saurait détruire; elles représentent les liens naturels qui relient la créature au créatur et les créatures entre elles. — Quant au matérialisme fondé sur le néant, il finira par s'y dissoudre, par s'abîmer sous ses propres ruines; le progrès de la raison humaine

(1) La fureur anti-spiritualiste et anti-religieuse ne connaît plus de bornes, en Allemagne, naguère encore plongée dans les rêveries du mysticisme le plus abstrait... Le *Dieu-Humanité* de Feuerbach n'y est même plus de mise : « C'est là une dernière superstition dont il faut se débarrasser », s'écrie Max Stirner ; « chacun est à soi-même son Dieu, *quisque sibi Deus*, et chacun a droit à tout, *cuique omnia.* » — Est-ce là tout! — Non! « L'athéisme est encore un sentiment religieux », dit Arnold Ruge (*Annales de Halle*); « l'athée n'est pas plus libre qu'un juif qui mange du jambon. — Il ne faut pas lutter contre la religion, il faut l'OUBLIER. » La dernière limite est atteinte, comme on voit..., *donc* la réaction est proche... — Voy. *Le matérialisme contemporain* par M. Paul Janet, membre de l'Institut. — Paris, 1864, chez Germer Baillière.

nous garantit ce double résultat. — Mais, en attendant, nous descendons rapidement l'échelle, et j'ai beau regarder autour de moi, je ne vois, dans ce moment critique, aucune force capable de nous retenir sur la pente fatale où nous glissons, à notre insu. — D'une part, la foi aveugle a perdu tout son prestige, et partant toute sa puissance; de l'autre, la raison, égarée par de fausses spéculations philosophiques, a complètement abdiqué en faveur de la matière et ne veut plus admettre comme vrai que ce qui peut se constater matériellement. — Qui est-ce qui a vu, entendu, *palpé* l'âme? — Personne. *Donc* l'âme n'a pas une existence propre et indépendante, n'est qu'une simple *propriété de la matière...* — « Ma raison se refuse à prendre au sérieux le spiritisme, le somnambulisme et autres jongleries de cette espèce, disait l'autre jour le spirituel *causeur* de Saverne, parce que tout cela est fondé sur la même absurdité, *l'existence de l'âme hors du corps.* » D'où il résulte clairement qu'à la mort, l'âme cesse d'exister...

On le voit, la difficulté est grave : Comment convaincre par des arguments, je ne dirai pas métaphysiques, Dieu m'en garde, mais purement rationnels, des gens qui traitent de rêveries tout ce qui n'est point appréciable par les sens!... Indépendamment de cet *honnête Judas,* il y eut dans le petit groupe de héros qui devaient répandre dans le monde, avec les idées chrétiennes, le germe de tous les progrès accomplis depuis dix-huit siècles, un sceptique de première force, à qui il n'eût certes pas été facile de faire prendre des *vessies pour des lanternes* : Thomas, malgré le témoignage de ses frères, ne voulait absolument croire à la résurrection de son maître, qui dut, pour vaincre son obstination, lui faire *voir,* lui faire *toucher* son corps et ses plaies. — Eh bien, Thomas, c'est à peu près tout le monde, aujourd'hui, et il ne reste, non plus, d'autre moyen de triompher de son scepticisme que de lui faire voir et toucher l'âme des morts. — Or, tel est indubitablement le BUT PROVIDENTIEL des manifestations d'outre-tombe, de ces phénomènes dits *spirites*, devenus si fréquents de nos jours. Le résultat acquis jusqu'ici a été d'arracher au matérialisme quelques millions de victimes, en leur donnant la preuve physique de la survivance de l'âme, qui suppose, comme conséquence directe, l'existence de Dieu. Si c'est là un bien réel, il est grandement à désirer, dans l'intérêt moral de l'humanité, que le spiritisme ne borne pas là ses conquêtes.

Un mot encore, avant de terminer cette longue note.

J'ai étudié le spiritisme en philosophe, en homme qui, préoccupé de son avenir, cherche avidement, partout où il espère la rencontrer, la solution du grand problème des destinées humaines; bien déterminé, dans tous les cas, à n'accepter comme vrai que ce qui lui sera rigoureusement démontré tel. Si c'est là de la faiblesse d'esprit, de la FOLIE, j'en accepte volontiers le reproche.

J'ai vu bien des choses dans le spiritisme, et des choses bien étranges, à divers titres, que je n'ai nulle envie de livrer en pâture à la curiosité du scepticisme railleur, bien qu'il me fût facile d'en donner la raison scientifique : car, s'il est vrai que les intelligences incorporelles qui se manifestent à l'homme d'une manière sensible ne sont autres que les âmes des morts, le monde extra-terrestre doit être la *doublure* à peu près exacte du monde terrestre, la mort n'ayant d'autre effet sur l'être humain que de transformer son organisation physique, sans modifier notablement son état moral Or, la faculté de se mettre en rapport avec l'homme vivant étant commune à tous les esprits désincarnés, indistinctement, il est facile de comprendre qu'il doit y avoir là, pour les gens simples, une source intarissable de mystifications; et l'on ne

s'étonnera plus que des *platitudes*, pour ne rien dire de plus...,
signées St. Augustin, St. Louis cu Fénélon, soient acceptées
comme authentiques par une foule de personnes qui n'ont
pas assez de discernement pour distinguer le bon grain de
l'ivraie.

Mais, que l'on ne s'y trompe point! ceci ne saurait infirmer
en rien l'immense portée du fait des communications extra-
mondaines, auquel je crois qu'il serait sage de s'en tenir
provisoirement. Pour moi, je le déclare bien haut, je ne veux
pas aller au-delà du FAIT, dans la crainte de me fourvoyer au
milieu des interprétations contradictoires auxquelles il peut
donner lieu.

Du seul point d'appui de la survivance de l'âme, rigoureusement démontrée, non plus par de pures théories, mais
par des faits positifs, sensibles, visibles, tangibles, multipliés
à l'infini, la raison peut hardiment s'élancer au-delà des hori-
zons terrestres et voir se dérouler devant elle l'immense tableau des destinées futures de l'homme et de l'humanité.

Là aussi, la *vertu* trouvera sa base naturelle, qu'on chercherait vainement ailleurs, *aujourd'hui* ; les nombreux ouvriers
Lyonnais et autres, qui ont remplacé les orgies du cabaret
par les pratiques du spiritisme, le savent bien. On s'est em-
pressé de signaler au public les ravages (énormément exagérés) qu'ont pu exercer ces pratiques sur quelques cerveaux
faibles, mais on s'est bien gardé de mentionner leur salutaire
influence sur les mœurs... — Les mœurs ! Est-ce que les professeurs de matérialisme ont à s'occuper de pareille baga-
telle ? ..

O impitoyables démolisseurs! *ó affreux petits rhéteurs ;
ó détestables sophistes* ! Ce n'était point assez d'avoir jeté
le trouble dans le cœur de ces malheureux déshérités de la
fortune, par des doctrines infâmes ; vous voudriez leur ravir

jusqu'à l'espérance!... Vous voudriez les priver de la seule force capable de soutenir leur courage dans les rudes épreuves d'une vie de labeurs, de privations et de souffrances : — LA CROYANCE EN DIEU ET A L'IMMORTALITÉ DE L'AME.

C'est bien cruel !!!

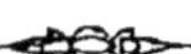

TABLE DES MATIÈRES.

Introduction v

Chapitre 1er. — Déclaration de principes. . . . 1

Chapitre II. — Le sujet de la médecine . . . 26

Chapitre III. — L'instrument 61

Chapitre IV. — La règle d'application 74

Chapitre V. — Critique. 93

2e Partie. — Avertissement. 149

Post-scriptum, à propos de l'ouvrage matérialiste du docteur Büchner, intitulé : Force et Matière. 151

Note supplémentaire sur le spiritisme et le somnambulisme magnétique. 265

IMPRIMERIE LADEVÈZE